HANS LAEHR

Die Anstalten für Psychisch- und Nervenkranke, Schwachsinnige, Epileptische, Trunksüchtige usw. in Deutschland, Österreich, der Schweiz und den baltischen sowie anderen Grenzländern

Achte, von Anstaltsdirektor i. R.
Prof. Dr. GEORG ILBERG (Dresden)
vollkommen neubearbeitete Auflage

Erweiterter Sonderabdruck
aus der „Allgemeinen Zeitschrift für Psychiatrie" Bd. 91

Berlin und Leipzig 1929

Walter de Gruyter & Co.

vormals G. J. Göschen'sche Verlagshandlung — J. Guttentag, Verlagsbuchhandlung — Georg Reimer — Karl J. Trübner — Veit & Comp.

HANS LAEHR

Die Anstalten für Psychisch- und Nervenkranke, Schwachsinnige, Epileptische, Trunksüchtige usw. in Deutschland, Österreich, der Schweiz und den baltischen sowie anderen Grenzländern

Achte, von Anstaltsdirektor i. R.
Prof. Dr. GEORG ILBERG (Dresden)
vollkommen neubearbeitete Auflage

Erweiterter Sonderabdruck
aus der „Allgemeinen Zeitschrift für Psychiatrie“ Bd. 91

Berlin und Leipzig 1929

Walter de Gruyter & Co.

vormals G. J. Göschen'sche Verlagshandlung — J. Guttentag, Verlagsbuchhandlung — Georg Reimer — Karl J. Trübner — Veit & Comp.

A. Verzeichnis der Anstalten in alphabetischer Ordnung

Aachen (Rheinprovinz)

1. Städtische Irrenanstalt **Mariabrunn** für weibl. Kranke, Goethestraße.

Zahl der Kranken am 1. 1. 1927: 39 w., im Vorjahre Zahl der Zugänge 137 w., der Abgänge 134 w., darunter Todesfälle 118 w. Zahl der Plätze 43, 3 Verpflegklassen. Leitender Arzt: San.-Rat Dr. *Conrad Krapoll*. 4 Schwestern, 4 Pflegerinnen. Gegründet von Napoleon I. 1804 als Verpflegungsanstalt für arme Wahnsinnige, 1868 den Alexianerbrüdern übergeben, 1875 von der Stadt Aachen gekauft. Außenfürsorge, Familienpflege, Beratungsstelle für psychische und Nervenkranke. Geschlossene Anstalt.

2. Heil- und Pflegeanstalt der **Alexianer**-Genossenschaft für männl. Geisteskranke und Schwachsinnige, Alexianergraben 33.

Zahl der Kranken am 1. 1. 1928: 135, Zugänge 1927: 87, Abgänge 88, darunter Todesfälle 11. 140 Plätze, 3 Verpflegklassen. Leitender Arzt: Dr. *Philipp Schöbel*. San.-Rat. Dr. *Thelen*, 2. Arzt. 25 Pfleger. Die Alexianerbrüder befassen sich schon seit Jahrhunderten mit der Pflege Geisteskranker, die Anstalt soll im 14. Jahrhundert eröffnet sein.

Absberg (Kreis Mittelfranken, Bayern)

Ottilienheim, Anstalt für geistesschwache Mädchen. Ebst.[1] Langlau (Gunzenhausen-Kleinfeld).

3 Verpflegklassen. 1911: 40 Mädchen. 1910 in einem früheren Deutsch-Ordenschloß eröffnet.

Adlerhütte bei Wirsberg, Frankenwald

Nervensanatorium bes. für jugendl. Nervöse. „Sorgenkinder" vom 15.—25. Lebensjahr. Ebst. Neuenmarkt-Wirsberg.

Flächeninhalt 15 ha. Zahl der Kranken am 1. 1. 1928: 1 w., im Vorjahr Zahl der Zugänge 30 m., 38 w., Zahl der Abgänge 30 m., 37 w., darunter Todesfälle —. 17 Betten, 1 Verpflegklasse. Besitzer und leitender Arzt: Dr. *Eduard Margerie*. 1 Schwester. Gründungsjahr 1912; offene Anstalt.

[1]) Ebst. = Eisenbahnstation.

Ahrweiler (Rheinprovinz)

Kurhaus Ahrweiler — **Dr. v. Ehrenwallsche Kuranstalt** (Privat). Ebst. Ahrweiler.

Flächeninhalt 110 ha. Zahl der Kranken am 1. 1. 1928 63 m., 47 w., im Vorjahr Zahl der Zugänge 612 m., 416 w., Zahl der Abgänge 609 m., 429 w., darunter Todesfälle 9 m., 4 w. 180 Plätze, 2 Verpflegklassen. Ärzte: Geh. San.-Rat Dr. *Carl v. Ehrenwall*, Direktor und Besitzer, Dr. *Emil Marx*, stellvertretender Direktor, Oberärzte Dr. *Adolf Sostmann*, Abteilungsärzte: Dr. *Wilhelm Kleine*, Dr. *Richard Sturm*. Pflegepersonal 42. Gründungsjahr 1877, seit 1880 von Dr. *v. Ehrenwall* geleitet. Geschlossene Anstalt mit offener Abteilung — auch für innere Kranke.

Allenberg bei **Wehlau** (Ostpreußen)

Provinzial-Heil- und -Pflegeanstalt, Reg.-Bez. Königsberg. Ebst. Wehlau.

Zahl der Kranken am 1. 1. 1928: 647 m., 573 w., im Vorjahr Zahl der Zugänge 268 m., 196 w., Zahl der Abgänge 232 m., 149 w., darunter Todesfälle 43 m., 52 w. 1200 Plätze, 2 Verpflegklassen. Ärzte: San.-Rat Dr. *Wilhelm Dubbers*, Direktor, Oberärzte: Dr. *Arthur Titius*, Dr. *Johannes Berg*, Dr. *Robert George*, Dr. *Kurt Hauptmann*, Dr. *Hermann Nobbe*, Anstaltsärzte: Dr. Friedrich Götze, Dr. *Hans Ludwig Praetorius*. Ass.-Arzt: Dr. *Reinhold Bultmann*. 134 Pfleger, 106 Pflegerinnen. Gegründet 1852, seit 1880 landwirtschaftliche Kolonie, seit 1891 Familienpflege (jetzt 95 Kranke), 1910 Einrichtung einer Pflegerkolonie. Außenfürsorge. Geschlossene Anstalt.

Alsbach bei **Darmstadt** (Hessen)

Kurhaus **Schloßberg,** Kreis Bensheim. Ebst. Hähnlein a. d. Bergstraße.

24 Morgen. Zahl der Kranken am 1. 1. 1928: 2 m., 7 w., im Vorjahr Zahl der Zugänge 33 m., 53 w., Zahl der Abgänge 36 m., 56 w., darunter Todesfälle —. 30 Plätze, 1 Verpflegklasse. Leiter und Besitzer Prof. Dr. *Max Wassermeyer*. 1 Pfleger, 2 Schwestern. Gegründet 1901. Offene Anstalt.

Altnau, Kanton Thurgau (Schweiz)

Asyl für Nerven- und Gemütskranke.

7 Plätze. Dr. *Bäumlin*.

Altona (Provinz Schleswig-Holstein)

1. Abteilung für Geisteskranke im **Städtischen** Krankenhaus, Allee 164.

Zahl der Kranken am 1. 1. 1928: 51 m., 25 w., im Vorjahr Zahl der Zugänge 756 m., 305 w., Zahl der Abgänge 705 m., 280 w., darunter Todesfälle 45 m., 49 w. 80 Plätze, 1 Verpflegklasse. Ärzte: Oberarzt Dr. *Walter Cimbal*, Fräulein Dr. *Lichtenstein.* 10 Pfleger, 5 Schwestern, 2 Wärterinnen. Gegründet 1864. Außenfürsorge, Beratungsstelle (jährlich 2000 Fälle). Geschlossene Anstalt mit offener Abteilung.

2. **Städtische** Heil- und Pflegeanstalt.

Zahl der Kranken am 1. 1. 1928: 61 m., 45 w., im Vorjahr Zahl der Zugänge 34 m., 23 w., der Abgänge 30 m., 16 w., darunter Todesfälle 1 m. 111 Plätze, 1 Verpflegklasse. Behandelnder Arzt: Oberarzt Dr. *Walter Cimbal*, Anstaltsleiter Oberinspektor Taap. 1 Schwester, 3 Wärter, 2 Haushelferinnen. Gegründet 1887. Geschlossene Anstalt.

Altscherbitz bei **Schkeuditz** (Prov. Sachsen)

Landes-Heilanstalt. Ebst. Schkeuditz.

304 ha. Zahl der Kranken am 1. 1. 1928: 550 m., 724 w., im Vorjahr Zahl der Zugänge 172 m., 189 w., Zahl der Abgänge 111 m., 113 w., darunter Todesfälle 38 m., 71 w. 1350 Plätze, 3 Verpflegklassen. Ärzte: Direktor San.-Rat Dr. *Julius Braune*, stellvertr. Direktor San.-Rat Dr. *Hermann Engelken*, Oberärzte: Dr. *Julius Bauer*, Dr. *Fritz Rust*, Dr. *Willi Schwartz*, Dr. *Johannes Hofmann*, Dr. *Karl Schröter*, Assistenzärzte: Dr. *Rudolf Zeiler* und Dr. *Walter Volgenau.* 132 Pfleger und 157 Pflegerinnen. Gegründet 1876. Erster Direktor Prof. Dr. *Köppe*, Nachfolger Geh. San.-Rat Dr. *Paetz*, der 42 Jahre Direktor war und die koloniale Irrenpflege durchführte. Geschlossene Anstalt.

Alzey (Rheinhessen)

Landes-Heil- und -Pflegeanstalt. Ebst. Alzey.

37 ha. Zahl der Kranken am 1. 1. 1927: 291 m , 301 w , im Vorjahr Zahl der Zugänge 120 m., 130 w., Zahl der Abgänge 102 m., 121 w., darunter Todesfälle 18 m., 19 w. 600 Plätze, 3 Verpflegungsklassen. Ärzte: Direktor Med.-Rat Dr. *Hans Dietz*, Oberärzte: Med.-Räte Dr. *Hubert Rumpen* und Dr. *Ludwig Amrhein*, Assistenzärzte: Dr. *Adolf Schneider*, Dr. *Ludwig Peters.* 73 Pfleger, 75 Pflegerinnen. Gegründet 1908. Außenfürsorge in Mainz. Geschlossene Anstalt.

Amelsbüren (Westfalen) Haus Kannen

Privat-Heilanstalt für männliche Geisteskranke. Ebst. Mecklenbeck und Hiltrup.

55 ha. Zahl der Kranken am 1. 1. 1927: 387 m., im Vorjahr Zahl der Zugänge 45 m., der Abgänge 40 m., darunter Todesfälle 15 m. 400 Plätze, 3 Verpflegklassen. Leitender Arzt: Dr. *Wilhelm Köster*, 2. Arzt Dr. *Paul Wegener.* 50 Alexianerbrüder, 8 weltliche Pfleger. Gegründet 1888. Geschlossene Anstalt mit offener Abteilung.

Andernach (Rheinprovinz)

Prov.-Heil- und Pflegeanstalt. Ebst. Andernach.

12 ha. Zahl der Kranken am 1. 1. 1927: 308 m., 378 w., im Vorjahr

Zahl der Zugänge: 172 m., 221 w., der Abgänge 156 m., 174 w., darunter Todesfälle 21 m., 39 w. 650 Plätze, 2 Verpflegklassen. Ärzte: Direktor San.-Rat Dr. *Franz Adams*, Oberärzte: Dr. *Joseph Günther*, Dr. *Bernhard Dietrich*, Dr. *Hermann Löw*; Ass.-Arzt: Dr. *Franz Thönissen*, Vol.-Arzt: Dr. *Ernst Kämmerling*. 56 Pfleger, 64 Pflegerinnen. Gegründet 1876. Außenfürsorge, Beratungsstelle. Geschlossene Anstalt mit offener Abteilung.

Ansbach (Bayern)

Mittelfränkische **Kreis**-Heil- und Pflegeanstalt.

100 ha. Zahl der Kranken am 1. 1. 1927: 479 m., 551 w., im Vorjahre Zahl der Zugänge 98 m., 117 w., Zahl der Abgänge 80 m., 99 w., darunter Todesfälle 17 m., 29 w. 1013 Plätze, 2 Verpflegklassen. Ärzte: Direktor Dr. *Carl v. Hösslin*, Oberärzte: Dr. *Georg Hussel*, Dr. *Alfred Heckel*, Anstaltsärzte: Dr. *Hermann Pfannmüller* und Dr. *Wilhelm Einsle*. 109 Pfleger, 115 Pflegerinnen. Gegründet 1899. Außenfürsorge, Beratungsstelle für geistesschwache und psychopathische Kinder.

Aplerbeck (Westfalen)

Prov.-Heil-Anstalt. Ebst. Aplerbeck.

65 ha. Zahl der Kranken am 1. 1. 1928: 401 m., 384 w. 2 Verpflegklassen. Ärzte: Provinzial-Med.-Rat Dr. *Paul Pohlmann*, Prov. Med.-Rat Dr. *Wilhelm Holzer*, Oberärzte: Dr. *Werner Hartwich*, Dr. *Wilhelm Griese*, Dr. *Karl Paasche*. 69 Pfleger, 60 Pflegerinnen. Gegründet 1895.

Arnsdorf (Bez. Dresden)

Staatliche Heil- und Pflegeanstalt. Ebst. Arnsdorf/Sa.

160 ha. Zahl der Kranken am 1. 1. 1928: 629 m., 894 w. Im Vorjahre Zahl der Zugänge 343 m., 357 w., Zahl der Abgänge 344 m., 345 w., darunter Todesfälle 72 m., 91 w. 1512 Plätze, 3 Verpflegklassen. Ärzte: Direktor Oberregierungs-Med.-Rat Dr. *Johannes Schlegel*, Stellvertreter des Direktors: Oberregierungs-Med.-Rat Dr. *Wilhelm Sagel*, Regierungs-Med.-Räte: Dr. *Werner Künzel*, Dr. *Ernst Leonhardt*, Dr. *Reinhard Carrière*, Dr. *Carl Schneider*, Dr. *Esther Walther*, Dr. *John v. Parish*, Dr. *Friedrich Fischer*, Hilfsärzte: Dr. *Erich Brendel*, Dr. *Georg Friedrich*. 89 Pfleger, 11 Wärter; 111 Schwestern und 127 Wärterinnen. (150 Männer befinden sich in Schwesternpflege.) Gegründet 1912. Familienpflege. Geschlossene Anstalt mit offenen Abteilungen. In Arnsdorf befindet sich auch das zur Ausbildung aller Schwestern für die sächsischen Landesanstalten bestimmte Schwesternhaus (Rektor Pfarrer Wehrmann).

Attl (Oberbayern)

Pflegeanstalt der **barmherzigen Brüder** für Epileptische und Schwachsinnige. Ebst. Wasserburg am Inn.

200 Tagwerk. Zahl der Kranken am 1. 1. 1928: 225 m., im Vorjahr Zahl der Zugänge 52 m., Zahl der Abgänge 45 m., darunter Todesfälle 28 m. 230 Plätze, 1 Verpflegklasse. Behandelnder Arzt Dr. *Bauer*. 26 barmherzige Brüder. Gegründet 1874. Geschlossene Anstalt mit offener Abteilung.

Aue bei **Schmalkalden** (Regierungsbezirk Kassel)

Christliche Anstalt für Schwachsinnige.

Zahl der Kranken am 1. 1. 1928: 66 m., 71 w., im Vorjahr Zahl der Zugänge 6 m., 6 w., Zahl der Abgänge 6 m., 7 w., darunter Todesfälle 1 m., 1 w. 140 Plätze, 2 Verpflegklassen. Arzt: Med.-Rat Dr. *Matzdorff* in Schmalkalden, Hausvater: Gustav Klein, Leiter: Regierungsrat Dieterich in Ludwigsburg. 16 Pflegepersonal. Gegründet 1873. Geschlossene Anstalt. Die Anstalt ist nur für harmlose Schwachsinnige bestimmt, die der Bewahrung und Pflege bedürfen.

Augsburg (Bayern)

Abt. für Geisteskranke usw. im Städt. Hauptkrankenhaus.

26 Plätze.

Aulhausen bei **Aßmannshausen** a. Rh. (Provinz Hessen-Nassau)

St. Vincenzstift. Bildungs- und Pflegeanstalt für geistesschwache Kinder. Ebst. Aßmannshausen a. Rh.

Zahl der Kranken am 1. 1. 1928: 235 m., 137 w., im Vorjahr Zahl der Zugänge 64 m., 27 w., Zahl der Abgänge 42 m., 19 w., darunter Todesfälle 5 m., 3 w. 400 Plätze, 1 Verpflegklasse. Arzt: San.-Rat Dr. *Gustav Hilf*, Direktor *Anton Kaiser*. 60 Pflegepersonal, Gegründet 1893. Außenfürsorge. Geschlossene Anstalt.

Baden-Baden

Sanatorium für Nervenkrankheiten und chronische Intoxikationen (Alkohol, Morphium, Kokain, Nikotin), Markgraf-Bernhardstr. 3.

50 Plätze.

Ballenstedt a. Harz (Anhalt)

Sanatorium Dr. Bunnemann für Nervenkranke. Ebst. Ballenstedt-West.

3½ Morgen. Zahl der Kranken am 1. 1. 1928: 3 m., 7 w., im Vorjahre Zahl der Zugänge 55 m., 93 w., Zahl der Abgänge 55 m., 94 w., darunter Todesfälle —. 45 Plätze, 1 Verpflegklasse. Leiter und Arzt: San.-Rat Dr. *Bunnemann*, Nervenarzt. 1 Hausschwester. Gegründet 1876. Offene Anstalt.

Bamberg (Bayern, Oberfranken)

Städtische Heil- und Pflegeanstalt **St. Getreu.**

13 ha. Zahl der Kranken am 1. 1. 1928 102 m., 95 w., im Vorjahre Zahl der Zugänge 47 m., 60 w., Zahl der Abgänge 46 m., 39 w., darunter Todesfälle 7 m., 7 w. 195 Plätze, 3 Verpflegklassen. Ärzte: Direktor San.-Rat Dr. *Amandus Bott*, Assistenzarzt Dr. *Max Heidinger*. 36 Pflegepersonal. Gegründet 1805, in welchem Jahre das Probstei-Gebäude des Benediktiner-Klosters Michaelsberg bei der Säcularisation zu einer Irrenanstalt mit 20 Plätzen bestimmt wurde. Im Laufe der Jahre Vergrößerung. 1908 Neubau und durchgreifende Renovation. Geschlossene Anstalt.

Basel (Kanton Baselstadt, Schweiz)

Kantonale Heil- und Pflegeanstalt **Friedmatt,** zugleich psychiatrische Universitätsklinik.

108 Aren. Zahl der Kranken am 1. 1. 1928: 157 m., 182 w., im Vorjahre Zahl der Zugänge 197 m., 164 w., Zahl der Abgänge 203 m., 167 w., darunter Todesfälle 23 m., 19 w. 375 Plätze, 3 Verpflegklassen. Ärzte: Direktor Prof. Dr. *Ernst Rüdin*, Sekundärarzt Dr. *Georg Stutz*, erster Assistenzarzt Dr. *Kalev Kirschbaum*, Assistenzärzte: Dr. *Paul Würz*, Dr. *Heinrich Walker*. Dr. *Otto Riggenbach*, Volontärin Dr. *Adele Juda*, wissenschaftlicher Assistent: Dr. *Hans Luxenburger*. 37 Pfleger, 71 Pflegerinnen. Gegründet 1886. Familienpflege, Beratungsstelle in psychiatrischer Poliklinik. Geschlossene Anstalt mit 6 offenen Abteilungen. Die Anstalt untersteht einer fünfgliederigen Aufsichtskommission unter der Leitung des Sanitätsdepartements. Das Personal arbeitet abwechslungsweise in Frühdienst, Spätdienst und Nachtwache.

Bayreuth (Oberfranken, Bayern)

1. Oberfränkische Kreis-Heil- und Pflegeanstalt Bayreuth.

106 Tagwerk. Zahl der Kranken am 1. 1. 1928: 235 m., 257 w., im Vorjahre Zahl der Zugänge 76 m., 69 w., Zahl der Abgänge 83 m., 58 w., darunter Todesfälle 19 m., 21 w. 550 Plätze, 3 Verpflegklassen. Ärzte: Direktor Obermedizinal-Rat Dr. *Josef Hock*, Oberarzt Dr. *Hans Küffner*, Anstaltsärzte: Dr. *Felix Stemplinger* und Dr. *Hans Trunk*. 44 Pfleger, 49 Pflegerinnen. Gegründet 1870. Außenfürsorge, Beratungsstellen in Hof und Bayreuth. Geschlossene Anstalt mit offenen Abteilungen.

2. Dr. **Würzburgers Kuranstalten** in Bayreuth.

a) Kurhaus **Mainschloß** (offene Anstalt).

b) Sanatorium **Herzoghöhe** (geschlossene Anstalt mit offener Abteilung).

25 Tagwerk. Zahl der Kranken am 1. 1. 1928: 20 m., 35 w., im Vorjahr Zahl der Zugänge 72 m., 102 w., Zahl der Abgänge 80 m., 96 w., darunter Todesfälle 3 m., 7 w. 124 Plätze, 1 Verpflegklasse. Ärzte: Geh.

San.-Rat Dr. *Albert Würzburger*, Besitzer und Leiter, Dr. *Otto Würzburger*, Dr. *Bernhard Beyer* und Frl. Dr. *Frieda Conrad*. 36 Pfleger und Pflegerinnen. Gegründet 1861 von Dr. *Simon Würzburger*, Sanatorium Herzoghöhe 1894 neu erbaut, Kurhaus Mainschloß 1907 neu erbaut.

3. Psychiatrische Abteilung der Gefangenenanstalt **St. Georgen.**

Bedburg-Hau (Kreis Cleve-Rheinprovinz)

Provinzial-Heil- und Pflegeanstalt. Ebst. Bedburg-Hau.

216 ha. Zahl der Kranken am 1. 1. 1928: 1221 m., 1248 w., im Vorjahre Zahl der Zugänge 558 m., 428 w., Zahl der Abgänge 532 m., 374 w., darunter Todesfälle 113 m., 117 w. 2600 Plätze, 1 Verpflegklasse. Ärzte: Direktor San.-Rat Dr. *Gustav Flügge*, Oberärzte: stellvertr. Dir. Dr. *Max Raether*, Dr. Friedrich *Witte* (Prosektor), Dr. *Erich Kellner*, Dr. *Gotthard Werner*, Dr. *Heinrich Stahl*, Dr. *Heinrich Danneh1*, Dr. *Walter Tödter*, Anst. Arzt Dr. *Philipp Bach*, Assistenzärzte Dr. *Heinrich Schnitzler*, Dr. *Leonard Winkel*. 346 Pflegepersonal. Gegründet 1911.

Belgard a. d. Persante (Provinz Pommern)

Maria-Martha-Haus für alkoholkranke Frauen.

Am 1. 1. 28: 38 Kranke, Zugänge 1927: 9, Abgänge 8, 1 Todesfall. Arzt: Dr. *Kleikamp*. 30—40 Plätze. 2 Verpflegkl. Geschlossene Anstalt, gegründet 1911. 1 Diakonisse, 4 Hilfen.

Bellelay (Berner Jura, Kanton Bern, Schweiz)

Kantonale Irrenanstalt, Bahnstation Tervannes.

220 ha. Zahl der Kranken am 1. 1. 1928: 142 m., 192 w., Zugänge im Jahre 1927: 20 m., 17 w., Abgänge 1927: 20 m., 17 w., darunter Todesfälle 4 m., 13 w. Ärzte: Direktor und 1. Arzt: Dr. *Hans Knoll*, 2. Arzt Dr. *Jean Voirol*. 16 Pfleger, 24 Pflegerinnen, 1 Verpflegklasse. Geschlossene Anstalt, in vereinzelten Fällen Außenfürsorge und Familienpflege. Gegründet 1899 in einem alten Prämonstratenser Kloster, welches im Jahre 1136 gebaut worden ist.

Bellevaux (Kanton Waadt, Schweiz)

Asyl **Betheda** für Trinkerinnen.

20 Plätze. Gegründet 1899.

Bergquell-Frauendorf bei **Stettin** (Provinz Pommern)

Privat-Heil- und Pflegeanstalt für Gemüts- und Nervenkranke.

7,6 ha. 1911: 70 Plätze. Dir. Arzt u. Bes.: Dr. *Max Niesel*. 23 Pflegepersonal.

Berlin

1. Psychiatrische und Nervenklinik der Universität Berlin, Charité, Schumannstraße 20/21.

Zahl der Kranken am 1. 1. 1927: 112 m., 106 w., im Jahre 1927 Zahl der Zugânge 1177 m., 876 w., Zahl der Abgänge 1203 m., 884 w., darunter Todesfälle 56 m., 53 w. 154 Plätze für die Psychiatrische Klinik, 56 Plätze für die Nervenklinik, 3 Verpflegungsklassen. Ärzte: Direktor: Dr. med. *Karl Bonhoeffer*, Geh. Medizinalrat und o. Universitätsprofessor; Oberärzte: Prof. Dr. *Franz Kramer*, Prof. Dr. *Hans-Gerhard Creuzfeldt*; Assistenzärzte: Privatdozent Dr. *Rudolf Thiele*, Dr. *Kurt Pohlisch*, Dr. *Curt Albrecht*; 1 Militärarzt: Reichswehrstabsarzt Dr. *Richard Luz*; 9 außerplanmäßige Assistenzärzte: Dr. *Arno Kipp*, Dr. *Heinrich Schulte*, Dr. *Paul Joßmann*, Dr. *Georg Zutt*, Dr. *Walter Betzendahl*, Dr. *Christel Roggenbau*, Dr. *Erich Kraft*, Dr. *Hanns Schwarz* und Dr. *Edith Vowinckel*. 100 Pflegepersonal. Gegründet als besondere Klinik 1865. Geschlossene Anstalt mit offener Abteilung. Beobachtungsstation für psychopathische Kinder. Poliklinik für psychische und Nervenkranke, aufgesucht im Jahre 1927 von 3638 m. und 2040 w.

2. Berlin-Buch, Städtische Heil- und Pflegeanstalt. Ebst. Buch.

56 ha. Zahl der Kranken am 1. 1. 1928: 1015 m., 1040 w., im Vorjahre Zahl der Zugänge 1483 m., 526 w., Zahl der Abgänge 1488 m., 536 w., darunter Todesfälle 74 m., 132 w. 2264 Plätze, 1 Verpflegklasse. Ärzte: Direktor San.-Rat Dr. *Richard Werner*; Dirigierende Ärzte: Dr. *Paul Matthies* und Prof. Dr. *Hans Seelert*; Oberärzte: Dr. *Waldemar Eicke*, Dr. *Georg Adam*, Dr. *Georg Franke*, Dr. *Ludwig Draeck*, Dr. *Ernst Wagenknecht*, Dr. *Bonaventura Scherwinzky*, Dr. *Eugen Wauschkuhn*, Dr. *Walter Schönebeck*, Dr. *Gertrud v. Bomhard* geb. *Wohlers*, Dr. *Berthold Ostertag*, Oberarzt u. Prosektor; Assistenzärzte: Dr. *Walter Haase*, Dr. *Arno Warstadt*, Dr. *Ellen Heinrizi*, Dr. *Otto Einstein*; Hilfsärzte: Dr. *Heinrich Peters*, Dr. *Georg Stoermann*. 573 Pflegepersonal. Gegründet 1906. 1910 wurde ein neuer Bau des Verwahrungshauses für kriminelle Geisteskranke eröffnet. Familienpflege. Geschlossene Anstalt mit offenen Abteilungen.

3. Städtische Heil- und Pflegeanstalt Herzberge in Berlin-Lichtenberg, Herzbergstr. 79. Ebst. Berlin-Lichtenberg-Friedrichsfelde.

86 ha. Zahl der Kranken am 1. 1. 1928: 676 m., 803 w., im Vorjahr Zahl der Zugänge 1597 m., 831 w., Zahl der Abgänge 1561 m., 790 w., darunter Todesfälle 145 m., 191 w. 1606 Plätze, 1 Verpflegklasse. Ärzte: Direktor San.-Rat Dr. *Wilhelm Falkenberg*,; Dirigierender Arzt: San.-Rat Dr. *Klipstein*; Oberärzte: Dr. *Franz Schmidt*, Dr. *Paul Seelig*, Prof. Dr. *Karl Birnbaum*, Dr. *Harry Marcuse*, Dr. *Fritz Salinger*, Dr. *Kurt Hasse*, Dr. *Erwin Hagedorn*, Dr. *Paul Sünner*, Assistenzärzte: Dr. *Walter Gerson*, Dr. *Franz Kallmann*, Dr. *Ludwig Fries*; Hilfsärzte: Dr. *Rudolf Fürst*, Dr. *Walter Hoppe*. 386 Pflegepersonal. Gegründet 1893,

von da bis 1914 unter Professor Dr. *Moeli*, von 1914 bis 1920 unter Leitung von Prof. Dr. *Liepmann*. Außenfürsorge, Familienpflege, Beirat für Nerven- u. Gemütskranke. Geschlossene Anstalt.

4. **Wittenauer Heilstätten,** städtische Anstalt — Magistrat der Stadt Berlin.

Zur Aufnahme gelangen: Geisteskranke, Schwachsinnige, Seelischabnorme, Rauschgiftsüchtige, Nervöse pp. 63 ha. Zahl der Kranken am 1. 1. 1928: 793 m., 814 w., im Vorjahr Zahl der Zugänge in d. Irrenanstalt 1344 m., 1183 w., im Vorjahre Zahl der Abgänge 1381 m., 1100 w., Todesfälle 187 m., 186 w.. 1600 Plätze, 1 Verpflegklasse. Zahl der Zöglinge des Erziehungsheims der Wittenauer Heilstätten am 1. 1. 1928: 112 m., 63 w., Zahl der Zugänge im Vorjahre 29 m., 32 w., Zahl der Abgänge im Vorjahre 32 m., 29 w., Todesfälle — m., — w., 180 Plätze. In vorstehenden Zahlen ist die Nervenklinik Wiesengrund mit ca. 400 Aufnahmen (60 Plätze) nicht mit enthalten. Ärzte: Direktor San.-Rat Dr. *Emil Bratz*, Dirigierender Arzt: San.-Rat Dr. *Friedrich Reich*; Dirigierender Arzt i. V.: Oberarzt Dr. *Kurt Hildebrandt*; Oberärzte: Dr. *Ferdinand van Vleuten*, Dr. *Hugo Krahmer*, Dr. *Paul Bernhardt*, Dr. *Otto Schulze*, Dr. *Gustav Blume*, Dr. *Leopold Schayer*, Dr. *Siegfried Heine*, Dr. *Max Margulies*; Assistenzärzte: Dr. *Friedrich Panse*, Dr. *Heinrich Klare*, Dr. *Fritz Balluff*, Dr. *Wilhelm Bender*; Hilfsärzte: Dr. *Ernst Sturm*, Dr. *Martin Killmann*. 465 Pflegepersonal. Dalldorf gegründet 1879, neu hinzugebaut wurden 1881 eine Idiotenanstalt, das jetzige Erziehungsheim der Wittenauer Heilstätten, 1895 eine Baracke für Infektionskranke. 1926 wurden die beiden Koloniehäuser zu einer Nervenklinik umgebaut, die unter dem Namen Nervenklinik Wiesengrund mit 60 Plätzen im Oktober 1926 eröffnet wurde. 1927 wurde ein Haus der Irrenanstalt zu einem Abstinenzsanatorium für Alkoholkranke, Morphinisten, Kokaïnisten und Psychopathen umgebaut.

5. Städtische Heil- und Pflegeanstalt (für Epileptische) **Wuhlgarten,** Berlin-Biesdorf (Stadtbahn, Vorortverkehr).

96 ha. Zahl der Kranken am 1. 1. 1928: 570 m., 575 w., im Vorjahr Zahl der Zugänge 546 m., 456 w., Zahl der Abgänge 583 m., 314 w, darunter Todesfälle 37 m., 23 w. 1560 Plätze, 1 Verpflegeklasse. Ärzte: Direktor San.-Rat Dr. *Emil Heinze*, Dirigierender Arzt: San.-Rat Dr. *Hermann Schmidt*; Oberärzte: Dr. *Friedrich Welzel*, Dr. *Karl Hempel*, Dr. *Karl Kurtz*, Dr. *Berndt Götz*; Assistenzärzte: Dr. *Werner Pleger*, Dr. *Wilhelm Wille*, Dr. *Martha Perl*; Hilfsarzt: Dr. *Anne-Marie Brahn*. 321 Pflegepersonal. 1893 gegründet. Familienpflege. Geschlossene Anstalt. 1927 wurde ein Haus für 25 weibl. psychopathische Fürsorgepfleglinge eröffnet. Ferner wurde eine Abteilung für 75 geisteskranke Frauen und eine solche für 200 männl. Hospitaliten angegliedert.

6. Irrenbeobachtungsabteilung des Zellengefängnisses **Berlin-Moabit** für Geisteskranke.

0,45 ha. Zahl der Kranken am 1. 1. 1928: 47 m., im Vorjahr Zahl der Zugänge 148 m., Zahl der Abgänge 152 m., darunter Todesfälle —. 55 Plätze, 2 Verpflegklassen. Ärzte: San.-Rat Dr. *Friedrich Lepp-*

mann und Dr. *Ernst Flörsheim*; Direktor *Bruno Reißner*. 16 Wachtmeister. Gegründet 1887. Geschlossene Anstalt.

7. Sanatorium für Nervenkranke und Erholungsbedürftige in **Berlin-Lichterfelde-Ost,** Jungfernstieg 14.

Zahl der Kranken am 1. 1. 1927: 12 m., 26 w. 38 Plätze, 1 Verpflegklasse. Leitender Arzt: San.-Rat Dr. *Carl Oestreicher*, 1 Hausarzt, 1 Nervenarzt. Besitzerin verw. Geh. San.-Rat Goldstein geb. Oestreicher. Pflegepersonal nach Bedarf. Gegründet 1889 von Dr. *Goldstein* und Dr. *Lilienfeld*. Neubau 1900. Offene Anstalt.

8. **Berlin-Lankwitz,** Viktoriastr 60.

Dr. *Fraenkel-Oliven*'s Sanatorium **„Berolinum"** für Gemüts- und Geisteskranke (funktionelle und organische), auch Nervenleidende (freiwillige Pensionäre) Ebst. Lankwitz.

5 Morgen. Zahl der Kranken am 1. 1. 1928: 33 m., 54 w., Zugänge im Vorjahr (1927) 116 m., 130 w., Abgänge im Vorjahr (1927) 110 m., 120 w., darunter Todesfälle 24 m., 10 w. 95 Plätze, 1 Verpflegklasse. Leitender Arzt: San.-Rat Dr. *James Fraenkel*; Assistenzärzte: Dr. *Felix Rössel*, Dr. *Paul Manthey*, Dr. *Fritz Wülfingen*. 5 Pfleger, 13 Pflegerinnen, Schwestern nach Bedarf. Gegründet am 1. Januar 1890. Geschlossene Anstalt mit offenen Abteilung.

9. **Neurobiologisches Institut der Universität** und Kaiser Wilhelm-**Institut für Hirnforschung** in **Berlin** W 35, Magdeburger Str. 16.

Am 15. V. 1898 gründete Oskar Vogt in Berlin eine „Neurologische Zentralstation". Diese Gründung ging von folgenden Ideen aus: Die Vertiefung der Anatomie und Physiologie des Gehirns sei eine der wichtigsten Aufgaben des neuen Jahrhunderts. Sie sei aber so schwierig, daß sie neben einer besonderen technischen Organisation die ganze Kraft einer Reihe von Forschern in Anspruch nehmen müsse. Sie könne deshalb nicht im Rahmen der bestehenden Universitäts-Lehrinstitute durchgeführt werden, sondern erfordere besondere Forschungsinstitute. Ein solches wollte Oskar Vogt durch seine Gründung schaffen. 1902 wurde dieses Institut in das „Neurobiologische Laboratorium der Universität Berlin" umgewandelt. Es behielt dabei den Charakter eines reinen Forschungs-Institutes. 1915 wurde dann das Kaiser Wilhelm-Institut für Hirnforschung gegründet. Es wurde räumlich mit dem neurobiologischen Institut verbunden und auch der gleichen Leitung unterstellt.

Zurzeit besitzen die beiden Institute eine allgemein-anatomische, eine vergleichend-architektonische, eine histologische und eine genetische Abteilung.

Es arbeiten in den genannten Instituten zurzeit, außer dem Direktor Professor *Oskar Vogt*, die wissenschaftlichen Mitglieder Dr. *Cécile Vogt*, Prof. *Max Bielschowsky* und Dr. *Maximilian Rose*. Als Assistenten sind Dr. *Stella Rose*, Dr. *Nikolaus Timoféeff-Ressowsky*, Dr. *Helene Timoféeff-Ressowsky*, Dr. *Sergius Zarapkin* und Dr. *Marthe Vogt* beschäftigt.

Im Herbst 1929 werden die Institute in Buch bei Berlin ein eigenes Gebäude erhalten und damit noch um einige andere Abteilungen — speziell eine klinische — erweitert werden. Das Bestreben nach einer wesentlichen Erweiterung des Programms wird dadurch realisiert.

Bern (Schweiz)

Städtische Irrenstation **Holligen,** Beobachtungsstation für Geisteskranke.

Zahl der Kranken am 1. 1. 1928: 14 m., 56 w. 72 Plätze, 2 Verpflegklassen. Spitalarzt: Dr. *G. Schärer.* 2 Pfleger, 4—5 Pflegerinnen. Offene Anstalt.

Bernau, Provinz Brandenburg

Dr. Wieners Privatheilanstalt für Nerven- und Gemütskranke. Ebst. Bernau (Berlin-Stettin). Besitzer u. leit. Arzt Dr. Alois Wieners. 1. Abteilung für freiwillig Eintretende; für Morphium- u. Alkoholkranke. Arzt Dr. Johannes Heinrich. 2. Dr. Wieners Waldsanatorium für Nervöse aller Art. Arzt Oberstabsarzt Dr. Rest.

55 Morgen. 85 Plätze. 22 Pflegepersonen. Gegründet 1890. Erweitert und renoviert 1925. Geschlossene Anstalt und offene Abteilung für freiwillig Eintretende (Waldsanatorium).

Bernburg, Freistaat Anhalt

1. **Landes**-Heil- und Pflege-Anstalt, Bahnstation Bernburg.

57 ha. Zahl der Kranken am 1. 1. 1927: 208 m., 196 w., im Vorjahre Zahl der Zugänge 113 m., 95 w., Zahl der Abgänge 110 m., 82 w., darunter Todesfälle 22 m., 19 w. 420 Plätze, 2 Verpflegklassen. Ärzte: Direktor Professor Dr. *Gustav Heyse*, Oberarzt Dr. *Heinz Görich*, Anstaltsärzte: Dr. *Fritz Pfeiffer*, Dr. *Erich Scriba.* 85 Pfleger und Pflegerinnen, 12 Diakonissen. Gegründet 1875. Geschlossene Anstalt.

2. Erholungsheim für Nerven- und Gemütskranke (besonderer Teil der Landes-Heil- und Pflegeanstalt.)

Zahl der Kranken am 1. 4. 1928: 5 m., 5 w., im Vorjahre Zahl der Zugänge 35 m., 39 w., Zahl der Abgänge 32 m., 50 w., darunter Todesfälle —. 28 Plätze, Verpflegung einheitlich, Zimmer mit 1—4 Betten. 1 Pfleger, 2 Schwestern. Gegründet 1924.

Bethel bei **Bielefeld** (Westfalen)

von Bodelschwinghsche Anstalten. Anstalt der inneren Mission, Ebst. Bielefeld.

Leiter der Gesamtanstalten: Pastor *F. v. Bodelschwingh*; Präses des Vorstandes Fabrikant Wolf in Gütersloh; Ärzte: San.-Rat Dr. *Karl Blümcke*, leitender Arzt; Oberärzte: San.-Rat Dr. *Ernst Winckler*, Dr. *Fried-*

rich Jungklaus, Dr. *Karl Volland*, Dr. *Arnold Dickel*, Dr. *Karl Hebel*, Dr. *Friedrich Welck*, Dr. *Rudolf Böckh*, Dr. *Wilhelm Philipps*; Dr. *Fritz Knöppler*, Dr. *Hans Geschke*; Anstaltsarzt: Dr. *Freise*; Assistenzärzte: Dr. *Biehlmayer*; Spezialärzte: Dr. *Gravemann*, Nasen- und Ohrenarzt, Dr. *Kühn*, Augenarzt, Dr. *Mosberg*, Orthopäd., Dr. *Kuhlo*, Zahnarzt.

A. Anstalt für Epileptische **Bethel**:

220 ha. Zahl der Kranken am 1. 1. 1928: 1110 m., 927 w., im Vorjahre Zahl der Zugänge 282 m., 160 w., Zahl der Abgänge 297 m., 156 w., darunter Todesfälle 42 m., 32 w. 2235 Plätze, 3 Verpflegklassen. 333 Brüder und Schwestern. Gegründet 1867.

Zu der Anstalt Bethel gehören:

1. **Morija,** Heil- und Pflegeanstalt für männl. Geisteskranke. Geschlossene Anstalt mit offener Abteilung.

Zahl der Kranken am 1. 1. 1928: 113, im Vorjahre Zahl der Zugänge 104, Zahl der Abgänge 95, darunter Todesfälle 9. 2,5 ha., 132 Plätze, 2 Verpflegklassen. 27 Brüder. Gegründet 1893.

2. Anstalt **Mahanaim,** Heil- und Pflegeanstalt für weibl. Geisteskranke.

Zahl der Kranken am 1. 1. 1928: 85, im Vorjahr Zahl der Zugänge 27, Zahl der Abgänge 28, darunter Todesfälle 5. 7 ar, 88 Plätze, 1 Verpflegklasse. 15 Diakonissinnen. Gegründet 1898. Geschlossene Anstalt.

3. Anstalt **Jericho,** Heil- und Pflegeanstalt für männl. Geisteskranke in der Zweiganstalt von Bethel „Eckardtsheim", Bez. Minden in Westfalen. Ebst. Kracks (Bielefeld-Paderborn).

Zahl der Kranken am 1. 1. 1928: 80, im Vorjahre Zahl der Zugänge 45, Zahl der Abgänge 37, darunter Todesfälle 7. 2 ha., 80 Plätze, 1 Verpflegklasse. 13 Diakonen. Gegründet 1898. Geschlossene Anstalt.

Außerdem befinden sich in Eckardtsheim: eine Arbeiterkolonie, die Trinkerheilstätte „Thekoa", die Häuser Heidegrund und Fichtenhof für Fürsorgezöglinge, ein Psychopathenheim und die Häuser „Friedrichshütte" und „Eichhof" für Schwachsinnige.

4. Anstalt **„Freistatt"** bei Varrel in Hannover mit Häusern für Psychopathen und Fürsorgezöglinge.

B. Das Diakonissenmutterhaus **„Sarepta",** mit 1800 Schwestern, welches die Pflegekräfte für die Gesamtanstalt stellt. Zu diesem gehört: **Bethesda,** Heilanstalt für weibl. Geistes- und Nervenkranke.

Zahl der Kranken am 1. 1. 1928: 177 w., im Vorjahr Zahl der Zugänge 59 w., Zahl der Abgänge 70 w., darunter Todesfälle 6 w.,; Ärztliche Leitung: Dr. *Johannes Hobohm* Oberarzt; Assistenzart: Dr. *Wilhelm Roos*. 31 Schwestern. 3 ha, 196 Plätze, 2 Verpflegklassen (I u. II). Gegründet 1886. Offene Anstalt mit kleinerer geschlossener Abteilung.

C. Das Brüderhaus **„Nazareth"** mit 520 Diakonen stellt die männlichen Pflegekräfte für die Gesamtanstalt.

Es unterhält das Krankenhaus „Gute Hoffnung" in Eckardtsheim und ein Haus für tuberkulöse Fürsorgezöglinge „Tannenwald" in Eckardtsheim.

Beuthen, Oberschlesien

Privat-Anstalt, **Hubertusstift.**

Biedermannsdorf (Deutsch-Österreich)

„Stephanie-Stiftung" Biedermannsdorf, Bildungsanstalt für geistig zurückgebliebene Kinder. Ebst. Biedermannsdorf, Niederösterreich, Regierungsbezirk Mödling.

Zahl der Kranken am 1. 1. 1928: 142 m., 68 w., im Vorjahre Zahl der Zugänge 21 m., 15 w., Zahl der Abgänge 21 m., 15 w., darunter Todesfälle 1 m., 1 w. Direktor Franz Viehmann, Anstaltsarzt Dr. *Sebastian Strommer*, Reg.-Rat Prim. Dr. *Wolfgang Wieser*, Röntgenologe, Reg.-Rat Doz. Dr. *Erwin Lazar*, Psychiater, als fachliche Berater. 210 Betten, 2 Verpflegungsklassen. 10 Lehrerinnen, 6 Werkmeister, 13 Wärterinnen. Gegründet 1883. Offene Anstalt. Eigentum eines Vereins. Mit der Anstalt sind 1 fünfklassige Hilfsschule, 1 Arbeitsschule und die gebräuchlichsten Handwerkerstätten verbunden.

Schloß **Biberstein,** Kanton Aargau (Schweiz)

Vereinsanstalt für Schwachsinnige (bildungsfähige) Kinder.

Leitender Arzt Dr. *Conrad Frey* in Aargau. 7 Pflegepersonal. 60 Plätze, 1,1 ha. Eröffnet 1889.

Blankenburg am Harz, Braunschweig

1. **Sanatorium Eyselein.**

Offene Nervenheilanstalt.

2. Sanatorium Dr. **Strünckmann.**

Kuranstalt für physikalisch-diätetische Heilweise u. Psychotherapie.

7 Morgen. Zahl der Zugänge im Jahre 1927: 160 m., 295 w., Zahl der Abgänge 160 m., 295 w., darunter Todesfälle —. 60 Betten, 1 Verpflegklasse. Chefarzt: Dr. med. *Karl Strünckmann*, Betriebsdirektor Ewald Rohlmann. 1 Schwester, 1 Bademeister, 2 Bademeisterinnen. Offene Anstalt. Wiedereröffnet seit 1. März 1926.

Kloster **Blankenburg** in Oldenburg

Bewahr- und Pflegeanstalt.

125 ha. Zahl der Kranken am 1. 1. 1927: 100 m., 100 w., im Vorjahre Zahl der Zugänge 8 m., 4 w., Zahl der Abgänge 17 m., 10 w., darunter Todesfälle 11 m., 6 w. Arzt: Landesarzt Obermedizinalrat Dr. *Schlaeger*. Direktor: Regierungsbaumeister a. D. Karl zur Loye. 216 Plätze. 10 Pfle-

ger, 10 Pflegerinnen. Gegründet 1294 als Nonnenkloster, nach dem 30jährigen Kriege Armenhaus, aus dem sich allmählich die Pflegeanstalt für Sieche, Epileptiker und und unheilbare Geisteskranke entwickelte. Geschlossene Anstalt.

Bad Blankenburg (Thüringer Wald)

Villa Emilia, Privat-Heilanstalt für Nervenkranke.

7 ha. Ärzte: San-.Rat Dr. *Wolfgang Warda*, leitender Arzt und Besitzer, Geh. San.-Rat Dr. *Ernst Meyer*. 60 Plätze, 1 Verpflegklasse. Gegründet 1869.

Blankenhain, Thüringen

Thüringische **Landes**-Irrenheilanstalt. Ebst. Blankenhain i. Thür.

4 ha. Zahl der Kranken am 1. 1. 1928: 228 m., 263 w., im Vorjahre Zahl der Zugänge 42 m., 45 w., Zahl der Abgänge 41 m., 44 w., darunter Todesfälle 11 m., 11 w. 530 Plätze, 2 Verpflegklassen. Ärzte: Direktor Obermedizinalrat Dr. *Hans Hellbach*, Oberarzt Med.-Rat Dr. *Hermann Brünger*, Abteilungsärzte: Dr. *Friedrich Michel* und Dr. *Johannes Gericke*. 135 Pfleger und Pflegerinnen. Eröffnet 1840 in Kapellendorf bei Jena als Asyl für gebrechliche und geistesschwache Personen, 1854 nach Blankenhain verlegt, später mehrfach erweitert. .Geschlossene Anstalt. Landwirtschaftliche Kolonie.

Bois de Cery bei **Prilly,** Kanton Waadt (Schweiz)

Anstalt für Geisteskranke. Asile cantonal et Clinique psychiatrique del' Université de Lausanne. Ebst. Prilly bei Lausanne.

Zahl der Kranken am 1. Januar 1928: 280 m., 283 w., im Vorjahre Zahl der Zugänge 229 m., 220 w., Zahl der Abgänge 228 m., 211 w., darunter Todesfälle i. Sa. 82. 589 Plätze, 3 Verpflegklassen. Ärzte: Direktor Prof. Dr. *Henri Preisig*, Vizedirektor Dozent Dr. *Hans Steck*, 3. Arzt: *Josef Guillerey*, Internes: *Louis Bossard* und *Ernest Raoul*. 55 Pfleger, 50 Pflegerinnen. 97 Kranke in Familienpflege. Psychiatrische Poliklinik in Lausanne. Geschlossene Anstalt. Unter Leitung von Bois de Cery steht Asile de la Rosière, Gimel, eine geschlossene Anstalt mit einer Verpflegklasse, 9 Wärtern und 7 Wärterinnen; eröffnet 1921. Arzt: Dr. *Charles Müller*.

Bonn, Rheinprovinz

1. **Universitätsklinik für psychisch und Nervenkranke.**

Zahl der Kranken am 1. 1. 1928: 23 m., 18 w., im Vorjahre Zahl der Zugänge 1102 m., 290 w., Todesfälle 8 m., 3 w. 62 Plätze, 3 Verpflegklassen. Ärzte: Direktor Geh. Med.-Rat Prof. Dr. *A. Westphal*, Oberarzt Prof. Dr. *Arthur Hübner*, 1. Assistenzarzt Privatdozent Dr. *Alfred Meyer*,

2. Assistenzarzt Dr. *Egon Diener*, 4 Volontärärzte. 3 Pfleger, 3 Pflegerinnen. Gegründet 1908. Poliklinik für psychisch und Nervenkranke, jährlich ca. 1700 Fälle. Die durch Personalunion mit der Provinzialheilanstalt vereinte Klinik hat gesonderte Verwaltung und ist Staatsinstitut.

2. Provinzial-Heil- und Pflegeanstalt.

8 ha Eigenland, 35 ha Pachtland. Zahl der Kranken am 1. 1. 1928: 458 m., 486 w., im Vorjahre Zahl der Zugänge 764 m., 680 w., Zahl der Abgänge 740 m., 648 w., darunter Todesfälle 107 m., 102 w. 940 Plätze, 2 Verpflegklassen. Ärzte: Direktor Geh. Med.-Rat Prof. Dr. *Alex Westphal*, stellvertretender Direktor San.-Rat Dr. *Friedrich Schaumburg*, Oberärzte: Dr. *Josef Geller*, Dr. *Arthur Trapet*, Dr. *Johann Recktenwald*, Dr. *Fritz Köster*, und Oberarzt Prof. Dr. *Otto Loewenstein*, Leiter der Kinderanstalt für seelisch Abnorme, Anstaltsarzt Dr. *Heinrich Schäfgen*, Assistenzärzte Dr. *Ernst Störring*, Dr. *Arno Offermann*, Dr. *August Schröder*; Vol. Arzt Dr. *Richard Johnen*. 90 Pfleger, 89 Pflegerinnen. Eröffnet 1882. Beratungsstelle für psychisch und Nervenkranke (Oberarzt Dr. *Johann Recktenwald*). Außenfürsorge und Familienpflege. Geschlossene Anstalt mit offenen Abteilungen.

3. Rheinische Provinzial-Kinderanstalt für seelisch Abnorme in Bonn.

Zahl der Kranken am 1. 1. 1927: 38 m., 37 w. Vom 1. 1. 1927 bis 31. 12. 1927 Zahl der Zugänge 247 m. und 164 w., Zahl der Abgänge 264 m., 185 w., darunter Todesfälle 5.m, 3 w. 75 Plätze, 2 Verpflegklassen. Ärzte: Prof. Dr. med. *Otto Löwenstein*, leitender Arzt; Anstaltsarzt Dr. *Georg Schwab*; Assistenzarzt Dr. *Maria Breuer*; Psychologinnen Dr. phil. *Else Neber* und Dr. phil. *Maria Brühl*. 14 Ordensschwestern. Außenfürsorge, Familienpflege, ambulante Beratungsstelle für psychisch-abnorme und nervöse Kinder. Die Anstalt ist eine Klinik, in der psychisch- und nervenkranke Kinder auf Zeit untergebracht, untersucht, beobachtet sowie ärztlich und heilpädagogisch behandelt werden.

4. Dr. Hertzsche Kuranstalt Bonn.

2 ha. Zahl der Kranken am 1. 1. 1928: 27 m., 52 w., im Vorjahre Zahl der Zugänge 116 m., 130 w., Zahl der Abgänge 121 m., 136 w., darunter Todesfälle 8 m., 9 w. 100 Plätze, 2 Verpflegklassen. Leitende Ärzte: San.-Rat Dr. *A. Wilhelmy*, Prof. Dr. *H. König*, Oberarzt: Dr. *W. Vagetes*; Assistenzarzt Dr. *G. Lewenstein*. 3 Schwestern, 8 Pfleger, 34 Pflegerinnen. Eröffnet 1849 unter Geh. San.-Rat Dr. *Hertz*. Geschlossene Anstalt mit offener Abteilung.

5. Sanatorium für Nerven- und Gemütskranke, Bonn am Rhein von Dr. Peipers in Bonn. Bonner Talweg 57 u. 63.

5½ Morgen. Zahl der Kranken am 1. 1. 1928: 5 m., 7 w., im Vorjahre Zahl der Zugänge 18 m., 19 w., Zahl der Abgänge 19 m., 14 w., darunter Todesfälle —. 20 Plätze, 2 Verpflegklassen. Besitzer und leitender Arzt: San.-Rat Dr. *Alfred Peipers*. 1 Pfleger, 2 Schwestern, 4 Pflegerinnen. Geschlossene Anstalt mit offener Abteilung. Entziehungskuren.

6. San.-Rat **Dr. Schmitz Heilanstalt** für Nervenkranke. Morphium- und Alkoholentwöhnung. Bonn, Lennéstr. 24.

7. **Heimstätte für weibliche Alkoholkranke** (Lungstras'sche Stiftung), Bonn, Weberstr. 110, 111.

Arzt: Priv.-Dozent Dr. *Cramer*.

Borsdorf bei **Leipzig**

Anstalten des Vereins für innere Mission **„Villa Elisabeth"** und **„Frauenheim"**, Heilstätte für Trinkerinnen (Morphiumsüchtige usw.).

Zahl der Kranken am 1. 1. 1928: 16 w., im Vorjahre Zahl der Zugänge 10 w., Zahl der Abgänge 7 w., darunter Todesfälle —. 15 Plätze in Villa Elisabeth, beliebig viel Plätze im Frauenheim, 2 gesonderte Abteilungen. Prof. Carl Richter, Direktor, Anstaltsarzt Dr. *Max Schmidt*. Zurzeit 3 Schwestern. Gegründet 1899. Geschlossene Anstalt.

Branitz (Kreis Leobschütz, Oberschlesien)

Heil- und Pflegeanstalt **St. Marienstift** für Geisteskranke, Epileptiker, Schwachsinnige.

10 ha. 1100 Plätze. Am 1. 1. 1928: 1050 Kranke. Zugänge 1927: 105 m., 114 w., Abgänge 101 m., 119 w., darunter Todesfälle 27 m., 37 w. Ärzte: Chefarzt Dr. *Oskar Anders*, I. Oberarzt Dr. *Franz Wosnik*; II. Oberarzt Dr. *Martin Lazarus*; Abt.-Ärzte: Dr. *Richard Klose*, Dr. *Hubert Skezipezyk*. Eröffnet 1904, 82 Ordensschwestern vom St. Marienstift in Breslau, 35 Pfleger, 60 Hilfspflegerinnen. Geschlossene Anstalt.

Braunschweig, Braunschweig

Städtisches Krankenhaus, Braunschweig, Abteilung für Geisteskranke.

Zahl der Kranken am 1. 1. 1928: 9 m., 8 w., im Vorjahre Zahl der Zugänge 255 m., 165 w., Zahl der Abgänge 246 m., 157 w., darunter Todesfälle 17 m., 17 w. 18—24 Plätze, 1 Verpflegklasse. Ärzte: Leitender Arzt San.-Rat Dr. *Robert Müller*, Assistenzarzt Dr. *Heidingsfelder*. 5 Pflegepersonal. Eröffnet 1910. Geschlossene Abteilung eines allgemeinen Krankenhauses.

Brauweiler, Landkreis Köln, Rheinprovinz

Bewahrhaus für männliche Geisteskranke im Anschluß an die Provinzial-Arbeitsanstalt.

1911: 63 m. Arzt: Dr. *Bodet*.

Breitenau, Kanton Schaffhausen, Schweiz

Kantonale Irrenanstalt in Schaffhausen. Ebst. Schaffhausen.

12 ha. Zahl der Kranken am 1. 1. 1928: 117 m., 135 w., im Vorjahre Zahl der Zugänge 45 m., 51 w., Zahl der Abgänge 51 m., 58 w., darunter Todesfälle 9 m., 16 w. 250 Plätze, 3 Verpflegklassen. Ärzte: Direktor Dr. med. *Hans Bertschinger*; Sekundärarzt Dr. *Ernst Sauerbeck*, 1 Volontärarzt. 22 Wärter, 26 Wärterinnen. Gegründet 1892. Familienpflege, Beratungsstelle in Kinderstation Neubrunn (Schaffhausen). Geschlossene Anstalt mit offener Abteilung.

Freie Hansastadt **Bremen**

1. **Bremische staatliche Heil- und Pflegeanstalt.** Ebst. Sibaldsbrück (Bremen-Hannover) oder Oberneuland (Bremen-Hamburg) oder Bremen.

72 ha. Zahl der Kranken am 1. 1. 1928: 364 m., 329 w., im Vorjahre Zahl der Zugänge 433 m., 313 w., Zahl der Abgänge 348 m., 241 w., darunter Todesfälle 36 m., 58 w. 780 Plätze, 3 Verpflegklassen. Ärzte: Direktor Prof. Dr. med. *Friedrich Karl Walter*; Oberarzt Dr. *Otto Rehm*; Anstaltsarzt Dr. *Fritz Kraus*; Assistenzärzte: Dr. *Rudolf Gildemeister*, Dr. *Paul Krauß*. 61 Schwestern, 80 Pfleger. Erbaut 1900 bis 1904 als agrikulte Anstalt im Pavillonstil für 322 Kranke, 1907—1911 durch umfangreiche Neubauten und 1914 durch eine offene Villa erweitert. Seit Juli 1905 ist die ärztliche Aufsicht über die seit 1779 bestehende Familienpflege in der Umgebung Ellens auf die Anstalt übergegangen. Die Familienpflege umfaßt jetzt ca. 160 Kranke.

2. **Beobachtungsabteilung der städtischen Krankenanstalt** für zweifelhafte Fälle, Nachtaufnahmen, Deliranten und Epileptiker.

Dirigierender Arzt: Dr. *Stövesandt.*

3. **Sanatorium Rockwinkel** bei Bremen für Nerven- und Gemütskranke. Ebst. Oberneuland.

22 Morgen. Zahl der Kranken am 1. 1. 1927: 22 m., 28 w., im Vorjahre Zahl der Zugänge 87 m., 83 w., Zahl der Abgänge 85 m., 83 w., darunter Todesfälle 6 m., 3 w. 66 Plätze, 1 Verpflegklasse. Ärzte: Leitender Arzt und Besitzer Dr. *Walter Benning*; Hausarzt Dr. *Hans Schmitz*; 1 Ass.-Arzt. 18 Pflegepersonal. Gegründet 1764 von Dr. *Engelken*, bis 1910 im Besitze dieser Familie, seitdem durch Neu- und Umbauten vergrößert und neuzeitlich eingerichtet. Geschlossene Anstalt mit offener Abteilung.

4. **Haus Reddersen,** Erziehungsheim für Geistesschwache in Bremen-Horn unter der Verwaltung des Vereins für Haus Reddersen.

5½ Morgen. Zahl der Kranken am 1. 1. 1928: 62 m., 52 w., im Vorjahre Zahl der Zugänge 9 m., 8 w., Zahl der Abgänge 6 m., 5 w., darunter Todesfälle 1 m., 1 w. 120 Plätze, 2 Verpflegklassen. Ärzte: Direktor *Georg Wrede*; Hausarzt Dr. *Peltzer*. 16 Pflegepersonal. Gegründet 1898. Geschlossene Anstalt.

Bremgarten, Kanton Aargau, Schweiz

Anstalt **St. Joseph** für schwachbegabte Kinder. Ebst. Bremgarten.

Zahl der Kranken am 1. 1. 1928: 159 m., 142 w., im Vorjahre Zahl der Zugänge 35 m., 19 w., Zahl der Abgänge 37 m., 18 w., darunter Todesfälle 9 m., 4 w. 1 Verpflegklasse. Präsident: Dek. Joseph Meyer; Hausarzt: Dr. *Fridolin Hauser*. 30 Schwestern. Gegründet 1888. Geschlossene Anstalt.

Breslau, Provinz Schlesien

1. Psychiatrische und Nervenklinik der Schles. Friedr.-Wilh.-**Universität** (Staatsanstalt), Auenstr. 44.

2,5 ha. Zahl der Kranken am 1. 1. 1928: 56 m., 43 w., im Vorjahr Zahl der Zugänge 885 m., 392 w., Zahl der Abgänge 881 m., 395 w., darunter Todesfälle 20 m., 3 w. 80 Plätze, 3 Verpflegklassen. Ärzte: Direktor Geh. Med.-Rat Prof. Dr. *Robert Wollenberg*; Oberarzt: Privatdozent Dr. *Felix Georgi*; Assistenzärzte: Privatdozent Dr. *Siegfried Fischer*, Privatdozent Dr. *Kurt Rosenthal*, Dr. *Rudolf Rotter*, Dr. *Herbert Freiberg* und *Günther Weise*. Gegründet 1. 4. 1907. Poliklinik. Geschlossene Anstalt mit offener Abteilung.

2. **Städtische Heilanstalt für Nerven- und Gemütskranke in Breslau X,** Einbaumstr. 25.

40 000 qm. Zahl der Kranken am 1. 1. 1928: 117 m., 98 w., im Vorjahre Zahl der Zugänge 928 m., 510 w., Zahl der Abgänge 916 m., 511 w., darunter Todesfälle 59 m., 50 w. 220 Plätze, 2 Verpflegklassen. Ärzte: Primärarzt: Dr. *Fritz Chotzen*; Oberarzt: Dr. *Max Nicolauer*; Assistenzärzte: Dr. *Georg Kasperek*, Dr. *Willy Oppler*, Dr. *Kurt Anders*, Frau *Josefine Lühr*, Volontärärztin Frl. *Ruth von Wietersheim*. 43 Pfleger, 42 Pflegerinnen. Erbaut 1888 unter Leitung Prof. Wernickes, zuerst gleichzeitig Klinik und städtisches Krankenhaus, 1898 Trennung dieser Anstalten, die Anstalt wurde aber bis zur Eröffnung der psychiatrischen Klinik im Jahre 1907 für Lehrzwecke benutzt. Außenfürsorge, Familienpflege, Beratungsstelle für psychisch und Nervenkranke. Geschlossene Anstalt.

3. **Irrenabteilung am Strafgefängnis Breslau,** Kletzschkaustraße 31.

Zahl der Kranken am 1. 1. 1928: 41 m., im Vorjahre Zahl der Zugänge 71, Zahl der Abgänge 70, darunter Todesfälle 1. 39 Plätze. Leitender Arzt: Med.-Rat Dr. *Weddige*. 1 Hauptwachtmeister, 8 Wachtmeister. Gegründet 1898. Geschlossene Anstalt.

Brieg, Regierungbezirk Breslau, Provinz Schlesien

Provinzial-Heil- und Pflegeanstalt. Ebst. Brieg.

180 ha, hierzu 46 ha Pachtland. Zahl der Kranken am 1. 1. 1928: 181 m., 250 w., im Vorjahre Zahl der Zugänge 53 m., 113 w., Zahl der Abgänge 64 m., 117 w., darunter Todesfälle 20 m., 19 w. 465 Plätze, 1 Verpflegklasse. Ärzte: Direktor San.-Rat Dr. *Johannes Dinter*, Prov. Obermed.-Rat; Oberärzte: San.-Rat Dr. *Richard Lehmann*, Dr. *Ludwig Thürwächter*; Abt.-Arzt Dr. *Willy Oppler*. 35 Pfleger, 37 Pflegerinnen. Gegründet 1751. — Zunächst waren die Geisteskranken im Brieger Zuchthaus untergebracht, 1784 wurde ein Irrenhaus auf dem Hofe des Zuchthauses gebaut, 1818 wurde das Kapuzinerkloster mit Geisteskranken belegt. Nach verschiedenen Um- und Neubauten wurde 1882 im benachbarten Briegischdorf eine landwirtschaftliche Kolonie eingerichtet. Geschlossene Anstalt mit offener Abteilung.

Bruchsal, Baden

Psychiatrische Gefangenenanstalt bei den Strafanstalten in Bruchsal. Ebst. Bruchsal.

33 ar. Zahl der Kranken am 1. 1. 1928: 20 m., im Vorjahre Zahl der Zugänge 33, Zahl der Abgänge 34, darunter Todesfälle —. 34 Plätze, 1 Verpflegklasse. Leiter der Strafanstalten Direktor Oberregierungsrat Dr. Strobel; Arzt: Med.-Rat Dr. *Walter Ernst*. 10 Aufseher. Gegründet 1903. Die Anstalt ist zur Aufnahme aller in den Strafanstalten Badens geistig erkrankten Männer bestimmt. Geschlossene Anstalt.

Bruck a. d. Mur, Steiermark

Pius-Institut der barmherzigen Schwestern vom heiligen Kreuz zur Pflege, Erziehung und Unterricht schwachsinniger Kinder.

Am 1. 1. 1928: 86 Knaben, 90 Mädchen, Zugang im Vorjahre 11 Knaben, 19 Mädchen, Abgang 16 Knaben, 21 Mädchen, darunter Todesfälle 1 m., 1 w. 180 Plätze. 2 Verpflegklassen. Arzt: Dr. *Karl Schmid*. 26 Schwestern. Gegründet 1879.

Brünn (Tschecho-Slowakei)

Landes-Irrenanstalt.

80 000 qm. Zahl der Kranken am 1. 1. 1928: 372 m., 366 w., im Vorjahre Zahl der Zugänge 455 m., 370 w., Zahl der Abgänge insgesamt 742, darunter Todesfälle 63 m., 41 w. 533 Plätze, 2 Verpflegklassen. Ärzte: Direktor Dr. *Alois Papirnik*, Primarärzte: Dr. *Jaromír Jelinek*, Dr. *Vladimir Kytlica*, Dr. *Arthur Schönfeld*; Ordinierende Ärzte: Dr. *Franz Segeta*, Dr. *Vilimkova-Sedláčková*. 60 Pfleger, 63 Pflegerinnen. Gegründet 1863. Geschlossene Anstalt.

Franz.-Buchholz bei **Berlin,** Provinz Brandenburg

Dr. **Muchas** Heil- und Pflegeanstalt für weibl. Gemüts- und

Nervenkranke, Hauptstraße 57. Ebst. Blankenburg (Vorortbahn Berlin-Bernau).

100 Betten, 3 Verpflegklassen. Leitende Ärzte: Dr. *Hermann Mucha*, Dr. *Franz Lehmann*.

Bunzlau (Schlesien)

Provinzial-Heil- und Pflegeanstalt. Ebst. Bunzlau.

180 ha. Zahl der Kranken am 1. 1. 1928: 345 m., 572 w., im Vorjahre Zahl der Zugänge 136 m., 195 w., Zahl der Abgänge 95 m., 120 w., darunter Todesfälle 13 m., 35 w. 1100 Plätze, 1 Verpflegklasse. Ärzte: Direktor San.-Rat Dr. *Clemens Neißer*; Oberarzt: Dr. *Hugo Heilemann*; Abteilungsärzte: Dr. *Felix Weißenfeld*, Dr. *Hans Merquet*, Dr. *Wilhelm Häfer*; Ass.-Arzt: Dr. *Heinrich Stolze*. 67 Pfleger, 91 Pflegerinnen. Gründungsjahr 1863. Außenfürsorge, 30 Kranke in Familienpflege, Beratungsstelle für psychisch und Nervenkranke. Geschlossene Anstalt mit offenen Abteilungen. Die Anstalt besitzt eine besonders eingerichtete Station für weibliche Typhusbazillenträger.

Burgkunstadt (Oberfranken)

St. Josephsanstalt für weibl. Geistesschwache und Epileptische und ruhige Geisteskranke.

27 ha. Zahl der Kranken am 1. 1. 1928: 252 w., im Vorjahre Zahl der Zugänge 34 w., Zahl der Abgänge 30 w., darunter Todesfälle 20 w. 260 Plätze, 2 Verpflegklassen. Direktor ist Msgr. Dr. *A. Luible* in Dillingen a. d. D.; Hausarzt: San.-Rat Dr. *Joseph Bullinger*; regelmäßiger Besuch durch einen Arzt der Kreis-Heil- und Pflegeanstalt Bayreuth. 33 Schwestern. Gegründet 1895. Offene Privatanstalt.

Capellen bei **Geldern** (Rheinprovinz)

Anstalt **St. Bernhardin,** Hamb b. Capellen für jugendliche und erwachsene weibl. Schwachsinnige. Ebst. Issum.

9 ha. 260 Plätze, 3 Verpflegklassen. Bestand am 1. 1. 1928: 236 Mädchen. Zugänge 1927: 54, Abgänge 24. Arzt: Med.-Rat Dr. *Karl Reckmann*. Eröffnet 1882. 46 Schwestern. Vorsteherin Oberin Jolanda Braun.

Carlsruhe (Kreis Oppeln Prov. Schlesien)

Helenenstift, Privatanstalt für Geistesschwache.

20 Plätze. Arzt: Dr. *Paul Sander*. 2 Schwestern. Abt. f. Geistesschwache 1926 eröffnet.

Cassel (Hessen-Nassau)

San.-Rat **Dr. Wiederholdsche Privat-Nervenheilanstalt,** Ebst. Cassel und Wilhelmshöhe.

30 000 qm. Zahl der Kranken am 1. 1. 1927: 20 m., 20 w., im Vorjahre Zahl der Zugänge 8 m., 7 w., Zahl der Abgänge 15 m., 10 w., darunter Todesfälle —. 80 Plätze, 1 Verpflegklasse. Leitender Arzt und Inhaber Dr. *Wilhelm Rohrbach*, 1 Assistenzarzt. 3 Pfleger, 3 Schwestern. Gegründet 1878. Offene Anstalt, 1 Abteilung für innere Kranke ist angegliedert.

Casvegno bei **Mendrisio** (Kanton Tessin Schweiz)

Kantonale Irrenanstalt.

400 Plätze. Eröffnet 1898.

Charlottenburg (Provinz Brandenburg)

Dr. Weilers Kuranstalten für Nerven- und Gemütskranke.

Chemnitz (Sachsen)

1. Staatliche **Landes**erziehungsanstalt für Schwachsinnige und Blinde in **Chemnitz-Altendorf.**

69 ha. Zahl der Kranken am 1. 1. 1928: 554 m., 299 w., im Vorjahre Zahl der Zugänge 112 m., 53 w., Zahl der Abgänge 104 m., 69 w., darunter Todesfälle 2 m., 1 w. 878 Plätze, 1 Verpflegklasse. Ärzte: Anstaltsdirektor Oberregierungs-Med.-Rat Dr. *Walter Kürbitz*; Anstaltsarzt: Dr. *Wilhelm Lange* und 2 Hilfsärzte. 45 Pfleger, 71 Schwestern. Gegründet 1905. Der Anstalt ist eine Abteilung für gehirngrippekranke Jugendliche und Kinder angegliedert, auch befindet sich dort eine Beratungsstelle für psychisch und Nervenkranke. Ferner gehören noch zur Anstalt die Außenabteilung und das Mädchenheim in Grünhain, das Blindenheim in Moritzburg, die Hilfsschule für schwachbegabte Blinde und das Blindenheim in Königswartha, sowie die Heime für blinde Mädchen (Zeilerheim) in Dorfchemnitz und Chemnitz (Burgstr.).

2. **Städtische** Nervenheilanstalt **Chemnitz-Hilbersdorf.**

23 ha. Zahl der Kranken am 1. 1. 1928: 166 m., 142 w., im Vorjahre Zahl der Zugänge 1061 m., 781 w., Zahl der Abgänge 1054 m., 824 w., darunter Todesfälle 59 m., 70 w. 350 Plätze, 3 Verpflegklassen. Ärzte: Direktor Ober-Med.-Rat Prof. Dr. *W. Runge*; 1. Oberarzt: Med.-Rat Dr. *Grage*; 2. Oberarzt: Dr. *Melzer*; Ass.-Ärzte: Dr. *Brand*, Dr. *Maß*, Dr. *Schröder*, Dr. *Wiehe*; Vol.-Ärzte: Dr. *Waszkontzer*, Dr. *Winnik*, Dr. *Jessen*. 126 Pflegepersonal. Gegründet 1905. Beratungsstelle für psychisch und Nervenkranke. Geschlossene Anstalt mit offener Abteilung. Besondere Kinderabteilung mit Schule.

Chêne-Bougeries bei **Genf** (Kanton Genf, Schweiz)

Villa Sismondi, Privatanstalt für Nerven- und Geisteskranke (meist weibl)..

20 Plätze. Am 1. 1. 1928: 20 Patienten, Zugänge 1927: 49, Abgänge

43, darunter 1 Todesfall. Ärzte: Prof. hon. Dr. *R. Weber*, Dr. *L. Redalié*. 10 Pflegepers. Eröffnet 1888.

Chrischona (Kanton Basel-Stadt, Schweiz)

Trinkerheilstätte **Pilgerhütte** der Pilgermission.

26 Plätze.

Cloppenburg (Oldenburg)

St. Vincenzhaus, Bildungsanstalt für Schwachsinnige, katholische Stiftung.

2 ha. 110 Plätze, 1 Verpflegklasse. Hausarzt Dr. *Bernhard Bitter*. Lehr- und Haushaltungsschwestern. Eröffnet 1887.

Corcelles (Kanton Neu-Châtel, Schweiz)

1. **Pension „Le Pré Carré“.** Mr. Fern. Tschantz.

Mr. Fern. Tschantz. 32 Plätze.

2. **Pension „Le Château“.** Mr. R. Tschantz.

Mr. R. Tschantz. 18 Plätze.

Dahmen bei **Vollrathsruhe** (Mecklenburg-Schwerin)

Blaukreuzheim, Heilstätte für alkoholkranke und erholungsbedürftige Männer.

7,6 ha, 10 Plätze. Besitzer und Vorstand Baron von Tiele-Winkler. Hausvater I. Wein. Arzt Dr. *W. Erich*.

Danzig (Freie Stadt)

1. Psychiatrische Abteilung des **städtischen** Krankenhauses in **Danzig.**

Zahl der Kranken am 1. 1. 1928: 18 m., 17 w., im Vorjahre Zahl der Zugänge 278 m., 229 w., Zahl der Abgänge 249 m., 212 w., darunter Todesfälle 11 m., 6 w. 52 Plätze, 3 Verpflegklassen. Ärzte: Leiter der psychiatrischen Abteilung Dr. *Franz Kauffmann*, Stationsarzt Dr. *Waldemar Schimanski*. 9 Pfleger, 9 Pflegerinnen. Geschlossene Anstalt. Die Anstalt dient als Stadtasyl zur vorläufigen Aufnahme und ist im wesentlichen Durchgangsstation; nach zirka 1 Monat werden die anstaltsbedürftigen Kranken in die Anstalten Lauenburg oder Tapiau überführt.

2. **Staatliche** Fürsorgeanstalt **Silberhammer** bei **Danzig** für Epileptiker und Idioten, Landarme und Korrigenden.

Bestand am 1. 1. 1928: 111 m., 91 w., Zugang 1927: 57 m., 114 w., Abgang 34 m., 44 w., darunter Todesfälle 5 m., 3 w. 240 Plätze. 1 Verpflegklasse. Direktor Alfred Koenig. Ärzte: Dr. *Johannes Revelke*, Dr.

Rudolf Dachau. 14 Pfleger, 11 Schwestern. Seit 1922 staatlich. 500 Morgen Land.

Darmstadt (Hessen)

1. **Staatliche** Anstalt für Geistesschwache **„Alicestift".**

3½ ha. Zahl der Kranken am 1. 1. 1928: 82 m., 56 w., hiervon 5 m., 2 w. epileptisch, im Vorjahre Zahl der Zugänge 10 m., 10 w., Zahl der Abgänge 16 m., 12 w., darunter Todesfälle 1 w. 146 Plätze, 1 Verpflegklasse. Anstaltsleiter Oberinspektor Georg Keller. Anstaltsarzt im Nebenamt: Kreisarzt Ober-Med.-Rat Dr. *Langemann*. 4 Wärter, 12 Wärterinnen. 1869 als Privatanstalt errichtet, 1880 staatlich, seit 1911 reine Schulanstalt simultanen Charakters.

2. Psychiatrische Abteilung der **städtischen** Krankenanstalt in **Darmstadt.**

Krankenhausdirektor Obermed.-Rat Dr. *August Fischer*; Nervenarzt Dr. *Wilhelm Vix*, Med.-Rat. Pavillon mit 24 Betten zur vorübergehenden Unterbringung und Beobachtung von Geisteskranken usw.

Deggendorf (Niederbayern)

Niederbayerische Heil- und Pflegeanstalt. Ebst. Deggendorf.

18 ha. Zahl der Kranken am 1. 1. 1928: 285 m., 237 w., im Vorjahre Zahl der Zugänge: 73 m., 71 w., Zahl der Abgänge 57 m., 71 w., darunter Todesfälle 14 m., 15 w. 550 Plätze, 2 Verpflegklassen. Ärzte: Direktor Ober-Med.-Rat Dr. *Emanuel Scheiber* (Amtssitz in der zweiten niederbayer. Heil- und Pflegeanstalt Mainkofen); Oberärzte: Dr. *Wilhelm Korte* (Stellvertr. d. Direktors) und Dr. *Josef Wucher*; Anstaltsärzte Dr. *Johann Michel*, Dr. *Hannibal Bornebusch.* 48 Pfleger, 44 Pflegerinnen. Eröffnet 1869. Geschlossene Anstalt.

Detmold (Lippe)

Privatanstalt für Nervenkranke usw. von Dr. **Haberkant,** Facharzt für Nerven- und Gemütskrankheiten.

5 Plätze. Familienpension für Rekonvaleszenten von Psychosen, ferner alle funktionellen und organischen Nervenkrankheiten.

Deybach (Kreis Schwaben, Bayern)

Erziehungs- und Pflegeanstalt für weibl. Geistesschwache, Epileptiker und Kretinen.

31 ha. 1911: 270 Plätze. Arzt: Dr. *G. Ziegler* in Aichstetten. Schwestern vom heiligen Franziskus in Dillingen. Eröffnet 1869 in Glött, 1889 anch Deybach verlegt.

Dinker (Kreis Soest, Westfalen)

Heilanstalt für Alkoholgefährdete **„Blaukreuzhof".** Bahnstat. Welver und Uentrop.

20 ha. Zahl der Kranken am 1. 1. 1928: 32 m., im. Vorjahre Zahl der Zugänge 93 m., Zahl der Abgänge 91 m., darunter Todesfälle —. 32 Plätze, 1 Verpflegklasse. Leitung: D. Göbel, Dr. Ing. Pertz; Arzt: Dr. med. *Mertens*. 3 Pflegepersonal. Eröffnet 1906. Offene Anstalt.

Domjüch bei **Alt-Strelitz** (Mecklenburg-Strelitz)

Staatliche **Landes**heilanstalt für Geisteskranke, Schwachsinnige und Epileptiker, Trunksüchtige und Nervenkranke.

57 ha. Zahl der Kranken am 1. 1. 1928: 82 m., 118 w., im Vorjahre Zahl der Zugänge 53 m., 56 w., Zahl der Abgänge 39 m., 52 w., darunter Todesfälle 4 m., 19 w. 250 Plätze. 3 Verpflegklassen. Ärzte: Direktor Ober-Med.-Rat Dr. *Hermann Starke*, Med.-Rat Dr. *Franz Schlund*. 46 Pflegepersonal. Gegründet 1902. Geschlossene Anstalt mit offener Abteilung. Der Anstalt angegliedert ist ein ganzes Säuglingsheim mit 50 Betten und ein Kinderheim mit 20 Betten.

Dorpat (Tartu) Estland

Klinik der **Universität** für Nerven- und Geisteskranke. Selbständige Heil- und Pflegeanstalt. Eröffnet 1881.

Bestand am 1. 1. 1928: 96, Zugang 397, Abgang 401, darunter Todesfälle 9 m., 7 w. 120 Plätze. 2 Verpflegklassen. Ärzte: Prof. Dr. *Maximilian Bresowsky*, Dr. *Theodor Soans*, Dr. *Wolfgang Masing*, Dr. *Nikolai Born*. 20 Pflegepersonal. Eröffnet 1881. Geschlossene Anstalt.

Dorsten (Provinz Westfalen)

Maria Lindenhof, Privatanstalt für männl. Epileptische, Eigentum der Genossenschaft der barmherzigen Brüder in Montabaur.

Bestand am 1. 1. 1928: 445, Zugänge 1927: 73, Abgänge 55, darunter Todesfälle 31. 460 Plätze. 1 Verpflegklasse. Leitender Arzt: Dr. *Franz Schwegmanns*; Ass. Arzt Dr. *Aloys Müller*. Eröffnet 1887. 37 Brüder, 12 Wärter. Geschlossene Anstalt mit offner Abt.

Dresden (Sachsen)

1. **Städtische** Heil- und Pfleganstalt **Dresden.**

4 ha. Zahl der Kranken am 1. 1. 1927: 306 m., 426 w., im Vorjahre Zahl der Zugänge 2019 m., 1662 w., Zahl der Abgänge 2019 m., 1685 w., darunter Todesfälle 234 m., 360 w. 1083 Plätze, je eine Verpflegklasse in der Heilabteilung und in der Pflegabteilung. Ärzte: Stadt-Obermed.-Räte Prof. Dr. med. *Eduard Reiß*, Direktor der ersten Abteilung, Leiter der Heil- und Pflegeanstalt, Dr. med. *Germanus Flatau*, Direktor der zweiten Abteilung, Dr. med. *Franz Schob*, Direktor der dritten Abteilung; Oberärzte: Stadtmed.-Räte Dr. med. *Ossian Oehmig*, Dr. *Friedrich Kaiser*, Dr. *Duncan Campbell*; Anstaltsärzte: Stadtmed.-Räte Dr. *Adolf Kahl*, Dr. *Walter Heinel*, Dr. *Fritz Rüder*, Dr. *Christoph Ferckel*; Hilfsärzte:

Dr. *Valeria Haugel*, Dr. *Reinhold Persch*, Dr. *Adolf Hofmann*, Dr. *Roman Blaschny*, Dr. *Friedrich Gebert.* 109 Pfleger, 139 Schwestern und Pflegerinnen. Gegründet 1861 als städtisches Asyl für Sieche, chronisch körperlich Kranke und harmlose chronisch Geisteskranke. 1889 wurde diesem Asyl die bisher beim Stadtkrankenhause Dresden-Friedrichstadt geführte Irrenbeobachtungsstation angegliedert und in einem hierzu errichteten Neubau untergebracht. Größere Erweiterungsbauten auf dem Anstaltsgelände 1896, 1898 und 1901. Offene Anstalt mit geschlossenen Abteilungen.

2. **Dr. Stadelmanns** Klinik für Nervenkranke und ärztlich-pädagogische Heilanstalt für nervenkranke Kinder in Dresden, Nürnbergerstr. 55.

8 Plätze, 1 Verpflegklasse. Arzt: Dr. med. *Heinrich Stadelmann*, Nervenarzt. 2 Schwestern. Gegründet 1900, 1905 von Würzburg nach Dresden verlegt. Offene Anstalt.

Drolshagen (Kreis Olpe, Westfalen)

Privatanstalt für weibl. Epileptische und Schwachsinnige.

Düren (Rheinland)

Rheinische **Provinzial-Heil- und Pflegeanstalt.** Ebst. Düren (Rheinland).

31 ha. Zahl der Kranken am 1. 1. 1928: 287 m., 384 w., im Vorjahre Zahl der Zugänge 177 m., 170 w., Zahl der Abgänge 165 m., 170 w., darunter Todesfälle 33 m., 40 w. 700 Plätze, 2 Verpflegklassen. Ärzte: Direktor Dr. *Peter Neu*, San.-Rat; Oberärzte: San.-Rat Dr. *Arthur Siebert*, Dr. *Joachim Linzbach*; Anstaltsarzt: Dr. *Hans Arthur Müller*; Ass. Arzt: Dr. *Carl Capell.* 57 Pfleger, 54 Pflegerinnen. Gegründet 1878. Außenfürsorge. Beratungsstelle für psychisch und Nervenkranke. Geschlossene Anstalt mit offener Abteilung.

Düsseldorf-Grafenberg (Rheinprovinz)

Rheinische **Provinzial-Heil- und Pflegeanstalt.** Ebst. Düsseldorf und Haltestelle der städtischen Straßenbahn „Auf der Hardt".

53 ha. Zahl der Kranken am 1. 1. 1928: 474 m., 413 w., im Vorjahre Zahl der Zugänge 961 m., 670 w., Zahl der Abgänge 928 m., 610 w., darunter Todesfälle 128 m., 94 w. 885 Plätze, 2 Verpflegklassen. Ärzte: Direktor San.-Rat Dr. *Johannes Herting*; Oberärzte: Prof. Dr. *Franz Sioli*, Leiter der psychiatrischen Klinik der medizinischen Akademie Düsseldorf, Dr. *Martin Steinbrecher*, Dr. *Eduard Weinbrenner*, Dr. *Heinrich Mappes*, Dr. *Karl Bastin*, Dr. *Alois Havestadt*; Anstaltsärzte: Dr. *Walter Creutz*, Dr. *Hermann Wegener* und Assistenzarzt der psychiatrischen Klinik der Akademie Düsseldorf Dr. *Neustadt*; Volontärärzte: Dr. *Paul Eichler*, Dr. *Alois Schmitz.* 82 Pfleger, 70 Pflegerinnen. Gegründet 1876.

Neu- und Umbauten 1897 und 1899, 1906—1908, 1923—1927. Beratungsstelle für psychisch und Nervenkranke bei den Wohlfahrtsämtern im Aufnahmebezirk. Geschlossene Anstalt mit offenen Abteilungen. Die Anstalt ist vertraglich der Stadt Düsseldorf für die von ihr betriebene medizinische Akademie zum Zweck klinischen Unterrichts in der Psychiatrie, ferner als Stadtasyl zur vorläufigen Unterbringung für Geisteskranke zur Verfügung gestellt.

Dziekanka bei **Gnesen**

Die Anstalt war bis 1919 Irrenanstalt der Provinz Posen mit 720 Plätzen, letzter deutscher Direktor Geh. San.-Rat Dr. *Kayser*. Seit Abtretung der Provinz Posen ist die Anstalt polnisch.

Eberbach am **Neckar** (Baden)

Haus Rockenau bei Eberbach in Baden, offene **Privat**-Heilanstalt, insbesondere für Alkoholkranke, Süchtige und Nervenkranke. Ebst. Eberbach Baden.

4 ha, 35 Plätze, 1 Verpflegklasse. Zahl der Kranken am 1. 1. 1928: 13 m., 4 w., im Vorjahre Zahl der Zugänge 65 m., 16 w., Zahl der Abgänge 54 m., 14 w., darunter Todesfälle —. Leitender Arzt und Besitzer: Dr. med. *Karl Fürer*. 2 Schwestern. Gegründet 1895, 1911 durch Erweiterungsbau vergrößert.

Ebernach bei **Cochem** an der Mosel (Rheinland)

Pflegeanstalt der **Franziskanerbrüder** für Geisteskranke. Ebst. Cochem.

Zahl der Kranken am 1. 1. 1928: 379 m., im Vorjahre Zahl der Zugänge 63 m., Zahl der Abgänge 22 m., darunter Todesfälle 16 m. 385 Plätze, 1 Verpflegklasse. Leitender Arzt: San.-Rat Dr. *Theodor Melsheimer*. 40 Brüder. Gegründet 1887. Geschlossene Anstalt.

Eberstadt bei **Darmstadt** (Provinz Starkenburg, Hessen)

1. **Provinzial**-Pflegeanstalt.

Zahl der Kranken am 1. 1. 1927: 183 m., 209 w., im Vorjahre Zahl der Zugänge 68 m., 52 w., Zahl der Abgänge 37 m., 47 w., darunter Todesfälle 24 m., 25 w. 425 Plätze, 1 Verpflegklasse. Direktor Med.-Rat Dr. *Fritz Weifenbach*, 1 Hilfsarzt vorgesehen. 4 Pfleger, 25 Schwestern und Pflegerinnen. Gegründet 1903. Die Anstalt ist in erster Linie für körperlich Pflegebedürftige bestimmt, es finden aber auch psychich Defekte Aufnahme, insofern diese der besonderen Einrichtungen der Irrenanstalt nicht bedürfen. Offene Anstalt.

2. Heilstätte **„Haus Burgwald“** für männl. Alkoholkranke in Eberstadt bei Darmstadt. Ebst. Eberstadt bei Darmstadt.

19 Morgen. Zahl der Kranken am 1. 1. 1928: 12 m., 1 w., im Vorjahre Zahl der Zugänge 27 m., Zahl der Abgänge 29 m., darunter Todesfälle —. 30 Plätze, 1 Verpflegklasse. Arzt: Dr. med. *Georgi*. Hausvater: Diakon Ziesche. Außenfürsorge. Private offene Anstalt.

Eberswalde bei **Berlin** (Provinz Brandenburg)

Brandenburgische **Landesanstalt** für Geisteskranke. Ebst. Eberswalde.

125 ha. Zahl der Kranken am 1. 1. 1928: 600 m., 640 w., im Vorjahre Zahl der Zugänge 215 m., 154 w., Zahl der Abgänge 197 m., 134 w., darunter Todesfälle 67 m., 35 w. 1375 Plätze, 4 Verpflegklassen. Ärzte: San.-Rat Dr. *Karl Zinn*, Direktor und Landesmedizinalrat für die Provinzial-Verwaltung Brandenburg; Oberärzte: Dr. *Ernst Jess*, Dr. *Max Gillwald*, Dr. *Friedrich Deffge*, Dr. *Paul Würfler*, Dr. *Herbert Meyer*, Dr. *Egon Greifelt*; Ass. Arzt: Dr. *Werner Ziegner*; 2 Med. Prakt. 142 Pfleger, 135 Pflegerinnen. Gegründet 1865. Außenfürsorge. In Familienpflege 60 Kranke. Geschlossene Anstalt mit offenen Abteilungen.

Ecksberg bei **Mühldorf** a. Inn (Oberbayern)

Pflegeanstalt für Idioten und Epileptiker.

Zahl der Kranken am 1. 1. 1928: 169 m., 161 w., im Vorjahre Zahl der Zugänge 21 m., 13 w., Zahl der Abgänge 24 m., 9 w., darunter Todesfälle 10 m., 1 w. 330 Plätze, 1 Verpflegklasse. Direktor Pfarrer Lunghamer. Hausarzt: Ober-Med.-Rat Dr. *Eisenhofer*. 100 Schwestern. Gegründet 1852. Offene Anstalt.

Eclagnens (Kanton Waadt, Schweiz)

Asile de Fréd. Bezencon.

30 Plätze.

Effinger Hof bei **Holderbank** (Kanton Aargau, Schweiz)

Heilstätte für alkoholkranke Männer.

24 Plätze. Gegründet 1914.

Egg (Kanton Zürich, Schweiz)

Privat-Anstalt **„Halden“**, **Hinteregg**, für Nerven- und Gemütskranke.

1 ha. Zahl der Kranken am 1. 1. 1928: 1 m., 35 w., im Vorjahre Zahl der Zugänge 13 w., Zahl der Abgänge 14 w., darunter Todesfälle 4 w. 40 Plätze, 2 Verpflegklassen. Frz. H. Halama, Anstaltsleiter. Dr. med. *Johannes Schröter*, Anstaltsarzt, 5 Wärterinnen. Gegründet 1885. Geschlossene Anstalt mit offener Abteilung.

Eglfing bei München.

Oberbayerische Heil- und Pflegeanstalt. Ebst. Haar (München-Rosenheim).

Anstaltsgelände 97,076 ha, landwirtschaftlicher Besitz 358,195 ha. (gemeinsam mit der Anstalt Haar). Zahl der Kranken am 1. 1. 1928: 631 m., 751 w., im Vorjahre Zahl der Zugänge 149 m., 202 w., Zahl der Abgänge 128 m., 170 w., darunter Todesfälle 48 m., 38 w. Etwa 1400 Plätze, 2 Verpflegklassen. Ärzte: Direktor Obermedizinalrat Dr. *Ast*, 1. Oberarzt Dr. *Karl Lemberg*; Oberärzte: Dr. *Josef Schleiß v. Löwenfeld*, Dr. *Franz Sendtner*, Dr. *Max Theobald*, Dr. *Roderich Mayr*, Dr. *Pius Papst*, Dr. *Josef Schapfl*; Assistenzärzte: Dr. *Anton v. Braunmühl*, Dr. *Hans Mandel*. 4 Pflegesekretäre, 3 Pflegemeister, 123 Pfleger, 7 barmherzige Brüder, 6 Pflegemeisterinnen, 188 Pflegerinnen. 1901 bis 1905 als Ersatz für die ständig überfüllte und von der Stadt umklammerte Kreisirrenanstalt München erbaut und am 24. 7. 1905 eröffnet. Außenfürsorge, Beratungsstelle für psychisch und Nervenkranke in München durch einen Oberarzt der Anstalt.

Eichberg bei Hattenheim im Rheingau (Provinz Hessen-Nassau)

Landes-Heilanstalt. Ebst. Hattenheim.

60 ha. Zahl der Kranken am 1. 1. 1928: 375 m., 413 w., im Vorjahre Zahl der Zugänge 169 m., 217 w., im Vorjahr Zahl der Abgänge 159 m., 190 w., darunter Todesfälle 31 m., 33 w. 725 Plätze, 3 Verpflegklassen. Ärzte: Direktor Dr. *Hans Wachsmuth*; Oberärzte: Dr. *Adolf Wahlmann*, Dr. *Leopold Coulon* und Dr. *Peter Masorsky*; 1 Assistenzarzt; 112 Pfleger und Pflegerinnen. Die Nassauische Irrenanstalt befand sich von 1815 bis 1849 in Eberbach, seitdem auf dem Eichberg. In Familienpflege, die seit dem Jahre 1889 besteht und sich über das Gebiet von Koblenz bis Frankfurt a. M. erstreckt, sind zur Zeit 126 Kranke untergebracht. Beratungsstelle für psychisch- und Nervenkranke im Landeshaus zu Wiesbaden für den Kreis Wiesbaden und den Main-Taunuskreis, und in der Anstalt selbst für die Kreise Rheingau, St. Goarshausen und den Untertaunuskreis.

Eickelborn (Provinz Westfalen)

Provinzial-Heilanstalt für Geisteskranke. Ebst. Benninghausen.

40 ha. Zahl der Kranken am 1. 1. 1928: 712 m., 716 w., im Vorjahre Zahl der Zugänge 150 m., 146 w., Zahl der Abgänge 146 m., 144 w. darunter Todesfälle 24 m., 43 w. 1470 Plätze, 2 Verpflegklassen. Ärzte: Direktor Provinzial-Ober-Med.-Rat Dr. *Karl Hermkes*,; Oberärzte: San.-Rat, Provinzial-Med.-Rat Dr. *Moritz Muermann*, Dr. *Hans Clemens*, Dr. *Heinrich Schnitker*, Dr. *Ferdinand Hürten* und Dr. *Johannes Bartscher*, Assistenzärzte: Dr. *Franz Kurte* und *Werner Zils*. 99 Schwestern, 89 Pfleger. Im Jahre 1883 eröffnet als Pflegeanstalt für unheilbare Geisteskranke, 1903 Errichtung eines Bewahrhauses für gefährliche Geisteskranke und eines Landhauses für ruhige arbeitende Männer, 1908—1914

als neuzeitliche Heilanstalt ausgebaut. Familienpflege, Beratungsstelle für psychische und Nervenkranke. Geschlossene Anstalt mit offener Abteilung.

Elberfeld (Rheinprovinz)

Anstalten des Bergischen **Diakonissen**-Mutterhauses, Erziehungsanstalten für weibl. Jugendliche, hauptsächlich Schwachsinnnige und Psychopathen.

Ellikon a. d. Thur bei **Islikon** (Kanton Zürich, Schweiz)

Trinkerheilstätte. Ebst. Islikon.

13 ha. 40 Plätze. 1 Verpflegklasse. Am 1. 1. 1928: 34 m. Zugänge 1927: 40, Abgänge 47. Eigentümer: Verein für die Trinkerheilstätte Ellikon mit Sitz in Zürich. Aufsichtsärzte: Dr. med. *Arn. Studer*, *Winterthur* u. *J. Staehelin*, Burghölzli, Zürich. Hausvater J. Egli.

Elsterberg (i. V.)

Sanatorium **Elsterberg** für Nervenkranke (Entziehungskuren).

1,5 ha. Besitzer und leitender Arzt San.-Rat Dr. *Römer*. 4 Pflegepersonal. Gegründet 1892.

Emmendingen (Baden)

Badische Heil- und Pflegeanstalt. Ebst. Emmendingen.

88 ha. Zahl der Kranken am 1. 1. 1928: 568 m., 676 w., im Vorjahre Zahl der Zugänge 259 m., 243 w., Zahl der Abgänge 287 m., 236 w., darunter Todesfälle 33 m., 29 w. 1300 Plätze, 3 Verpflegklassen. Ärzte: Direktor Dr. *Viktor Mathes*, Medizinalräte: Dr. *Albert Kühne*, Dr. *Ernst Jäger*, Dr. *Alfred Schwenninger*, *Siegfried Reck*; Assistenzarzt: Dr. *Otto Schretzmann*; Hilfsärzte Dr. *Herbert Moritz*, Dr. *Gregor Overhamm*. 136 Pfleger, 145 Pflegerinnen. Gegründet 1889. Außenfürsorge für die Kreise Freiburg i. B. u. Lörrach, sowie das Bezirksamt Lahr. Beratungsstelle für psychisch und Nervenkranke in der Stadt Freiburg i. B. Geschlossene Anstalt mit offener Abteilung.

Endenich bei **Bonn** (Rheinprovinz)

Privat- Heil- und Pflegeanstalt der **Alexianerbrüder** für gemüts- und nervenkranke Herren. **St. Paulus-Heilanstalt** (früher San.-Rat v. d. Helm.) Sebastianstr. 180.

2½ ha. 3 Verpflegklassen. 100 Plätze, zur Zeit 52 Kranke. 12 Pfleger, darunter 10 barmherzige Brüder. Eröffnet 1844, 1927 Besitzwechsel. Vorsteher Br. Ambrosius.

Ensen (Rheinprovinz)

Alexianer-Heil- und Pflegeanstalt Ensen. Ebst. Porz.

5 ha. Zahl der Kranken am 1. 1. 1928: 306 m., im Vorjahre Zahl der Zugänge 163 m., Zahl der Abgänge 158 m., darunter Todesfälle 37 m. 310 Plätze, 3 Verpflegklassen. Ärzte: Dr. *Josef Westermann*, leitender Arzt, und Dr. *Franz Ignaz Johann*, Assistenzarzt. 40 Pfleger. Eröffnet 1905. Geschlossene Anstalt für Geisteskranke, Schwachsinnige u. Epileptiker mit offener Abteilung für Nervenkranke.

Erdmannshain bei **Naunhof** (Sachsen)

Psychiatrisch geleitetes **Erholungsheim.** Ebst. Naunhof Bez. Leipzig.

3 ha. Zahl der Kranken am 1. 1. 1927: 1 m., 5 w., im Vorjahre Zahl der Zugänge 30 m., 23 w., Zahl der Abgänge 31 m., 24 w., darunter Todesfälle —. 15 Plätze, 1 Verpflegklasse. Leiter San.-Rat Dr. *Friedrich Lehmann*. 2 Pflegerinnen. Gegründet 1924. Offene Anstalt für leichte Psychosen, nervöse Erschöpfungszustände und Entziehungskuren.

Erlangen (Bayern)

1. **Mittelfränkische** Heil- und Pflegeanstalt Erlangen.

12,6 ha. Zahl der Kranken am 1. 1. 1928: 409 m., 438 w., im Vorjahre Zahl der Zugänge 528 m., 260 w., und Zahl der Abgänge 511 m., 267 w., darunter Todesfälle 42 m., 41 w. 845 Plätze, einschließlich Eggenhof und Sieglitzhof, 2 Verpflegklassen. Ärzte: Direktor Ober-Med.-Rat Dr. *Gustav Kolb*; Oberärzte: Dr. *Wilhelm Oppermann* und Dr. *Valentin Faltlhauser*; Anstaltsärzte: Dr. *Hubert Schuch*, Dr. *Hans Prießmann*, Dr. *Ewald Grimm*; Hilfsarzt: Dr. *Max Leusser*. 103 Pfleger, 103 Pflegerinnen. Eröffnet 1846. Außenfürsorge in großem Maßstab unter Leitung von Oberarzt Dr. *Faltlhauser*, Beratungsstelle in Nürnberg, Familienpflege.

2. **Psychiatrische** und **Nervenklinik** der **Universität** Erlangen.

Zahl der Kranken am 1. 1. 1927: 101 m., 110 w., im Vorjahre Zahl der Zugänge 296 m., 130 w., Zahl der Abgänge 308 m., 126 w., darunter Todesfälle 11 m., 16 w. 200 Plätze, 2 Verpflegklassen. Direktor Universitätsprofessor Geh. Med.-Rat Dr. *Gustav Specht*, Oberarzt Prof. Dr. *Gottfried Ewald*; Assistenzärzte: Privatdozent Dr. *Berthold Kihn* und Dr. *Christian Büttner*. 20 Pfleger, 20 Pflegerinnen. Die psychiatrische Klinik ist seit 1903 selbständig in einem gesonderten Teil der Heil- und Pflegeanstalt untergebracht und mit dieser in gemeinsamer Verwaltung. Poliklinik für psychische und nervöse Krankheiten, Außenfürsorge.

Erlenbach (Kanton Zürich, Schweiz)

Asyl der **Martinstiftung** für bildungsfähige Schwachsinnige. Mariahalden-Erlenbach.

Am 1. 1. 1928: 62 Pfleglinge. Direktor: Fr. Wittwer. Arzt: Dr. *Stahel*, 4 Pfleger. Eröffnet 1905. Offene Anstalt.

Ershausen (Eichsfeld) (Provinz Sachsen)

St. Johannesstift, Privatanstalt für Geisteskranke, Epileptiker und Idioten. Ebst. Ershausen (Eichsfeld).

Zahl der Kranken am 1. 1. 1928: 138 m., 90 w., im Vorjahre Zahl der Zugänge 36 m., 32 w., Zahl der Abgänge 9 m., 14 w., darunter Todesfälle 3 m., 7 w. 240 Plätze, 1 Verpflegklasse. Direktor Dechant Johannes Kahlmeyer. Arzt: Dr. *Josef Löffler.* 1 Pfleger, 25 Schwestern, 3 Pflegerinnen. Gegründet 1905, in den Jahren 1910 und 1926 vergrößert. Außenfürsorge, Familienpflege. Offene Anstalt.

Eschweiler (Rheinprovinz)

Kreispflegehaus für alle Hilfsbedürftigen des Landkreises Aachen, einschließlich Geistesschwache und ruhige Geisteskranke.

230 Plätze. Eröffnet 1891. Arzt: San.-Rat Dr. *Peter Jannes.* Schwestern vom hl. Karl Borrom.

Essen (Rheinprovinz)

1. **Psychiatrische und Nervenklinik der städtischen Krankenanstalten in Essen.**

Zahl der Kranken am 1. 1. 1927: 42 m., 31 w., im Vorjahre Zahl der Zugänge 948 m., 464 w., Zahl der Abgänge 902 m., 433 w., darunter Todesfälle 40 m., 20 w. 105 Plätze, 3 Verpflegklassen. Ärzte: Dr. *Walter Baumann*, Chefarzt; Assistenzärzte: Dr. *Franz Luthe*, Dr. *Karl Schenkel*, Frau Dr. *Kuntze.* 10 Schwestern, 8 Pfleger. Eröffnet 1909. Zunächst bestand nur eine geschlossene Abteilung von 40 Betten, seit 1925 ist unter gleicher Leitung in dem früheren Krupp'schen Erholungshaus eine offene Nervenabteilung von ca. 65 Betten errichtet worden. Beratungsstelle für psychisch- und Nervenkranke in der Ambulanz. Geschlossene und offene Abteilung sind vollkommen voneinander getrennt.

2. **Knappschafts-Nervenkrankenhaus „Lührmann-Stiftung" in Essen.**

25 Morgen. Zahl der Kranken am 1. 1. 1928: 53 m., im Vorjahre Zahl der Zugänge 1377 m., Zahl der Abgänge 1380 m., darunter Todesfälle 1 m. 71 Plätze, 1 Verpflegklasse. Ärzte: Chefarzt Dr. *Max Rauschke*, Generaloberarzt a. D.; Assistenzärzte: Dr. *Johannes Reetz* und Dr. *Rudolf Fabry.* Verwaltung: Wilh. Löns. 4 Pflegepersonal. Gestiftet im Jahre 1905 von dem Essener Kaufmann Lührmann zur Unterbringung von Nervenkranken, 1921 von der Ruhrknappschaft in Bochum als Nervenkrankenhaus für im Bergbau beschäftigte Arbeiter und Angestellte eingerichtet. Offene Anstalt.

3. **Nervenstation am Philippusstift Essen-Borbeck.** Ebst. Essen-Borbeck.

Zahl der Kranken am 1. 1. 1928: 26 m., 19 w., im Vorjahre Zahl der Zugänge 210 m., 140 w., Zahl der Abgänge 199 m., 130 w., darunter Todesfälle 5 m., 3. w. 45 Plätze, 3 Verpflegklassen. Ärzte: Leitender Arzt Dr. *Ferdinand Segerath*, Facharzt für Nerven- und psychische Krankheiten; Assistenzarzt: Dr. *Jütz.* 2 Schwestern, 1 Pflegerin, 1 Krankenwärter. Gegründet 1925. Offene Anstalt mit geschlossener Abteilung.

4. **Waldsanatorium Dr. Hackländers in Essen-Bredeney a. d. Ruhr,** Waldstraße 42.

2½ Morgen. Zahl der Kranken am 1. 1. 1927: 13 m., 15 w., im Vorjahre Zahl der Zugänge 87 m., 70 w., Zahl der Abgänge 75 m., 65 w., darunter Todesfälle 1 m. 30 Plätze, 1 Verpflegklasse. Arzt: Dr. *Hackländer*, Nervenarzt. 2 Pflegepersonal. Gegründet 1908. Offene Anstalt.

5. **Franz-Sales-Haus** des Vereins zur Erziehung und Pflege schwachsinniger, epileptischer, nervöser und schwer erziehbarer Kinder und Jugendlicher beiderlei Geschlechts. Essen, Schwanenbuschstr. 104—106.

Am 1. 1. 1928: 566 m., 354 w., Zöglinge, Zugang 1927: 70 m., 53 w., Abgänge 65 m., 46 w., darunter Todesfälle 10 m., 8 w. Geistl. Direktor Hermann Schulte-Pelkum. Chefarzt: Dr. *Hans Hegemann*; Assistenzart: Dr. *René Hofer.* 90 Schwestern, 66 Helferinnen. Gegründet 1884. Offene Anstalt. 1000 Plätze.

Etagnières (KantonWaadt, Schweiz)

Trinkerheilstätte Etagnières. Ebst. Etagnières (Lausanne-Echallens-Bercher).

60 Jucharten, 640 m hoch gelegen. Zahl der Kranken am 1. 1. 1928: 30 m., im Vorjahre Zahl der Zugänge 24 m., Todesfälle 2 m. 50 Plätze, 2 Verpflegklassen. Direktor Aloys Bocion. Anstaltsarzt Dr. *Theophile Gloor* in Echallens. 10 Pflegepersonen. 1898 gegründet. Beratungsstelle für psychisch und Nervenkranke im Asile de Cery bei Lausanne.

Etoy bei Lausanne (Kanton Waadt, Schweiz)

Asile de l'Espérance für schwachsinnige Kinder.

160 Plätze. Bestand am 1. 1. 1928: 81 Kn., 79 Mädch., Zugang 1927: 6 Kn., 2 Mädch., Abgang 7 Kn., 2 Mädch., darunter 2 m. Todesfälle. Direktion: Mlle Ch. Buchet, W. G. Vuilleumier-Buchet; Arzt: Dr. *Alfred Bergier.* 3 Pfleger, 19 Schwestern. Gegründet 1872.

Eupen (Rheinprovinz)

Irrenbewahranstalt, verbunden mit dem St. Nikolaus-Hospital.

Arzt: Dr. *Gerhard Kirsch.* Barmherzige Schwestern vom hl. Borrom. Eröffnet 1848 als Adnex des Spitals.

Euskirchen, Bezirk Köln (Rheinprovinz)

Provinzial- Fürsorgeerziehungsheim. Ebst. Euskirchen.

320 Morgen. Zahl der Zöglinge am 1. 1. 1928: 340 m., im Vorjahre Zahl der Zugänge 261 m., Zahl der Abgänge 267 m., darunter 1 Todesfall. 340 Plätze, 1 Verpflegklasse. Ärzte: San.-Rat Direktor Dr. *Max Lückerath*; Assistenzarzt: Dr. *Heinrich Stillger*. Eröffnet 1920. Das Heim dient zur Aufnahme von männlichen schulentlassenen Fürsorgezöglingen, hat ein Beobachtungshaus und ein Haus zur Erziehung für schwer erziehbare, abnorme Zöglinge. Der Direktor ist zugleich Landespsychiater für das rheinische Fürsorgeerziehungswesen.

Fellin (Livland)

Marienhof, Anstalt des Vereins zur Verpflegung der Idioten und Epileptiker in Livland.

109 ha. Arzt: Dr. *Ströhmberg*. Eröffnet 1897.

Flehingen (Baden)

Psychiatrische Beobachtungsabteilung der **Fürsorgeerziehungs-**Anstalt.

Leiter: Prof. Dr. med. *Gregor*.

Frankenthal, Pfalz (Bayern)

Psychiatrische Abteilung der Kreis-Kranken- und Pflege-Anstalt Frankenthal. Ebst. Frankenthal. Rheinpfalz.

4 ha. Zahl der Kranken am 1. 1. 1928: 289 m., 226 w., im Vorjahre Zahl der Zugänge 151 m., 80 w., Zahl der Abgänge 139 m., 86 w., darunter Todesfälle 20 m., 34 w. 2 Verpflegklassen. Ärzte: Oberarzt Dr. *Heinrich Resch*; Anstaltsärzte: Dr. *Hermann Schröder* und Dr. *Hans Heene*; Assistenzarzt Dr. *Walter Schmelz*. 46 Pfleger, 51 Pflegerinnen. Gegründet 1809. Außenfürsorge, Beratungsstelle für psychisch und Nervenkranke in Frankenthal und Ludwigshafen a. Rh. Geschlossene Anstalt.

Frankfurt a. M. (Provinz Hessen-Nassau)

1. Städtische Heilanstalt, **Psychiatrische und Nervenklinik der Universität in der Städt. Heilanstalt.**

5,5 ha. Zahl der Kranken am 1. 1. 1927: 161 m., 150 w., im Vorjahr Zahl der Zugänge 1119 m., 679 w., Zahl der Abgänge 1110 m., 689 w., darunter Todesfälle 84 m., 78 w., 190 Plätze für Nerven- und Geisteskranke (darunter 20 für Kinder), außerdem 120 Plätze als Altersheim, 3 Verpflegklassen. Ärzte: Direktor Dr. *Karl Kleist*, o. Prof. der Psychiatrie und Neurologie der Universität Frankfurt a. M.; Oberärzte: San.-Rat Dr. *P. Geelvink*, Privatdozent Dr. *R. Hahn*, Privatdozent Dr. *E. Fünfgeld*; Assistenzärzte: Dr. *Hans Strauß*, Dr. *Ernst Herz*; Wissenschaftliche Assistenten: Dr. *E. Beck*, Dr. *C. Fleischhacker*, Dr. *E. Scheidtrer*. 40 Pfleger, 39 Pflegerinnen. Die Anstalt wurde 1864 auf Betreiben von Dr. *Hoffmann* (*Struwwelpeter-Hoffmann*) mit Hilfe von Stiftungen und freiwilligen Beiträgen erbaut und bis 1889 von ihm als Direktor geleitet, dann unter Prof. Dr. *Sioli* (1889 bis 1919) mehrfach erweitert und modernisiert. Im Herbst 1914 wurde sie der Universität Frankfurt a. M. als Klinik von der Stadt zur Verfügung gestellt und gemäß den Anforderungen von Unterricht und Forschung ausgebaut und ausgestattet. Außenfürsorge durch Poliklinik und Fürsorgestelle für Gemüts- und Nervenkranke, Leitung Prof. Dr. *Raecke*. Geschlossene Anstalt mit offenen Abteilungen.

2. **Nervenheilanstalten der Stadt Frankfurt a. M. zu Köppern im Taunus.** Ebst. Köppern.

Zahl der Kranken am 1. 1. 1928: 82 m., 54 w., im Vorjahre Zahl der Zugänge 553 m., 501 w., Zahl der Abgänge 557 m., 490 w., darunter Todesfälle 6 m., 3 w. 205 Plätze, 3 Verpflegklassen. Ärzte: Direktor Dr. *Max Meyer*, Stellvertreter des Direktors; Oberarzt: Dr. *H. D. v. Witzleben*; Assistenzärzte: Dr. *Fritz Mosbacher* und Dr. *Fritz Lachs*. 20 Pfleger, 20 Schwestern, 1 Oberpfleger, 1 Oberschwester. 1901 als Trinkerheilstätte gegründet, 1914 als Filiale der städt. Heilanstalt Frankfurt a. M. eingerichtet als Nervenheilstätte, seit 1918 selbständige Heilstätte für psychisch und Nervenkranke. Offene Anstalt.

3. **Neurologisches Institut der Universität Frankfurt a. M.,** Gartenstraße 229 (Städt. Krankenhaus).

Direktor: Prof. Dr. *Kurt Goldstein*; Assistenten: Dr. *Benno Slotopolsky*, Dr. *Friedr. Kino*, Dr. *Hans Cohn*, Dr. *Friedr. S. Rothschild*. Gründungsjahr 1904. Der Aufgabenkreis des Institutes umfaßt folgende Gebiete: a) Makroskopische und mikroskopische Anatomie des normalen wie des pathologisch veränderten Zentralnervensystems. b) Neurologisch-klinische Untersuchungen. c) Psychologische und psychopathologische Untersuchungen. (Dem Institut angegliedert ist das Institut zur Erforschung von Hirnverletzungen.)

Freiburg i. Brg. (Baden).

Psychiatrische und Nervenklinik der **Universität** Freiburg, Baden.

1,80 ha. Psychiatrische Klinik: Zahl der Kranken am 1. 1. 1927: 49 m., 49 w., im Vorjahre Zahl der Zugänge 347 m., 248 w., Zahl der Abgänge 361 m., 256 w., darunter Todesfälle 34 m., 21 w. Nervenklinik: Zahl der Kranken am 1. 1. 1927: 16 m., 14 w., im Vorjahre Zahl der Zugänge 336 m., 225 w., Zahl der Abgänge 334 m., 218 w., darunter Todesfälle 1 m., 1 w. 120 Plätze in der psychiatrischen Klinik, 34 Plätze in der Nervenklinik, 3 Verpflegklassen. Ärzte: Direktor Geh. Hofrat Prof. Dr. *Alfred Hoche*, Oberärzte: Prof. Dr. *Egon Küppers* und Dr. *Robert Veit*; Assistenzärzte: Privatdozent Dr. *Robert Wartenberg*, Dr. *Adolf Friedemann*; Hilfsärzte: Dr. *Otto Feldmann*, Dr. *Hans Mysliwiec*. 27 Pfleger, 22 Pflegerinnen. Die psychiatrische Klinik wurde 1887, die Nervenklinik

1909 eröffnet. Ambulanz bei der Klinik. Gechlossene Anstalt mit offener Abteilung.

Freiburg (Schlesien)

Provinzial-Heil- und Pflegeanstalt Freiburg (Niederschlesien). Ebst. Freiburg Bez. Breslau. (Geisteskranke, Schwachsinnige und Epileptiker.

151 ha. Zahl der Kranken am 1. 1. 1928: 248 m., 308 w., im Vorjahre Zahl der Zugänge 170 m., 156 w., Zahl der Abgänge 148 m., 160 w., darunter Todesfälle 15 m., 22 w. 665 Plätze, 1 Verpflegklasse. Ärzte: Direktor Dr. *Walter von Schuckmann*, erster Oberarzt Dr. *Karl Dodillet*; Oberärzte: Dr. *Josef Stein*, Dr. *Georg Kügler*; Abteilungsarzt Dr. *Friedrich Kaiser*; Volontärärztin: Dr. *Anneliese Matzky*. 45 Pfleger, 53 Pflegerinnen. Außenfürsorge, Familienpflege. Der Anstalt angegliedert ist eine Erziehungsabteilung für bildungsfähige und eine Pflegeabteilung für bildungsunfähige schwachsinnige Kinder (Zahlen oben eingerechnet). Geschlossene Anstalt mit offener Abteilung.

Freienwalde a. d. Oder (Provinz Brandenburg)

Sanatorium für Nervenkranke in Bad Freienwalde a. d. Oder. Ebst. Bad Freienwalde a. d. Oder.

60 Morgen. Zahl der Kranken am 1. 1. 1927: 3 m., 4 w., im Vorjahre Zahl der Zugänge 38 m., 66 w., Zahl der Abgänge 35 m., 62 w., darunter Todesfälle 1 m., 1 w. 18 Plätze, 1 Verpflegklasse. Arzt: Dr. *Eduard Zenker*, Nervenarzt. 1 Schwester. Gegründet 1912. Offene Privatanstalt.

Freudenstadt (Württemberg)

Haus Hohen-Freudenstadt, Sanatorium Dr. Bauer in Freudenstadt. Ebst. Freudenstadt am Schwarzwald.

35 Plätze, 1 Verpflegklasse. Arzt: Dr. med. *Joachim Bauer*. 1 Pfleger und 1 Schwester. Gegründet 1924. Offene Anstalt für Nerven- und innere Krankheiten.

Friedrichsfeld bei **Hamdorf**, Kr. Rendsburg (Prov. Schleswig-Holst.)

Privatanstalt für weibl. Nerven- und Gemütskranke.

Zahl der Kranken am 1. 1. 1928: 17 Plätze. Vorsteherin: Cäcilie Clausen; Arzt: Dr. *Marsch*. 3 Schwestern. Gründungsjahr 1882. Geschlossene Anstalt.

Fürstenwalde a. d. Spree (Provinz Brandenburg)

1. **Heilstätte Waldfrieden** für alkoholkranke Männer.

120 ha. 1911: 178 Plätze, 2 Verpflegklassen. Arzt: Dr. *W. Spliedt*.

18 Pfleger. 1900 als offene Anstalt eröffnet, 1905 durch offene und geschlossene Abteilungen erweitert.

2. **Buschgarten bei Fürstenwalde.** Sonnenheim für geistig zurückgebliebene Kinder.

Fulda (Provinz Hessen-Nassau)

St. Antonius-Heim, Unterrichts-, Erziehungs- und Pflegeanstalt für schwachsinnige und geistig Zurückgebliebene.

4 ha. 180 Plätze. Bestand am 1. 1. 1928: 81 m., 84 w., Zugang 1927: 14 m., 16 w. Abgänge 8 m., 7 w. ,darunter Todesfälle 3 m., 2 w. Arzt: Dr. *Franz Stegmaier.* 22 Schwestern, 2 Pfleger. Eröffnet 1904. Geschlossene Anstalt.

Fußbach bei **Schönberg** (Baden)

Kreispflegeanstalt Fußbach. Ebst. Schönberg (Amt Offenburg).

2 ha. Zahl der Kranken am 1. 1. 1928: 173 m., 154 w., im Vorjahre Zahl der Zugänge 57 m., 29 w., Zahl der Abgänge 52 m., 30 w., darunter Todesfälle 25 m., 17 w. 335 Plätze, 1 Verpflegklasse. Anstaltsarzt: Dr. *Josef Gissler*, Gengenbach. 17 Schwestern, 1 Wärter. 1873 mit 15 Pfleglingen eröffnet.

Gabersee bei **Wasserburg** am Inn (Bayern)

Oberbayerische Heil- und Pflegeanstalt. Ebst. Wasserburg am Inn — Bahnhof.

285 ha. Zahl der Kranken am 1. 1. 1927: 345 m., 367 w., im Vorjahre Zahl der Zugänge 109 m., 128 w., Zahl der Abgänge 89 m., 119 w., darunter Todesfälle 22 m., 24 w., 753 Plätze, 1 Verpflegklasse. Ärzte: Direktor O. M. R. Dr. *Friedrich Utz*, Stellvertreter des Direktors, Oberarzt Dr. *Heinrich Lössl*; Oberärzte: Dr. *Hans Weinberger* und Dr. *Karl Steichele*, Anst.-Oberarzt auf Dienstvertrag: Dr. *Theodor Herzberg.* 52 Pflegerinnen, 19 Ordensschwestern, 75 Pfleger. Gegründet 1883 nach Altscherbitzer Muster als koloniale Anstalt mit besonderer Betonung der landwirtschaftlichen Beschäftigung der Kranken. Außenfürsorge, Beratungsstelle für psychisch und Nervenkranke. Geschlossene Anstalt.

Galkhausen bei **Langenfeld** (Rheinland)

Rheinische **Provinzial-**Anstalt. Ebst. Langenfeld (Rheinland).

126 ha. Zahl der Kranken am 1. 1. 1928: 195 m., 229 w., im Vorjahre Zahl der Zugänge 166 m., 150 w., Zahl der Abgänge 56 m., 83 w., darunter Todesfälle 19 m., 27 w. 1000 Plätze, 1 Verpflegklasse. Ärzte: Direktor Dr. *Georg Beyerhaus*; Oberärzte: Dr. *Eugen Förster*, Dr. *Arthur Schwan* und Dr. *Paul Drews*; Anstaltsarzt: Dr. *Richard Settels.* 17 Pfleger,

32 Pflegerinnen. Gegründet 1900 als koloniale Anstalt mit Pavillon und Offentürsystem. Außenfürsorge nach Gelsenkirchener System. Geschlossene Anstalt mit offener Abteilung. Seit 1923 ist die eine Hälfte der Anstalt Fürsorgeerziehungsanstalt für 400 schulpflichtige Knaben.

Gallneukirchen bei **Linz a. d. Donau** (Oberösterreich)

Abteilung für geisteskranke und nervenleidende Frauen im **Martinstift** der evangelischen Diakonissenanstalt Gallneukirchen.

Zahl der Kranken einschließlich Kinderabteilung u. offene Häuser f. Schwachsinnige am 1. 1. 1928: 37 m. 73 w., im Vorjahre Zahl der Zugänge 7 m., 22 w., Zahl der Abgänge 4 m., 19 w., darunter Todesfälle 3 m., 3 w. 122 Plätze, 2 Verpflegklassen. Vorsteher und Rektor der Diakonissenanstalt Pfarrer und Senior D. Friedrich Saul, Konrektor Prof. Brettl, Anstaltsarzt Dr. *Wilhelm Pokorny*. 6 Pflegeschwester n,5 Probeschwestern, 3 Pfleger. Gegründet 1877. Außenfürsorge durch Gemeindeschwestern. Geschlossene Anstalt mit offener Abteilung.

Gandersheim (Braunschweig)

Psychiatrische **Familienpension** Dr. F. Brunotte, Gandersheim a. Harz.

3 Plätze. 1 Pflegerin. Villa mit Park.

Gangelt (Kreis Geilenkirchen, Rheinprovinz)

Heil- und Pflegeanstalt **Maria-Hilf** für weibl. Schwachsinnige.

Am 1. 1. 1928: 351 Kranke, Zugänge 1927: 82, Abgänge: 21, darunter Todesfälle 2. 0,5 ha. 365 Plätze, 2 Verpflegklassen. Arzt: Dr. *Flohr*. 31 Schwestern. Eröffnet 1891.

Gemünden am Main (Unterfranken, Bayern)

St. Josephs-Haus, Bildungs- und Pflegeanstalt für Schwachsinnige.

170 Plätze. Arzt: Dr. *Herberich*. Eigentümer I. M. Herberich. Schwestern vom heiligen Erlöser in Würzburg. Eröffnet 1882.

Genf, Kanton Genf (Schweiz)

Asile **cantonal** de Bel-Air, Chêne, zugleich psychiatrische **Klinik.**

Bestand am 1. 1. 1928: 158 m., 230 w., Zugang 1927: 135 m., 131 w., Abgänge 137 m., 117 w., darunter Todesfälle 20 m., 19 w. 486 Plätze. 3 Verpflegklassen. Ärzte: Direktor Prof. Dr. *Charles Ladame*; Oberärzte: Dr. *Georges de Morsier*, Dr. *Jean Sebastian Cart*; Interne: Dr. *Ferdinand Morel*, *Dresse Irma Marton*. 46 Wärter, 53 Wärterinnen. Eröffnet 1900.

Gera (Thüringen)

Kreiskrankenhaus und **Sanatorium** des Landkreises Gera in Gera-Milbitz. Ebst. Gera, Hauptbahnhof.

4 ha. Im Sanatorium: Zahl der Kranken am 1. 1. 1928: 46 m., im Vorjahre Zahl der Zugänge 460 m., 12 w., Zahl der Abgänge 460 m., 12 w., darunter Todesfälle —. 50 Plätze, 3 Verpflegklassen. Arzt: Dr. med. *Tiling*, Facharzt für Nervenkrankheiten. 1 Stationsschwester mit Hilfskräften. Gegründet 1900. Offene Anstalt. Behandlung von Neurosen, Erschöpfungszuständen, leichten organischen Nervenleiden, keine Geistesstörungen.

Gernrode (Anhalt)

Sanatorium Dr. Facklams für Nervenkranke.

Leiter Dr. *Kaltenbach* in Gernrode.

Gießen (Hessen)

1. **Universitätsklinik** für nervöse und psychische Krankheiten. Gießen, Am Steg 18.

10 000 qm. Zahl der Kranken am 1. 1. 1928: 36 m., 31 w., im Vorjahre Zahl der Zugänge 660 m., 282 w., Zahl der Abgänge 662 m., 283 w., darunter Todesfälle 23 m., 11 w. 100 Plätze, 3 Verpflegklassen. Ärzte: Direktor Geh. Med.-Rat Prof. Dr. med. et phil. *Robert Sommer*, Oberarzt Privatdozent Dr. *Alfred Storch*; Assistenzärzte: Dr. *Franz Kapp*, Dr. *Josef Jacobi*, Dr. *Irmgard Guschnar*, Dr. *Alois Müller*, Dr. *Rudolf Rosner*. 26 Pfleger, 26 Pflegerinnen. Eröffnet 1896. Außenfürsorge durch die Hilfsvereine Hessens. Poliklinik. Geschlossene Anstalt mit offener Abteilung.

2. Hessische **Landes**heil- und Pflegeanstalt, Gießen, Licherstraße 106.

94 Morgen. Zahl der Kranken am 1. 1. 1928: 245 m., 218 w., im Vorjahre Zahl der Zugänge 126 m., 53 w., Zahl der Abgänge 130 m., 47 w., darunter Todesfälle 16 m., 9 w. 506 Plätze, 3 Verpflegklassen. Ärzte: Direktor Med.-Rat Dr. *Karl Oswald*; Oberärzte: Med.-Rat Dr. *Karl Scriba* und Med.-Rat Dr. *Clemens Frank*; Assistenzärzte: Dr. *Carl Cohnen*, Dr. *Hugo Sander*. 113 Pflegepersonal. Gründungsjahr 1905. Die Anstalt enthält ein festes Haus zur Verpflegung schwer zu verwahrender vorwiegend krimineller Geisteskranker mit antisozialen Tendenzen für den ganzen Volksstaat Hessen und eine offene Nervenheilstätte mit Beratungsstelle für Nervenkranke.

3. Hessische **Heilstätte** für Nervenkranke in Gießen, Licherstraße 106.

1830 qm. Zahl der Kranken am 1. 1. 1928: 27 m., 18 w., im Vorjahre Zahl der Zugänge 349 m., 162 w., Zahl der Abgänge 359 m., 158 w., darunter Todesfälle 1 m. 70 Plätze, 2 Verpflegklassen. Leiter Med.-Rat

Dr. *Wilhelm Bausch*, Assistenzarzt Dr. *Fritz Hoffmann*. 4 Pfleger, 2 Pflegerinnen. Eröffnet 1919. Offene Anstalt.

4. Oberhessische **Provinzial**-Pflege-Anstalt, Gießen.

18 Morgen. Zahl der Kranken am 1. 1. 1928: 125 m., 91 w., im Vorjahre Zahl der Zugänge 39 m., 23 w., Zahl der Abgänge 19 m., 24 w., darunter Todesfälle 9 m., 9 w. 300 Plätze, 2 Verpflegklassen. Direktor Georg Jung. Ordinierender Arzt: Dr. med. *Adolf Hofmann*. 2 Schwestern, 12 Pflegerinnen. Gegründet 1903. Offene Anstalt.

Gifhorn (Provinz Hannover)

Stift Isenwald. Heilstätte für alkoholkranke Männer.

10 ha. Zahl der Kranken am 1. 1. 1928: 20 m., im Vorjahre Zahl der Zugänge 42 m., Zahl der Abgänge 42 m., darunter Todesfälle —. 40 Plätze, 1 Verpflegklasse mit Zimmern 1. bis 3. Klasse. Anstaltsvorsteher Pastor Fiesel. Anstaltsarzt Dr. *Kurt Gerbracht* in Gifhorn. Die Pflege wird von den Hauseltern besorgt. Gegründet 1901 als Wohlfahrtsanstalt des Vereins für Trinkerrettung in Hannover, Schiffgraben 6. Offene Anstalt.

Gimel (Kanton Waadt, Schweiz)

Asile de la Rosière für chron. Geisteskranke.

Bestand am 1. 1. 1928: 90 m., 65 w., Zugänge 1927: 11 m., 18 w., Abgänge 6 m., 12 w., darunter Todesfälle 2 m., 9 w. 160 Plätze. 1 Verpflegklasse. Direktor: Prof. Dr. *H. Preisig*, Bois de Cery; Anstaltsarzt: Dr. *Ch. Müller*. Gegründet 1920. 9 Wärter, 7 Wärterinnen. Die Anstalt ist eine Dependance von Bois de Cery unter gleicher Direktion.

Bad Gleisweiler bei **Landau** (Pfalz)

Sanatorium für Nerven- und Stoffwechselkranke.

60 Morgen. Zahl der Zugänge im Jahre 1927: 372 m., 403 w., Zahl der Abgänge 372 m., 403 w., darunter Todesfälle —. 60 Plätze, 2 Verpflegklassen. Dirigierender Arzt: San.-Rat Dr. *Karl Hoenes*; 2. Arzt: Dr. *Fritz Eidt*. 2 Pflegepersonal. 1844 als Kaltwasserheilanstalt gegründet. Offene Anstalt.

Goddelau (Provinz Starkenburg, Hessen)

Hessische **Landes**-Heil- und Pflegeanstalt **„Philippshospital"** bei Goddelau. Ebst. Goddelau-Erfelden (Frankfurt-Mannheim). Staatl. Anstalt für Geisteskranke, Schwachsinnige, Epileptiker und Trunksüchtige.

80 ha. Zahl der Kranken am 1. 1. 1928: 580 m., 535 w., im Vorjahre Zahl der Zugänge 183 m., 180 w., Zahl der Abgänge 146 m., 181 w., darunter Todesfälle 44 m., 54 w. Zahl der Plätze 1100, 3 Verpflegklassen.

Ärzte: Direktor Dr. Hermann *Schneider*; Oberärzte: Med.-Rat Dr. *Adolf Lindenborn*, Med.-Rat Dr. *Josef Peters*, Med.-Rat Dr. *August Dannenberger*, Med.-Rat Dr. *Ernst Illert*; Anstaltsärzte: Med.-Rat Dr. *Otto Meyer*, Med.-Rat Dr. *Carl Kinsberger*; Assistenzärzte: Dr. *Friedrich Koch* und Dr. *Hans Lisch*. 152 Pfleger, 121 Schwestern. Gegründet 1533 von Landgraf Philipp dem Großmütigen, zuerst als Siechenhaus, dann Anstalt für Geisteskranke, im 18. und 19. Jahrhundert erweitert, von 1884 bis 1902 völlig neu gebaut. Familienpflege. Geschlossene Anstalt mit offener Abteilung.

Goldbach bei Küsnacht, Kanton Zürich

Kellersche Erziehungsanstalt für bildungsfähige weibl. Schwachsinnige.

Am 1. 1. 1928: 22 Kranke, Zugänge 1927: 2, Abgänge 5. 25 Plätze. 1 Verpflegklasse. Vorsteherin Frl. Caroline Brandenberger. 2 Lehrerinnen, 1 Pflegerin. Offene Anstalt, gegründet 1849.

Göppingen (Württemberg)

Privat-Heilanstalt **Christophsbad** für Nerven- und Gemütskranke. Ebst. Göppingen.

100 ha. Zahl der Kranken am 1. 1. 1928: 174 m., 202 w., im Vorjahre Zahl der Zugänge 143 m., 190 w., Zahl der Abgänge 114 m., 149 w., darunter Todesfälle 18 m., 95 w. 450 Plätze, 3 Verpflegklassen. Leitender Arzt: Dr. *F. Glatzel*; Oberarzt: Dr. *Karl John*; Ass. Ärzte: Dr. *Werner Liebendörfer*, Dr. *Lothar Gärtner* und Dr. *Hans Friese*. 1 Pflegeperson für 5—6 Patienten. 1852 gegründet von Med.-Rat Dr. *H. Landerer*.

Görden (Provinz Brandenburg)

Brandenburgische **Landes**anstalt. Ebst. Görden und Brandenburg a. d. H., Reichsbf.

176 ha. Zahl der Kranken am 1. 1. 1928: 581 m., 1272 w., im Vorjahre Zahl der Zugänge 397 m., 251 w., Zahl der Abgänge 286 m., 254 w., darunter Todesfälle 30 m., 64 w. 2159 Plätze, 4 Verpflegklassen. Ärzte: Direktor San.-Rat Dr. *Riebeth*; 1. Oberarzt: Dr. *Franz Viedenz*; Oberärzte: Dr. *Walter Spliedt*, Dr. *Walther Schulze*, Dr. *Alfons Michalke*, Dr. *Felix Großmann*, Dr. *Hans Hussels*, Dr. *Wilhelm Schott*, Dr. *Paul Honekamp*; Ass. Arzt: Dr. *Hans Hemstedt*. 143 Pfleger, 253 Pflegerinnen. Gegründet 1914. Geschlossene Anstalt.

Görlitz (Niederschlesien)

1. **Sanatorium Dr. Kahlbaum.** Offenes Kurhaus, Heilanstalt, ärztliches Pädagogium in Görlitz, Schillerstr. 14.

18 Morgen. Zahl der Kranken am 1. 1. 1928: 59 m., 34 w., im Vorjahre Zahl der Zugänge 110 m., 63 w., Zahl der Abgänge 103 m., 57 w.,

darunter Todesfälle 4 m. 130 Plätze, 2 Verpflegklassen. Ärzte: San.-Rat Dr. *Siegfried Kahlbaum*, Dr. *Josef Reis*, Dr. *Helmut Krauß*, Dr. *Hanna Irschick*. 42 Pfleger und Schwestern, 12 nebenamtlich wirkende Lehrer und Geistliche. 1855 von San.-Rat Dr. *Reimer* als Heilanstalt für Epileptiker gegründet, 1867 Übernahme der Anstalt durch Dr. *Karl Kahlbaum*, der es zu einem Universal-Nervensanatorium zur Behandlung und Pflege nervös und psychisch kranker Damen und Herren sowie Jugendlicher umwandelte. Geschlossene Anstalt mit offener Abteilung.

2. Geisteskrankenabteilung (Beobachtungsstation) im Städt. **Siechenhaus** Görlitz.

Zahl der Kranken am 1. 1. 1927: 2 m., 1 w., im Vorjahre Zahl der Zugänge 67 m., 40 w., Zahl der Abgänge 45 w., 41 w., darunter Todesfälle 2 m., 3 w. 8 Plätze, 1 Verpflegklasse. Arzt: Dr. med. *Gerhard Lisco*, Nervenarzt. 3 Schwestern. Gegründet 1872. Geschlossene Beobachtungsstation.

Göttingen (Hannover)

1. **Provinzial**-Heil- und Pflege-Anstalt und **Provinzial**-Verwahrungshaus für unsoziale Geisteskranke.

76 ha. Zahl der Kranken am 1. 1. 1928: 388 m., 222 w., im Vorjahre Zahl der Zugänge 204 m., 160 w., Zahl der Abgänge 177 m., 140 w., darunter Todesfälle 32 m., 34 w., 597 Plätze, 2 Verpflegklassen. Ärzte: Direktor Landesobermedizinalrat Geh. Med.-Rat Prof. Dr. *Ernst Schultze*; 1. Oberarzt: Landes-Med.-Rat Dr. *Paul Fröhlich*, Direktor des Verwahrungshauses; Oberärzte: Dr. *Rembert Richard*, Dr. *Ernst Maschmeyer*, Dr. *Karl Kahle*. 89 Pfleger, 38 Pflegerinnen. Gegründet 1866. Die Anstalt diente von Anfang an gleichzeitig dem psychiatrischen Unterricht. Außenfürsorge, Familienpflege. Geschlossene Anstalt mit offener Abteilung.

2. **Provinzial-Erziehungsheim** Göttingen der Provinzial-Verwaltung Hannover.

5 ha. Zahl der Insassen am 1. 1. 1928: 90 m., im Vorjahre Zahl der Zugänge 100 m., Zahl der Abgänge 100 m., darunter Todesfälle —. 95 Plätze, 1 Verpflegklasse. Direktor: Dr. med. *Rudolf Redepenning*. 1 Hausvater, 6 Abt.-Erzieher, 7 Erzieher, 1 Erziehungsgehilfe. 1912 gegründet für schwer erziehbare männliche schulentlassene Minderjährige, meist Psychopathen. Geschlossene Anstalt mit offener Abteilung.

Goslar (Provinz Hannover)

Sanatorium Theresienhof. Ebst. Goslar.

3 ha. Zahl der Kranken am 1. 1. 1928: 2 m., 14 w., im Vorjahre Zahl der Zugänge 46 m., 72 w., Zahl der Abgänge 46 m., 68 w., darunter Todesfälle —. 40 Plätze, 1 Verpflegklasse. Arzt: San.-Rat Dr. *Hugo Gellhorn*, Nervenarzt. 1 Schwester, 1 Masseur. Gegründet 1892. Offene Anstalt.

Graz (Steiermark, Österreich)

1. Neurologisch-psychiatrische Klinik der **Universität** Graz.

2431 qm. Zahl der Kranken am 1. 1. 1928: 77 m., 88 w., Zugänge im Vorjahr 1147 m., 824 w., Abgänge 1128 m., 825 w., darunter Todesfälle 37 m., 30 w. 180 Plätze, 3 Verpflegklassen. Ärzte: Dr. *Fritz Hartmann*, Vorstand der Nervenklinik, Primararzt d. Landesabteilung, ordentl. Univ. Professor Dr *Max de Crinis*, stellvertr. Vorstand u. Assistent der Klinik, a. o. Professor; Dr. *Eduard Phleps*, Oberarzt der landschaftlichen Abteilung, Dr. *Paul Ludewig*, Dr. *Ernst Hofmann*, Dr. *Karl Mayr*, Dr. *Willibald Lampar*, Leiter des diagnost. Ambulatoriums, Dr. *Alfred Kalmann*, Leiter des therapeutischen Ambulatoriums, Dr. *Margarethe Henter*, Dr. *Hans Koß*, Demonstrator der Univ. Nervenklinik, 1 Volontärmediziner, 4 Sekundarärzte, welche dreimonatlich wechseln. 15 Schwestern, 9 Pfleger, 23 Pflegerinnen. Gründungsjahr 1870. Zuerst als Lehrkanzel begründet mit Vorlesungen in der Landesirrenanstalt in Feldhof bei Graz. Dann 1874 Begründung einer Beobachtungsabteilung im Landeskrankenhause in Verbindung mit der Lehrkanzel. 1878 Schaffung einer offenen Nervenstation und Ambulanz. 1912 Neubau der vereinigten Universitäts-Nervenklinik und Abteilung. Vorstände: 1870—1872 Czermak, 1873 bis 1889 v. Krafft-Ebing, 1889—1893 Wagner von Jauregg, 1893—1905 Gabriel Anton, seit 1905 Fritz Hartmann. Ambulanz. Geschlossene Anstalt mit offener Abteilung.

2. **Landes**-Heil- und Pflegeanstalt für Geisteskranke. **Am Feldhof,** Post Graz.

50 ha. Zahl der Kranken am 1. 1. 1928: 603 m., 580 w., Zugänge im Vorjahr 560 m., 404 w., Abgänge 503 m., 350 w., darunter Todesfälle 92 m., 85 w. 1000 Plätze. 3 Verpflegklassen. Ärzte: Direktor Dr. *Otto Haßmann*; Abt.-Vorstände: Dr. *Bernhard Spitzmüller*, Dr. *Ludwig Maresch*, Dr. *Franz Sorger*; Abt.-Ärzte: Dr. *Hans Machan*, Dr. *Richard Weeber*, Dr. *Erich Morawek*, Dr. *Ernst Sorger*, Dr. *Hans Mayr*, Dr. *Anton Skosscheni*, Dr. *Richard Hussa*. 28 barmherzige Schwestern, 62 Pfleger, 134 Pflegerinnen. Gründungsjahr 1873. Richard Freiherr v. Krafft-Ebing (1873—1880) schrieb hier im Feldhof sein Lehrbuch der Psychiatrie. Geschlossene Anstalt.

Greiffenberg (Provinz Schlesien)

Sanatorium **Birkenhof** für Nerven- und innere Krankheiten bes. Stoffwechselkrankheiten.

Das Sanatorium ist seit Januar 1925 Eigentum der Reichsversicherungsanstalt, das ganze Jahr voll belegt, 145—150 Patienten, durchschnittlich $^2/_3$ Damen, $^1/_3$ Herren. Privatpatienten werden nicht aufgenommen. Chefarzt: Dr. *Diehl*; Oberärzte: Dr. *Georg Viktor*, Dr. *Rein*, Dr. *Werner Hüßlich*, Frl. Dr. *Flora Gottlieb*. 4 Schwestern. 1925 von der Reichsversicherung angekauft.

Greifswald (Provinz Pommern)

Psychiatrische und Nervenklinik der **Universität** Greifswald.

4 ha. Zahl der Kranken am 1. 1. 28: 61 m., 48 w., Zugänge im Vorjahr 558 m., 243 w., Abgänge 497 m., 195 w., darunter Todesfälle 13 m. 15 w. Höchstbelegungszahl 130. 3 Verpflegklassen. Ärzte: Direktor a. o. Professor Dr. *Edmund Forster*; Oberarzt: a. o. Professor Dr. *Hans Krisch*; Ass. Ärzte: Dr. *Konrad Zucker*, Dr. *Arnold Marienfeld*, Dr. *Julius Zádor*, Dr. *Ernst Neumann*, Dr. *Nikolaus Seebach*, Dr. *Erich Bergk*. 19 Pfleger, 3 Schwestern, 14 Pflegerinnen. Offene Anstalt. Beratungsstelle für psychisch und Nervenkranke.

Gremsdorf (Oberfranken, Bayern)

Wohltätigkeits- und Pflegeanstalt der Barmh. Brüder in Gremsdorf b. Höchstadt a. d. Aisch für Idioten, Epileptiker und sonst. männl. Pflegebedürftige.

Zirka 4 ha. Zahl der Kranken am 1. 1. 1928: 276, Zugänge im Vorjahr 48 m , Abgänge 41, darunter Todesfälle 27. 300 Plätze. 2 Verpflegklassen. Senft Anicet, Prior und Anstaltsvorstand; Ober-Med.-Rat Dr. *Richard Günther*, Anstaltsarzt. 25 Pflegebrüder. Gründungsjahr 1896. Geschlossene Anstalt mit offener Abt. (Privat).

Großhennnersdorf (Sachsen)

„Katharinenhof“, Landesanstalt für bildungsunfähige schwachsinnige Kinder.

58 ha. Am 1. 1. 1927: 129 Kn., 91 M., Zugänge im Vorjahr 47 Kn., 39 M., Abgänge 40 Kn., 21 M., darunter Todesfälle 10 Kn., 8 M. 1 Verpflegklasse. 225 Plätze. Direktor: Ober-Med.-Rat Dr. *Ewald Meltzer*. 12 Schwestern, 38 Wärterinnen, 2 Wärter. 1721 als Waisenhaus gegründet von Sophie v. Gersdorf, nach deren Mutter „Katharinenhof“ genannt. Später Herrnhuter Erziehungsanstalt, 1838 in Staatsbesitz übergegangen, erst Landeswaisenhaus, dann Korrektionsanstalt für Jugendliche, dann Erziehungsanstalt für schwachsinnige Knaben, 1909—1911 umgebaut zur Pfleganstalt für bildungsunfähige schwachsinnige Kinder. Familienpflege. Beratungsstelle für psychisch und Nervenkranke.

Großschweidnitz bei **Löbau** (Sachsen)

Staatliche Heil- und Pflegeanstalt. Ebst. Großschweidnitz.

160 ha. Zahl der Kranken am 1. 1. 1928: 345 m., 391 w. Zugänge im Vorjahr 197 m., 171 w. Abgänge 177 m., 150 w., darunter Todesfälle 29 m., 39 w. 734 Plätze. 3 Verpflegklassen. Ärzte: Direktor Geh. Med.-Rat Dr. *Curt Ackermann*, stellvertr. Dir. Reg.-Med.-Rat Dr. *Richard Spaar*, Reg.-Med.-Räte: Dr. *Otto Krekeler*, Dr. *Günther Langer*, Dr. *Timann*, 1 Hilfsarzt: Dr. *Franke*. 49 Pfleger, 52 Schwestern und Hilfspflegerinnen. Gründungsjahr 1902. Geschlossene Anstalt mit offn. Abteilung. Außenfürsorge. Familienpflege.

Grotenburg, Hiddesen bei Detmold

Teutoburgerwald-Sanatorium Grotenburg.

Zahl der Kranken am 1. 1. 1928: 3 m., 5 w., Zugänge im Vorjahr 112 m., 135 w., Abgänge 109 m., 130 w., darunter Todesfälle 1 m. 45 Plätze. 1 Verpflegklasse. Leiter Dr. med. *Manfred Fuhrmann.* 1 Schwester, 1 Bademeister, 1 Bademeisterin. 1907 gegründet. Offene Anstalt.

Grunbach bei Stuttgart (Württemberg)

Privat-Pflegeanstalt für weibl. Geisteskranke.

Eröffnet 1884. 1911: 10 Plätze. Arzt: Dr. *Köstlin* in Schorndorf.

Gschwendt bei Neuhofen (Oberösterreich)

Oberösterr. Landes-Irrenbewahranstalt. Ebst. Neuhofen a. d. Krems.

10 Joch. Zahl der Kranken am 1. 1. 1928: 15 m., 89 w., Zugänge im Vorjahr 3 m., 16 w., Abgänge 3 m., 8 w., darunter Todesfälle 3 m. 100 Plätze. 1 Verpflegklasse. Behandelnder Arzt: Dr. *Hessl* in Neuhofen. Die Anstalt steht unter Leitung des Direktors der Landes-Heil- und Pfleganstalt Niedernhart b. Linz: Dr. *Josef Böhm* und bekommt die Kranken über Niedernhart. 3 Pfleger, 8 Schwestern. Gründungsjahr 1894.

Guben (Brandenburg)

Naemi Wilkestift, Krankenhaus und ev.-luth. Diakonissen-Anstalt. Abteilung für weibl. Idioten und Schwachsinnige.

Bestand am 1. 1. 1928: 82, Zugänge 1927: 8, Abgänge 7. Ärzte: Chefarzt San.-Rat Dr. *Franz Ayrer*, Oberarzt Dr. *Ludwig Matties*; Ass.-Arzt Dr. *Bücher.* 4 Schwestern. Offene Anstalt.

Gugging bei Wien (Niederösterreich)

1. **N.-Ö. Landes-Irrenanstalt.** Ebst. Klosterneuburg-Kierling (Franz Josefsbahn).

Zahl der Kranken am 1. 1. 1928: 554 m., 504 w. Zugänge 1927: 361 m., 326 w., Abgänge 308 m., 301 w., darunter Todesfälle 41 m., 53 w. 950 Plätze. Verpflegklasse III. Ärzte: Direktor Reg.-Rat Dr. *Hans Schnopfhagen*; Primarärzte: Dr. *Hans Eglauer*, Dr. *Josef Gasser*, Dr. *Karl Seidl*, Dr. *Karl Krasser*, Dr. *Ludwig Küttel.* 72 männliche, 64 weibliche Pflegepersonen. Gegründet 1885. Erweiterungsbau 1895—96.

2. **N.-Ö. Landes**-Pflege- und Beschäftigungsanstalt für schwachsinnige Kinder als Anhang der n.-ö. Landesirrenanstalt Gugging.

Direktion gemeinsam mit der Landesirrenanstalt. Abteilungsvorstand: Primarius Dr. *Karl Seidl.* 28 Ordensschwestern, 18 Hausgehilfinnen. Zahl der Pfleglinge am 1. 1. 1928: 190 Knaben, 108 Mädchen, Zugänge

1927: 46 Knaben, 31 Mädchen, Abgänge 47 Knaben, 31 Mädchen, darunter Todesfälle 13 Knaben, 10 Mädchen. Eröffnung 1896.

Günzburg a. d. D. (Bayern)

Kreis-Heil- und Pflegeanstalt. Bahnstat. Günzburg a. d. D.

113 ha. Zahl der Kranken am 1. 1. 1928: 205 m., 225 w. Zugänge im Vorjahr: 76 m., 66 w., Abgänge 67 m., 65 w., darunter Todesfälle 7 m., 10 w. 460 Plätze. 2 Verpflegklassen. Ärzte: Direktor Ober-Med.-Rat Dr. *Edwin Harlander*; Oberärzte: Dr. *Gottfried Edenhofer*, Dr. *Albert Sighart*. 44 Pfleger, 46 Pflegerinnen. Gründungsjahr 1915. Geschlossene Anstalt. Beratungsstelle für psychisch und Nervenkranke.

Gütersloh (Westfalen)

Provinzial-Heilanstalt für Geisteskranke. Ebst. Gütersloh der Strecke Berlin—Köln.

Grundbesitz: ca. 179 ha. Zahl der Kranken am 1. 4. 1928: 388 m., 489 w., Zugänge im Vorjahr: 249 m., 207 w., Abgänge: 130 m., 154 w., darunter Todesfälle 34 m., 37 w. 1000 Plätze. Ausbau auf 1450 Plätze begonnen. Vorläufig eine, nach Ausbau zwei Pflegeklassen. Ärzte: Direktor Prov.-Ober-Med.-Rat Dr. *Hermann Simon*; Oberärzte: Prov.-Med.-Rat Dr. *Otto Kanis*; Assistenzärzte: Dr. *Helene Silberschmidt*, Dr. *Arno Klopfer*, Dr. *Wilhelm Kemper*. Pflegepersonal: 138. Eröffnet 1920. Ausgedehnte Beschäftigungsmöglichkeiten für alle Kranken. Planmäßige Heilerziehung. Geschlossene Anstalt.

Haar bei **München**

Oberbayrische Heil- und Pflegeanstalt. Ebst. Haar.

36 ha. Zahl der Kranken am 1. 1. 1927: 365 m., 437 w. und 47 geistig abnorme Kinder. Zugänge im Vorjahr: 147 m., 157 w. und 45 Kinder, Abgänge 118 m., 130 w. und 54 Kinder, darunter Todesfälle 43 m., 37 w. und 2 Kinder. 856 Plätze. 1 Verpflegklasse. Ärzte: Direktor Ober-Med.-Rat Dr. *Franz Blachian*; Oberärzte: Dr. *Karl Brandl*, Dr. *Moritz Schnidtmann*, Dr. *Paul Weber*; Hilfsärzte: Dr. *Friedrich Hölzel*, Dr. *Albert Rösch*. 75 Pfleger, 95 Pflegerinnen, 10 Ordensschwestern. Gründungsjahr 1912. Zur Entlastung der Anstalt Eglfing und in örtlichem Zusammenhang damit als erste in Bayern nach dem sog. Großpavillonsystem. Beratungsstelle für psychisch und Nervenkranke in München Bezirkswohlfahrtsamt IX.

Hadamar, Reg.-Bez. **Wiesbaden** (Prov. Hessen-Nassau)

1. **Landes**-Heil- und Erziehungsanstalt. Ebst. Hadamar.

14 ha. Zahl der Kranken am 1. 1. 1928: 66 m., 322 w., Zugänge im Vorjahr 60 m., 263 w., Abgänge 45 m., 216 w., darunter Todesfälle 3 m., 25 w. 281 Plätze. 1 Verpflegklasse. Ärzte: Direktor Dr. *Otto Henkel*; Oberarzt Dr. *Ernst Pöllmann*; Frl. Dr. *Angela Quademechels*, Ass.-Ärztin.

9 Pfleger, 25 Schwestern. Die Anstalt wurde 1883 zur Unterbringung von Korrigenden eröffnet, ab 1906 Landespflegeanstalt, ab 1920 Landes-Heil- und Erziehungsanstalt. In Familienpflege ungefähr 131 Kranke. Beratungsstelle für minderbemittelte Nerven- und Gemütskranke. Geschlossene Anstalt mit 2 offenen Abteilungen.

2. **St. Josef**-Anstalt für männl. Geisteskranke, Geistesschwache und Epileptiker.

Eigentum der Caritasvereinigung Montabaur, Hospitalstr. 1911: 154 Kranke.

Haina (Kloster), Reg.-Bez. **Kassel** (Prov. Hessen-Nassau)

Landeshospital, Provinzial-Heil- und Pflegeanstalt für geisteskranke Männer. Ebst. Gemünden (Wohra).

Anstalt 16 ha, Gut 386 ha, Forsten 6548 ha. Zahl der Kranken am 1. 1. 1928: 740 m., am 1. 10. 1928: 794 m. Zugänge im Vorjahr 130, Abgänge 134, darunter Todesfälle 55. 829 Plätze. 2 Verpflegklassen. Ärzte: Direktor Landes-Ober-Med.-Rat Dr. *Karl Wickel*; I. Oberarzt: Landes-Med.-Rat und Stellvertreter d. Direktors: Dr. *Theodor Malcus*; Oberarzt: Dr. *Karl Gotthold*; Assistenz-Ärzte: Dr. *Paul Schulze*, Dr. *Johann Bracker*. 3 Oberpfleger, 62 Pfleger, 14 Hilfspfleger und 15 Lernpfleger. Gegründet als Zisterzienser-Kloster 1221. Von Philipp dem Großmütigen, Landgraf von Hessen, 1527 in ein Hospital umgewandelt, 1530 mit Kranken belegt. Von Anfang an Geisteskranke aufgenommen. Ärzte und Chirurgen kamen zunächst von auswärts. Seit 1703 Chirurg in Haina, seit 1821 Arzt. Seit 1891 ärztlicher Direktor. Geschlossene Anstalt. Familienpflege. Beratungsstellen für psychisch und Nerven-Kranke.

Hall (Tirol)

Landes-Heil- und Pflegeanstalt. Ebst. Hall.

4853 ha. Zahl der Kranken am 1. 1. 1928: 249 m., 212 w., Zugänge im Vorjahr 192 m., 150 w., Abgänge 195 m., 132 w. 490 Plätze. 3 Verpflegklassen. Ärzte: Leit. Primararzt: Dr. *Ernst von Klebelsberg*; Abteilungsärzte: Dr. *Ludwig von Schmuck*, Dr. *Adelheid Schuster*. 80 Pflegepersonal. Gründungsjahr 1830. Geschlossene Anstalt mit offenen Abteilungen. 1929 Eröffnung eines Sanatoriums für Nervenkranke und Erholungsbedürftige mit Ausschluß von Geistes- und Infektionskrankheiten. 32 Plätze. Eine Verpflegklasse. Leitender Arzt: Dr. *Ernst von Klebelsberg*.

(Schwäbisch-)**Hall** (Württemberg)

Diakonissenanstalt, Schwäbisch-Hall, Abt. Pflegeanstalt für Schwachsinnige (Nichtbildungsfähige). Bst. Schwäbisch-Hall.

Zahl der Kranken am 1. 1. 1928: 43 Knaben (bis zum 14. Lebensjahr), 465 w., Zugänge im Vorjahr 17 Knaben, 99 w., Abgänge 17 Knaben, 93 w., darunter Todesfälle 4 m., 75 w. 510 Plätze. 1 Verpflegklasse, für

Private 3. Pfarrer Gottlob Weißer, Leiter der Anstalt; Dr. *Karl Elsaesser*, leitender Arzt, 1 Med.-Praktikant. 33 Diakonissen, 11 Pflegerinnen, 3 Nachtwachen. Gründungsjahr 1900, seit 1912 Neubau. Geschlossene Anstalt.

Halle a. d. Saale (Prov. Sachsen)

Psychiatrische und Nervenklinik der **Universität** Halle.

16 Morgen. Zahl der Kranken am 1. 1. 1927: 75 m., 55 w., Zugänge im Vorjahr 683 m., 371 w., Abgänge 670 m., 358 w., darunter Todesfälle 21 m., 14 w. 150 Plätze. 3 Verpflegklassen. Ärzte: Direktor Prof. Dr. *Alfred Hauptmann*, ordentl. Professor für Psychiatrie und Neurologie, Oberarzt: a.-o. Prof. Dr. *Karl Pönitz*; Planmäßige Assistenten: Dr. *Alfred Gallinek*, Dr. *Franz Stockert*, Dr. *Ernst Röhrs*, Dr. *Hildegard Wolter*. 31 Pfleger, 28 Pflegerinnen, davon 3 Schwestern. Gründungsjahr 1891. Als Klinik für Geistes- und Nervenkrankheiten im Pavillonsystem von Hitzig erbaut und geleitet. Weitere Direktoren: Ziehen, Wernicke, Anton. Geschlossene Anstalt mit offn. Abteilung. Poliklinik für Geistes- und Nervenkranke im Hause und Beratungsstelle für schwer erziehbare Kinder.

Hamburg (Freie Stadt Hamburg)

1. **Staatskrankenanstalt Friedrichsberg**, Hamburg, **Universitätsklinik.**

24,6 ha. Zahl der Kranken am 1. 1. 1928: 916 m., 916 w., im Vorjahre Zahl der Zugänge 1230 m., 893 w., Zahl der Abgänge 1275 m., 943 w., darunter Todesfälle 168 m., 188 w. 1902 Plätze, 4 Verpflegklassen. Ärzte: Direktor Prof. Dr. *W. Weygandt*; Leitende Oberärzte: Prof. Dr. *Eduard von Grabe*, Prof. Dr. *Ernst Rittershaus*, Prof. Dr. *Friedrich Meggendorfer*, Prosektor Prof. Dr. *Alfons Jakob*; Abteilungsärzte: Dr. *Georg Glüh*, Privatdozent Dr. *Hermann Josephy*, Dr. *Albrecht Langelüddeke*, Dr. *Walter Kirschbaum*;, Dr. *Ernst Bischoff*; Leitender Oberarzt für Serologie: Prof. Dr. *Viktor Kafka*; Zahnarzt: Privatdozent Dr. *Alfred Rohrer* (halbamtlich); Assistenzärzte: Dr. *Carl Stender*, Dr. *Hans Löffler*, Dr. *Hans Kreuzer*, Dr. *Kurt Samson* (für Serologie), Dr. *Alexander Schindler*, Dr. *Max Hetzer*, Dr. *Carl Riebeling*, Dr. *Ludwig Guttmann*, Dr. *Goerg Ossenkopp*, Dr. *Gerhard Giehm*, Dr. *Wilhelm Lange*, Dr. *Carl Balthasar*, Dr. *Alfred Leu*. 573 Pflegepersonen, 39 Schwestern. Gegründet 1864 und zwar nach den Plänen von Ludwig Meyer als erste No-Restraint-Anstalt in Deutschland. 1911—1914 Umbau mit Reorganisation. 1918 Einrichtung offener Abteilungen für Nervenkranke und einer Beobachtungsstation für Jugendliche, 1919 Universitätsklinik. Die Anstalt enthält Laboratorien und Sammlungen für normale, pathologische und vergleichende Anatomie und Histologie des Zentralnervensystems, für Serologie und Bakteriologie, für experimentelle Psychologie, für Genealogie und Erblichkeitsforschung, für Photographie, Mikrophotographie und Röntgenologie. Bibliothek ca. 10 000 Bände. Klinische Sammlungen; über 10 000 Diapositive, Sammlung psychopathologischer Kunsterzeugnisse, Sammlung betr. Geschichte des Irrenwesens. 60 Räume für wissenschaftliche Zwecke.

Außenfürsorge durch Krankenhausfürsorge des Roten Kreuzes und Poliklinik. Geschlossene Anstalt mit offenen Abteilungen.

2. Psychiatrische **Beobachtungsabteilung** im **Hafenkrankenhaus.**

Zahl der Kranken am 1. 1. 1928: —, im Vorjahre Zahl der Zugänge wegen Geistesstörung 233 m., 107 w., wegen Selbstmordversuchs 108 m., 51 w. Von den Zugeführten wurden 131 m. und 64 w. in die Staatsirrenanstalt verlegt, die anderen wurden entlassen. Es starben infolge Selbstmordversuches 6 m., 3 w. 40 Plätze. 1 Verpflegklasse. Ärzte: Leitender Arzt des Hafenkrankenhauses Oberarzt Dr. *Rothfuchs*; Facharzt für Nervenkrankheiten und Leiter der Beobachtungsabteilung Dr. *Alfred Böttcher.* 5 Pfleger, 5 Pflegerinnen. Gegründet 1900, später mehrfach erweitert. Geschlossene Abteilung. Das Hafenkrankenhaus ist vorwiegend Not- und Unfallkrankenhaus mit 330 Betten. Die psychiatrische Abteilung ist mit der Abteilung für Polizei- und Strafgefangene vereinigt.

3. **Staatskrankenanstalt Langenhorn,** Hamburg-Langenhorn.

115 ha. Zahl der Kranken am 1. 1. 1928: 902 m., 879 w., Zugänge im Vorjahre 180 m., 112 w., Abgänge 123 m., 55 w., darunter Todesfälle 28 m., 24 w. 2170 Plätze. Eine Verpflegklasse. Direktion: Ärztlicher Direktor Professor Dr. *Schäfer*; Verwaltungsdirektor R. Birkenstock; leitender Oberarzt: Dr. *Heinrich Körtke*, Oberarzt Dr. *Max Sierau*; Abteilungsärzte: Dr. *Richard Zimmermann*, Dr. *Ernst Lüdemann*, Dr. *Wigand Quickert*, Dr. *Adolf Schlippe*, Dr. *Martin Lua*, Dr. *Otto Kankeleit*, Dr. *Alfred Saupe*; Ass.-Ärzte: Dr. *Carl Colpe*, Dr. *Erwin Nippert*, Dr. *Günther Helms.* 490 Pflegepersonal und 1 Schwester. Eröffnet 1892 als landwirtschaftliche Kolonie. Seit 1898 selbständige Anstalt für alle Arten von Geisteskranken: 2 Bewahrungs- (gesicherte) Häuser für gemeingefährliche Kranke mit zusammen 150 Betten. Geschlossene Anstalt. In Langenhorn ist eine innere Abteilung (Lungenabteilung) mit 324 Betten, die in der oben angegegebenen Gesamtzahl mit enthalten sind, in 5 Häusern untergebracht, deren ärztliche Versorgung durch einen leitenden Arzt und 4 Assistenten geschieht.

4. **Alsterdorfer** Anstalten, Erziehungs- und Pflegeanstalt für Schwachsinnige und Epileptische, Anstalt der **innern Mission.**

14 ha, dazu 243 ha Gut Stogen, Kreis Stormarn. Zahl der Kranken am 1. 1. 1928: 549 m., 473 w., Zugänge im Vorjahr 89 m., 66 w., Abgänge 63 m., 61 w., darunter Todesfälle 25 m., 30 w. 1100 Plätze. 2 Verpflegklassen. Direktor: Pastor Paul Stritter; Oberarzt: San.-Rat Dr. *Walther Fischer*; 2. Arzt: Dr. *Peter Clemens*; 3. Arzt: Dr. *Gerhard Kreyenberg.* 33 Pfleger, 40 Pflegerinnen. 1863 von Pastor D. Dr. Sengelmann gegründet. Offene Anstalt.

5. **„Eichenhain“, Privatklinik** für Nerven- und Gemütskranke v. Dr. Arnold Lienau, Eichenstr. 34. Hamburg-Eimsbüttel.

1 ha. Zahl der Kranken am 1. 1. 1927: 4 m., 15 w., Zugänge im Vorjahr 22 m., 39 w., Abgänge 22 m., 30 w., darunter Todesfälle 3 w. 28 Plätze.

1 Verpflegklasse. Arzt: Dr. *Arnold Lienau.* 15 Pflegepersonen. Gründungsjahr 1901. Geschlossene Anstalt mit offener Abteilung. Familienpflege.

Hardt (Reg.-Bez. Düsseldorf, Rheinprovinz)

St. Josephshaus des Caritasvereins Köln-Nippes, Bildungs- und Pflegeanstalt für epileptische und schwachsinnige Knaben.

1911: 140 Knaben. Arzt: Dr. *R. Schmitz* in Viersen.

Hartheck bei **Gaschwitz** (Leipzig, Sachsen)

Privat-Heilanstalt für Nerven- und Gemütskranke.

Zahl der Kranken am 1. 1. 1928: 10 m., 13 w., Zugang im Jahr 1928: 47 m., 35 w., Abgang: 47 m., 19 w., darunter Todesfälle 3 m., 2 w. 48 Plätze. 1 Verpflegklasse. Ärzte: Dr. *Wilhelm Sernau*, leitender Arzt; Dr. *Alexander Mette*, Assistenzarzt. 2 Schwestern, 11 Pflegerinnen, 2 Pfleger. Geschlossene Anstalt mit offner Abteilung. Gegründet 1894.

Hartheim bei **Linz** (Oberösterreich)

Idioten- und Kretinenanstalt d. **Wohltätigkeitsvereins** in Linz.

Bestand am 1. 1. 1928: 70 m., 67 w., Zugänge 1927: 10 m., 7 w., Abgänge 8 m., 11 w., darunter Todesfälle 8 m., 9 w. 140 Plätze. 1 Verpflegklasse. Dir. Karl Mittermeyer, Arzt: Dr. *M. Uhlik.* 14 Schwestern. Offene Anstalt, gegründet 1898.

Hasserode bei **Wernigerode** (Prov. Sachsen)

Private Erziehungsanstalt für schwache und blödsinnige Mädchen **„zum guten Hirten“.** Ebst. Wernigerode.

3071 qm. Zahl der Kranken am 1. 1. 1928: 50 w., Zugänge 1927: 4, Abgänge 2, darunter Todesfälle 1. 55 Plätze. 1 Verpflegklasse. Anstaltsarzt: Dr. *Robert Herr.* 5 Diakonissen. Gründungsjahr 1861. Geschlossene Anstalt.

Hedemünden a. d. Werra (Prov. Hannover)

Sanatorium Hedemünden in Oberode b. Hedemünden. Ebst. Hedemünden.

11 ha. Zahl der Kranken am 1. 1. 1928: 15 m., 13 w., Zugänge 46 m., 68 w., Abgänge 43 m., 65 w. 29 Plätze. 1 Verpflegklasse. Arzt und Besitzer: Prof. Dr. *Fritz Eichelberg.* 4 Pflegepersonen. Gründungsjahr 1904. Offene Anstalt.

Heggbach (Oberamt Biberach, Württemberg)

Pflege- und Bewahranstalt. Station Maserheim.

10 württ. Morgen. Zahl der Kranken am 1. 1. 1928: 115 m., 166 w.,

Zugänge im Vorjahr 17 m., 28 w., Abgänge 16 m., 26 w., darunter Todesfälle 12 m., 23 w. 295 Plätze. 2 Verpflegklassen. Anstaltsarzt: Dr. *Ehmann*; Verwaltung: Congregation der barmherzigen Schwestern von Reute, O. A. Waldsee. 50 Schwestern, 2 Pfleger. Gründungsjahr 1887. Geschlossene Anstalt.

Heidelberg (Baden)

Psychiatrisch-Neurologische **Klinik** der **Universität** Heidelberg.

Zahl der Kranken am 1. 1. 1927: 73 m., 69 w., Zugänge im Vorjahr: 828 m., 592 w., Abgänge 935 m., 594 w., darunter Todesfälle 29 m., 21 w. 144 Plätze. 3 Verpflegklassen. Ärzte: Direktor Prof. Dr. *Carl Wilmanns*; Oberärzte: Prof. Dr. *Hans Gruhle*, Privatdozent Dr. *Willi Mayer-Groß*; Assistenten: Privatdozent Dr. *Kurt Beringer*, Dr. *Hans Bürger*, Dr. *Walther Heinichen*, Dr. *Emilie Tietz*, dazu wechselnde Volontäre und Praktikanten. Leiter der Poliklinik: Prof. Dr. *August Homburger*, Leiter des anatomischen Laboratoriums: Prof. Dr. *Gabriel Steiner*. 16 weltliche Pfleger, 42 Ordensschwestern. Gründungsjahr 1878. Beratungsstelle für psychisch und nervöse Kranke (Poliklinik). Geschlossene Anstalt.

Heidesheim (Hessen)

Provinzial-Anstalt für körperlich oder geistig Sieche.

Bestand am 1. 1. 1928: 135 m., 96 w., Zugänge 1927: 20 m., 18 w., Abgänge 15 m., 13 w., darunter Todesfälle 11 m., 9 w. 300 Plätze. 1 Verpflegklasse. Verwaltungsdirektor Wilh. Kloß. Anstaltsarzt: Dr. *Otto Ebner*. 12 Pflegepersonen. Eröffnet 1893. 1921: 320 Betten. Es finden Geisteskranke Aufnahme, die nicht unbedingt der Einrichtungen einer Heil- und Pflegeanstalt bedürfen. Geschlossene Anstalt, gegründet 1893.

Heidhausen a. d. Ruhr (Rheinprovinz)

St. Kamillushaus, Heilstätte für Alkohol- und Nervenkranke. Ebst. Werden a. d. Ruhr.

70 Morgen. Zahl der Kranken am 1. 1. 1928: 84 m., Zugänge 1927: 254, Abgänge 258. 100 Plätze. 2 Verpflegklassen. Arzt: Dr. med. *Spelten*; Leiter: Pater Präfekt Leuwer. 12 Ordensbrüder. Gegründet 1901 von der kath. Ordensgenossenschaft der Kamillianer, als erste kath. Heilstätte f. alkoholkranke Männer. Offene Anstalt.

Heilbrunn (Oberbayern)

Sanatorium Feldhäuslhof in Bad Heilbrunn, Isertal.

25 ha. 16 Plätze. 1 Verpflegklasse. Besitzer und Leiter: Dr. *Joh. Marcinowsky*. 1 Schwester. Gründungsjahr 1919. Offene Anstalt.

Heppenheim a. d. B. (Hessen)

Landes-Heil- und Pflegeanstalt Heppenheim an der Bergstraße. Ebst. Heppenheim.

19,25 ha. Zahl der Kranken am 1. 1. 1928: 181 m., 195 w., Zugänge im Vorjahr: 65 m., 68 w., Abgänge 74 m., 68 w., darunter Todesfälle 17 m., 11 w. 400 Plätze. 3 Verpflegklassen. Ärzte: Direktor: Med.-Rat Prof. Dr. *Adolf Dannemann*, Referent f. Psychiatrie im Min. d. Innern; Oberärzte: Med.-Rat Dr. *August Werner*, Med.-Rat Dr. *Wilhelm Schmeel*; Ass.-Ärzte: Dr. *Max Steinreich*, Dr. *Franz Faust*. 46 Pfleger, 49 Pflegerinnen. Gründungsjahr 1866. Von Heppenheim ging vor 50 Jahren unter Direktor Georg Ludwig die Hilfsvereinsbewegung aus. Außenfürsorge, Familienpflege, Beratungsstelle für psychisch und Nervenkranke. Geschlossene Anstalt. Der Anstalt ist auch eine Beratungsstelle für Tuberkulöse und für Geschlechtskranke angegliedert.

Herborn (Dillkreis, Prov. Hessen-Nassau)

Landes-Heilanstalt.

140 ha. Zahl der Kranken am 1. 1. 1927: 385 m., 410 w., Zugänge im Vorjahr 291 m., 94 w., Abgänge 246 m., 112 w., darunter Todesfälle 21 m., 30 w. 830 Plätze. 3 Verpflegklassen. Ärzte: Direktor San.-Rat Dr. *Richard Snell*; Oberärzte: Dr. *Ernst Schneider*, Dr. *Werner Becker*; San.-Rat Dr. *Bernhard Risch*, Dr. *William Altvater*, Dr. *Ernst Bindseil*. 57 Pfleger, 70 Pflegerinnen. Gründungsjahr 1911. Außenfürsorge, Familienpflege. Beratungsstelle f. psych. u. Nervenkranke. Geschlossene Anstalt mit offener Abteilung.

Herford (Provinz Westfalen)

Elim, Heilstätte und Abstinenzschule für Alkoholkranke.

3,91 ha. Zahl der Kranken am 1. 1. 1928: 2 m., Zugänge 1927: 7 m., 2 w., Abgänge 6 m., 2 w. 15 Plätze. 1 Verpflegklasse. Leitung: E. Wetters Witwe, Oskar Nielsen; Arzt: San.-Rat Dr. med. *E. Hentschel*, Herford. 2 Pfleger. 1899 gegründet. Offene Anstalt.

Herisau (Kanton Appenzell-A. Rh.)

Kant. Heil- und Pflegeanstalt.

50—60 Jucharten. Zahl der Kranken am 1. 1. 1928: 164 m., 161 w., Zugänge 1927: 67 m., 72 w., Abgänge 65 m., 59, w. darunter Todesfälle 5 m., 10 w. 350 Plätze. 3 Verpflegklassen. Direktor Dr. *Otto Hinrichsen*; Assistenzarzt: Dr. *Otto Hausherr*. 1 Volontärarzt. 57 Pflegepersonen. 1908 eröffnet. Geschlossene Anstalt. Beratungsstelle f. psychisch und Nervenkranke.

Herrnprotsch bei **Breslau** (Schlesien)

Pflegeanstalt der Stadt Breslau.

Oberarzt Dr. *Pawel*.

Herten (Baden)

St. Josephsanstalt für Schwachsinnige, Epileptiker und Idioten. Eigentum e. kath. Vereins. Eröffnet 1879.

1911: 455 Plätze.

Herxheim bei **Landau** (Pfalz, Bayern)

Pflegeanstalt **St. Paulusstift** für weibliche Kranke.

1600 qm. Am 1. 1. 1928: 1 m., 161 w., Zugänge 1927: 44 w., Abgänge 40 w., darunter Todesfälle 24 w. 170 Plätze. 1 Verpflegklasse. Leitung: Kongregation der Schwestern v. hl. Paulus; Anstaltsarzt: Dr. *Otto Wieser*. 40 Schwestern. 1896 gegründet. Es werden weibliche Kranke verpflegt mit geistigen oder körperlichen Gebrechen, wie Schwachsinnige, Fallsüchtige, Idioten, Blinde, Taubstumme sowie sittlich oder religiös gefährdete Personen, bes. jugendlichen Alters. Geschlossene Anstalt.

Herzogenbuchsee (Kanton Bern)

Privat-Heilanstalt für Trinkerinnen im **Wysshölzli.**

23 Plätze. Hausarzt Dr. *Marti*. Leitung Oberschwester Lydia Grunder. 4 Schwestern. Offene Anstalt. Gegründet 1891.

Heudorf (O.-A. Riedlingen, Württemberg)

St. Oswaldipflege, Private Anstalt für geistesschwache bildungsfähige Kinder bis zu 15 Jahren. Bahnstation Riedlingen.

20 ha. Zahl der Kinder am 1. 1. 1928: 75 m., 57 w. Zugänge 1927: 19 m., 18 w. Abgänge 20 m., 14 w., darunter Todesfälle 1 m., 2 w. Plätze für 80 Knaben u. 60 Mädchen. 1 Verpflegklasse. Anstaltsvorstand: Inspektor Aierle. Hausarzt: Dr. med. *Willy Missmahl*, Riedlingen. 7 Lehrschwestern u. 18 Pflegeschwestern. Gründungsjahr 1867. Die Anstalt war bis Mai 1921 in den dem Fürsten v. Thurn und Taxis gehörigen Klostergebäuden Neresheim Wttbg. untergebracht. Bis Frühjahr 1929 kann der Neubau in Rosenharz O.-A. Ravensburg bezogen werden. Geschlossene Anstalt.

Hildburghausen (Thüringen)

Thüringische **Landes**-Heil- und Pflegeanstalt.

93 ha. Zahl der Kranken am 1. 1. 1928: 347 m., 432 w., Zugänge im Vorjahr 179 m., 167 w., Abgänge 142 m., 111 w., darunter Todesfälle 19 m., 25 w. 850 Plätze. 2 Verpflegklassen. Ärzte: Dir. Obermed.-Rat Dr. *Alfred Büchner*, stellvertr. Dir. Med.-Rat Dr. *Amandus Menche*; Med.-Räte Dr. *Ernst Müller*, Dr. *Richard Greiner*; Ass.-Arzt: Dr. *Hans Seubers*. 84 Pfleger, 98 Pflegerinnen. Gründungsjahr 1866. Familienpflege. Geschlossene Anstalt mit offenen Abteilungen.

Hildesheim (Prov. Hannover)

Provinzial-Heil- und Pflegeanstalt. Ebst. Hildesheim.

794 ha. Zahl der Kranken am 1. 1. 1928: 543 m., 423 w., Zugänge 1927: 275 m., 245 w., Abgänge 237 m., 240 w., darunter Todesfälle 60 m., 41 w. 993 Plätze. 2 Verpflegklassen. Ärzte: Dr. *Otto Mönkemöller*, Landes-

Ober-Med.-Rat u. Direktor, Dr. *Karl Rapmund*, Landesmed.-Rat, stellvertr. Dir.; Oberärzte: Dr. *Felix Stüber*, Dr. *Friedrich Hellwig*, Dr. *Friedrich Harries*; Hilfsärzte: Dr. *August Jacobi*, Dr. *Hugo Reith*, Dr. *Bernhard Jutz*. 85 Pfleger, 57 Pflegerinnen. Gründungsjahr 1827. Außenfürsorge. Geschlossene Anstalt.

Himmelsthür bei **Hildesheim** (Prov. Hannover)

Elisenheim. Frauenheim für nervöse und trunksüchtige Damen. Eröffnet 1897.

1911: 20 Plätze. Arzt: Dr. *P. Lindemann*, Hildesheim.

Hirsau (Württemberg)

Privatsanatorium für Nervenkranke. Dr. Karl Römer.

Hochweitzschen bei **Westewitz a. d. Mulde** (Sachsen)

Sächs. **Landes**heilanstalt für Epileptische. Ebst. Westewitz-Hochweitzschen.

110 ha. Zahl der Kranken am 1. 1. 1927: 373 m., 446 w., Zugänge im Vorjahr 43 m., 37 w., Abgänge 35 m., 36 w., darunter Todesfälle 6 m., 16 w., 822 Plätze. 2 Verpflegklassen. Ärzte: Oberregierungs-Med.-Rat Dir. Dr. *Lothar Stemmler*, stellv. Dir. Oberregierungs-Med.-Rat Dr. *Max Liebers*, Reg-Med.-Räte: Dr. *Hugo Wolf*, Dr. *Wolfgang Küffner*, Dr. *Johannes Werner*, Hilfsarzt Dr. *Farstl*. 59 Pfleger, 45 Schwestern, 58 weibl. Hilfspersonal. Gründungsjahr 1874. Als Irrensiechenanstalt errichtet, seit 1889 Epileptikeranstalt, seit 1902 unter ärztlicher Leitung. Die Anstalt besitzt eine Schule für epileptische Kinder.

Hofheim i. Taunus (Prov. Hessen-Nassau)

Sanatorium für Nervenkranke. Ebst. Hofheim

2 Morgen. Zahl der Kranken am 1. 1. 1928: 30 beiderlei Geschlechts. 40 Zimmer nur I. Klasse. Arzt u. Bes.: San.-Rat Dr. *Max Schulze-Kahleyss*. 1 Oberin und Privatschwestern. Gründungsjahr 1896. Grundsätzlich nur offene Anstalt.

Hohe Mark i. T. (bei Oberursel, Provinz Hessen Nassau)

Frankfurter **Kuranstalt.** Ebst. Oberursel i. T.

125 000 qm. Zahl der Kranken am 1. 1. 1928: 20 m., 17 w., Zugänge im Vorjahr 75 m., 68 w., Abgänge 70 m., 67 w., darunter Todesfälle 10 m., 7 w. Ca. 60 Plätze. 1 Verpflegklasse. Direktor Dr. med. *Fritz Kalberlah*, Oberarzt Dr. *Willy Gail*. 2 Pfleger, 7 Schwestern. Gründungsjahr 1902. Offene und geschlossene Abteilungen.

Hohenasperg (Württemberg)

Irrenabteilung für Strafgefangene auf Hohenasperg. (Abt. der Landesstrafanstalt Ludwigsburg).

Am 1. 1. 1928: 18 m., Zugänge im Vorjahr 31, Abgänge 32, Todesfälle —. 40 Plätze. 1 Verpflegklasse. Ärztl. Leiter der Irrenabt.: Med.-Rat Dr. *Wilhelm Staiger*. 6 Wärter, 1 Wachtmeister, 1 Strafanstalts-Kommissar. Gründungsjahr 1905. Geschlossene Anstalt.

Hohenegg in **Meilen** bei **Zürich** (Schweiz)

Nervenheilanstalt. Ebst. Meilen.

30 ha. Zahl der Kranken am 1. 1. 1928: — m., 159 w., Zugänge im Vorjahr 5 m.,. 276 w., Abgänge 5 m., 270 w., darunter Todesfälle — m,. 12 w. 170 Plätze. 3 Verpflegklassen. Ärzte: Leit. Arzt Dr. *Max Kesselring*, Dr. *Margarete Müller*, 1 Ass. Arzt. 35 Schwestern. Gründungsjahr 1902. Gemeinnützige Anstalt. Es werden nur ruhige Kranke aufgenommen. Familienpflege.

Hohenrain (Kanton Luzern, Schweiz)

Kant. Anstalt für Schwachbegabte.

Bestand am 1. 1. 1928: 66 m., 57 w., Zugänge im Vorjahr 14 m., 15 w., Abgänge 12 m., 12 w. 123 Plätze. 1 Verpflegklasse. Direktor H. Bösch. 13 Lehrer und Schwestern. Gründungsjahr 1906. Geschlossene Anstalt.

Holzhausen (Oberbayern)

Magnusheim. Anstalt für geistesschwache bildungsfähige Mädchen. Ebst. Igling.

200 Tagwerk. Am 1. 1. 1928: 210 Mädchen, Zugänge 1927: 30, Abgänge 23, darunter Todesfälle 2. 215 Plätze. 1 Verpflegklasse. Direktor Dr. phil. *Anton Luible*; Anstaltsarzt: Dr. *Georg Mayr*. 32 Schwestern. 1910 erbaut. Offene Anstalt.

Holzkamp bei **Delmenhorst** (Oldenburg)

Privat-Irrenanstalt in Ganderkese.

Hombrechtikon (Kanton Zürich)

Privatanstalt für ruhige Gemütskranke v. Heusser-Letsch.

1901 gegründet. 30 Plätze. Bestand am 1. 1. 1928: 22, Zugänge 4. Abgänge —. Arzt: Dr. *Pfisterer*. 5 Pflegedienste.

Schloß **Hornegg a.** N. (Württemberg)

Kuranstalt für innere und Nervenkranke. Ebst. Gundelsheim a. N.

120 ha. Zahl der Kranken am 1. 1. 1927: 4 m., 9 w., Zugänge im Vorjahr 483 m., 399 w., Abgänge 470 m., 399 w., darunter Todesfälle 5 m., 1 w. 120 Plätze. 1 Verpflegklasse. Chefarzt Geh. Hofrat Dr. *Ludwig Roemheld*; Oberarzt: Dr. *Scharpf*; Ass.-Ärzte: Frl. Dr. *A. v. Zwehl*, Dr. *Giebel*. 3 Hausschwestern. Gründungsjahr 1890. Physikalisch-diätetische Anstalt. Offen.

Hoym (Anhalt)

Landes-Siechenanstalt.

Am 1. 1. 1928: 474 Kranke, 219 m., 255 w. 470—500 Plätze. 2 Verpflegklassen. Anstaltsarzt: Dr. *E. Schulze*. 10 Schwestern, 34 Pflegepersonal. Gründungsjahr 1878. (Früher Schloß der Anhalt-Bernburgischen Herzogslinie.) Geschlossene Anstalt mit offener Abteilung.

Hub bei **Bühl** (Baden)

Pflegeanstalt der Kreise Karlsruhe und Baden-Baden. Post Bühl-Bdn., Station Otterweier.

78 ha. Zahl der Kranken am 1. 1. 1928: 309 m., 395 w., Zugänge 1927: 67 m., 75 w., Abgänge 63 m., 42 w., darunter Todesfälle 38 m. 29 w. 769 Plätze. 1 Verpflegklasse. Direktor Dr. med. *Otto Gerke*. 22 Wärter, 21 Wärterinnen. Gegründet 1874 in dem früheren Thermalbad Hub. Offene Anstalt für körperlich und geistig Gebrechliche.

Hubertusburg bei **Wermsdorf** (Sachsen)

Landes-Heil- und Pflegeanstalt. Ebst. Wermsdorf.

30 ha. Zahl der Kranken am 1. 1. 1928: 379 m., 839 w., Zugänge im Vorjahr 206 m., 408 w., Abgänge 178 m., 377 w., darunter Todesfälle 28 m., 89 w. 1316 Plätze. 2 Verpflegklassen. Ärzte: Direktor Oberregierungs-Med.-Rat Dr. *Max Dost*, stellvertr. Dir. Oberregierungs-Med.-Rat Dr. *v. Rabenau*, Regierungs-Med.-Räte: Dr. *Lägel*, Dr. *Xaver Nothaaß*, Dr. *Erich Zeil*, Dr. *Friedrich Schmidt*, Dr. *Kurt Schwanhäuser*; Hilfsarzt: Dr. *Apitz*, Hilfsärztin: Dr. *Helene Meyer*. 69 Pfleger, 82 Schwestern u. 98 weibl. Hilfspersonal. Gründungsjahr 1850. Hubertusburg 1720 bis 1742 als Jagdschloß erbaut, 1850 die ersten Geisteskranken aufgenommen, 1870 die Anstaltsmeierei Reckwitz gegründet. Außenfürsorge. Geschlossene Anstalt mit offener Abteilung.

Hutschdorf bei **Thurnau** (Oberfranken, Bayern)

Heilstätten Hutschdorf für Trinker. Ebst. Thurnau.

8 Tagwerk. Zahl der Kranken am 1. 1. 1928: 18 m., 3 w., Zugänge 1927: 61 m., 9 w., Abgänge 50 m., 10 w. 70 Plätze. 3,50 M.—5 M. Pfarrer Ernst Keupp, Gunzenhausen, Heusoltshöhe. Anstaltsarzt: Sanitätsrat Dr. *Pollmann*, Thurnau. 2 Diakone, 4 Diakonissen. Gegründet 1906. Offene Anstalt.

Idstein im **Taunus** (Prov. Hessen-Nassau)

Heilerziehungsanstalt **Calmenhof** für bildungsfähige Schwachsinnige und Psychopathen.

Am 1. 1. 1928: 327 m., 139 w. Zöglinge. Zugänge im Vorjahr 83 m., 26 w., Abgänge 36 m., 23 w., darunter 10 Todesfälle. 650 Plätze. 3 Verpflegklassen. Direktor Emil Spornhauer. Leitender Arzt: San.-Rat Dr. med. *Fritz Klein*; Ass.-Arzt: Dr. med. *Georg Hallerbach*. 100 Pfleger und Schwestern. Gegründet 1888. Geschlossene Anstalt.

Illenau bei **Achern** (Baden)

Landes-Heil- und Pflegeanstalt. Ebst. Achern, Bdn.

46 ha. Zahl der Kranken am 1. 1. 1928: 356 m., 342 w., Zugänge 478 m., 500 w., Abgänge 473 m., 495 w., darunter Todesfälle 68 m., 89 w. 720 Plätze. 3 Verpflegklassen. Ärzte: Direktor Obermed.-Rat Dr. *Hans Roemer*; Stellvertreter: Med.-Rat Dr. *Robert Hoffer*; Oberärzte: Med.-Räte Dr. *Franz Weisenhorn*, Dr. *Arthur Schreck*, Dr. *Alfred Meyr*; Assistenz-Ärzte: Dr. *Karl Huber*, Dr. *Odilo Fleig*, Dr. *Willy Mors*, Dr. *Michael Inglessis*. 89 Pfleger, 83 Pflegerinnen, 11 Pflegeschüler, 26 Pflegeschülerinnen. Gründungsjahr 1842. Neu- und Umbauten 1890/1893 und 1900/1906. Außenfürsorge, Beratungsstellen in Karlsruhe, Bühl u. Oberkirch. Geschlossene Anstalt mit offenen Abteilungen. Stift für erholungsbedürftige Damen, Landhaus für Alkoholiker u. Psychopathen, Landhaus für rekonvaleszente u. erholungsbedürftige Frauen; außerdem wird die Trinkerheilstätte Renchen von Illenau aus ärztlich geleitet.

Ilten bei **Lehrte** (Hannover)

Privat-Heil- und Pflegeanstalten Dr. Ferdinand Wahrendorff, G. m. b. H. Ebst. Lehrte und Schude.

220 ha. Krankenzahl am 1. 1. 1928: 591 m., 261 w., Zugänge im Vorjahr 145 m., 245 w., Abgänge 88 m., 97 w., darunter Todesfälle 28 m., 16 w. 900 Plätze. 2 Verpflegklassen. Direktor: San.-Rat Dr. *Rudolf Wahrendorff*, stellvertr. Dir.: Professor Dr. *Hans Willige*, Dr. *Ferdinand Nieper*, Dr. *Harrald Krüger*, Frau Dr. *Margarete Nieper*. 57 Pfleger, 49 Pflegerinnen. Gegründet 1862. Z. Zt. 140 Kranke in Familienpflege. Geschlossene Anstalt mit offener Abteilung.

Immerath (Kreis Erkelenz, Rheinprovinz)

„Haus Nazareth", Anstalt der **Töchter v. hl. Kreuz** für kath. weibliche Epileptische (Mädchen und Kinder).

Bestand am 1. 1. 1928: 162, Zugänge im Vorjahr 29, Abgänge 18, darunter 11 Todesfälle. 170 Plätze. 2 Verpflegklassen. 30 Schwestern. Gründungsjahr 1902.

Ingerkingen (O.-A. Biberach, Württemberg)

Kinderasyl zur Verpflegung idiotischer und epileptischer Kinder. Ebst. Schemmerberg.

1 ha. Zahl der Kranken am 1. 1. 1928: 44 m., 38 w., Zugänge 1927: 6 m., 6 w., Abgänge 3 m., 6 w., darunter Todesfälle 1 w. 85 Plätze. 1 Verpflegklasse. Hausarzt: Dr. med. *Ehmann*, Biberach. Vorstand: Schwester Oberin Bertranda Lerner. 12 Schwestern, 1 Pfleger. Gegründet 1912.

Innsbruck (Tirol)

Klinik für Psychiatrie und Neurologie der **Universität** Innsbruck.

Zahl der Kranken am 1. 1. 1928: 47 m., 40 w., Zugänge 1927: 854 m., 607 w., Abgänge 853 m., 619 w., darunter Todesfälle 25 m., 30 w. 2 Verpflegklassen. 105 Plätze. Ärzte: Direktor Professor Dr. *Carl Mayer*, Professor Dr. *Eduard Gamper*, Privatdozent Dr. *Helmut Scharfetter*, Dr. *Karl Scharfetter*, Dr. *Otto Reisch*, Dr. *Franz Schmuttermayer*; Hilfsarzt: Dr. *Franz Niedermoser*. 20 Pflegepersonal. 1891 gegründet unter Prof. Gabriel Anton. Außenfürsorge in Verbindung mit den städtischen Fürsorgeinstitutionen. Beratungsstelle im Ambulatorium der Klinik. Psychiatrische Abteilung geschlossen, neurologische Abteilung offen.

Jämejala (Estland)

Heil- und Pflegeanstalt für Geisteskranke bei Viljandi (Fellin) 5 km von der Ebst. Viljandi in Eesti (Estland).

142 ha. Zahl der Kranken am 1. 1. 1928: 64 m., 62 w., Zugänge 1927: 26 m., 18 w., Abgänge 16 m., 19 w., darunter Todesfälle 8 m., 4 w. 150 Plätze. 2 Verpflegklassen. Direktor Dr. *Osvald Soo*, Ordinator Dr. *Bernhard Saarson*. 2 Schwestern, 8 Pflegerinnen, 6 Pfleger. Gegründet 1897 als Pflegeanstalt Marienhof. Seit 1922 staatlich. Erweiterung auf 300 Plätze vorgesehen. Geschlossene Anstalt mit offenen Abteilungen.

Jena (Großthüringen)

1. Psychiatrische und Nervenklinik der **Universität** Jena.

6 ha. Zahl der Kranken am 1. 1. 1928: 124 m., 138 w., Zugänge im Vorjahr 1483 m., 873 w., Abgänge 1478 m., 853 w., darunter Todesfälle 77 m., 46 w. 250 Plätze. 3 Verpflegklassen. Ärzte: Direktor Professor Dr. *Hans Berger*; Oberarzt: Professor Dr. *Wilhelm Strohmayer*; Assistenz-Ärzte: Priv.-Dozent Dr. *Heinz Boening*, Priv.-Dozent Dr. *Paul Hilpert*, Dr. *Hermann Wand*, Dr. *Heinrich Kochendörfer*, *Werner Vogl*, *Hans Flintzer*, Dr. *Berthold Eich*, Dr. *Berthold Rollin*; Vol.-Ass.-Ärzte: *Paul Wanke*, Dr. *Leo Hallay*. 52 Pfleger, 6 Schwestern, 58 Pflegerinnen. Gegründet 1879. Beratungsstelle: Poliklinik. Geschlossene Anstalt mit offener Abteilung.

2. Trüpers **Erziehungsheime** und Jugendsanatorium **Sophienhöhe.**

30 ha. Am 1. 10. 1928: 90 Jungen, 35 Mädchen, im Vorjahr Zugänge 34 m., 12 w., Abgänge 30 m., 10 w. 125 Plätze. Direktor Studienrat Dr. Otto Haase. Ärzte: Jenaer Universitätsprofessoren Med.-Rat Prof. Dr. *Giese*, Hausarzt; Professor Dr. *Strohmayer*, Psychiater; Prof. Dr. *Thie-*

mann, Chirurg u. Orthopäde; Prof. Dr. *Hesse*, Zahnarzt; Prof. Dr. *Ibrahim*, Pädiater. 1 Oberschwester, 1 Orthopädin, 35 Erzieher u Pflegepersonal. Gegründet 1890 von Johannes Trüpers als heilpädagogische Anstalt für Kinder u. Jugendliche beiderlei Geschlechts mit nervösen und intellektuellen Entwicklungshemmungen.

3. **Heil- und Erziehungsinstitut** für seelenpflegebedürftige Kinder **Lauenstein-Zwätzen e. V.** 2 Häuser: Haus Lauenstein, Jena-Lichtenhain, Haus Bernhard, Jena-Zwätzen.

ca. 10 Morgen. Jena, Saalbahnhof. Zahl der Zöglinge am 1. 1. 1928: 29 m., 8 w., Zugänge 1927: 22 m., 9 w., Abgänge 6 m., 4 w., darunter Todesfälle 1 m. 80 Plätze. 1 Verpflegklasse. Arzt: Dr. med. *Heinrich Hardt*. 3 Schwestern, 8 Pfleger(innen), 7 Lehrer. Gründungsjahr 1924. (Die medizinische und heilpädägogische Arbeit geschieht auf Grund der aus der anthroposophischen Geisteswissenschaft Dr. *Rudolf Steiners* erreichbaren Erweiterung der medizinischen und pädagog. Methoden). Offene Anstalt.

4. Vereinigte **Privatkliniken** von Professor Dr. Berger.

Jerichow a. d. Elbe (Provinz Sachsen)

Landes-Heilanstalt. Ebst. Jerichow.

31 ha. Zahl der Kranken am 1. 1. 1928: 364 m., 363 w. (einschl. 149 Familienpfleglinge). Zugänge im Vorjahr 98 m., 136 w., Abgänge 53 m., 95 w., darunter Todesfälle 14 m., 30 w. 600 Plätze. 1 Verpflegklasse. Ärzte: Direktor Dr. *Johannes Lange*, stellvertr. Direktor Dr. *Gustav Demohn*, Oberärzte: Dr. *Willibald Häuptner*, Dr. *Herbert Dolega*; Ass.-Arzt: Dr. *Eberhard Matthies*. Gegründet 1900 nach Alts Plänen als Landesasyl zur Einführung der Familienpflege mit 150 Betten. Familienpflege.

Joachimstal i. d. **Mark**

Marienheim. Sanatorium für weibl. Nervenkranke.

4 Morgen. Zahl der Kranken am 1. 1. 1928: 8. Zugänge im Vorjahr 2, Abgänge 6. 8 Plätze. 1 Verpflegklasse. Arzt: Dr. med. *S. v. Velzen*. 1 Schwester. Private offene Anstalt. Gegründet 1899.

Kaiserswerth a. Rh. (Rheinprovinz)

Heilanstalt **Johannisberg** für evang. weibliche Nerven- und Gemütskranke. Eisenbahnstat. Düsseldorf, Dampfschiffstation Kaiserswerth.

25 Morgen. Zahl der Kranken am 1. 1. 1928: 66, Zugänge im Vorjahr 113, Abgänge 104, darunter Todesfälle 11. 125 Plätze, 3 Verpflegklassen. Leitender Arzt: Dr. *Alfred Schaefer*. 34 Diakonissen. Gegründet 1852 durch den Schöpfer des gesamten Kaiserswerther Diakonissenwerkes, Pastor Th. Fliedner. Geschlossene Anstalt mit offener Abteilung.

Katscher (Kreis Leobschütz, Oberschlesien)

Kanonikus Ulbrichsche **Stiftungen.**

Bestand am 1. 1. 1928: 24 irrensieche Frauen, Zugänge 1927: 13, Abgänge 4, darunter Todesfälle 3. 33 Plätze, 1 Verpflegklasse. Vorsitzender: Konsistorialrat OPf. Komareck; Ärzte: 1. Arzt San.-Rat Dr. *Luczny*, 2. Dr. *Pawelke*. 2 Graue Schwestern. Gründung der Anstalt 1884, der Abteilung für irrensieche Frauen Oktober 1926.

Katzenelnbogen i. Taunus (Provinz Hessen-Nassau)

Privat-Heilanstalt für Nerven- und Gemütskranke.

$1^1/_4$ ha. Zahl der Kranken am 1. 1. 1927: 12 m., 62 w., Zugänge im Vorjahr 19 m., 73 w., Abgänge 17 m., 32 w., darunter Todesfälle 1 m., 4 w. 96 Plätze. 2 Verpflegklassen. Ärzte: San.-Rat Dr. *Otto Wolff*, Facharzt f. Psychiatrie, Dr. *Walter Wolff*, prakt. Arzt, *Oskar Freitag*, Ass.-Arzt. 12 Pfleger und Schwestern. Gegründet 1872. In Familienpflege 36 Patienten. Geschlossene Anstalt mit offener Abteilung.

Kaufbeuren (Kr. Schwaben, Bayern)

Kreis-Heil- und Pflegeanstalten für Geisteskranke. A. Hauptanstalt: **Heilanstalt Kaufbeuren,** B. Nebenanstalt: **Pflegeanstalt Irsee.** Ebst. Kaufbeuren.

400 TW. Zahl der Kranken am 1. 1. 1928: 339 m., 378 w., Zugänge im Vorjahre 144 m., 156 w., Abgänge 134 m., 136 w., Todesfälle 24 m., 22 w. 750 Plätze, 2 Verpflegklassen. Ärzte: Vorstand beider Anstalten Obermed.-Rat Dr. *Alfred Prinzing*; Oberärzte: Dr. *Wilhelm Caselmann*, Dr. *Adolf Fuchs*; Anstaltsärzte: Dr. *Wilhelm Lenhart*, Dr. *Wilhelm Kutter*, 1 Stelle vakant. 74 Pfleger, 75 Pflegerinnen, darunter 2 Pflegesekretäre, 2 Pflegemeister und vier Pflegemeisterinnen. Gründungsjahr: 1876. Geschlossene Anstalt mit 4 offenen Pavillons und 2 landwirtsch. Kolonien. Zur Heilanstalt Kaufbeuren gehört auch die Pflegeanstalt Jrsee, gegründet 1849. Krankenstand: 119 m., 131 w. Arzt: Oberarzt Dr. *Max Maier*. 24 Pfleger, 26 Pflegerinnen.

Kennenburg bei **Esslingen** (Württemberg)

Privatklinik für Nerven- und Gemütskranke, Süchtige und Psychopathen.

5 ha. Zahl der Kranken am 1. 1. 1928: 14 m., 21 w., Zugänge im Vorjahre 43 m., 41 w., Abgänge 46 m., 44 w., darunter Todesfälle 3 m., 1 w. 72 Plätze, 2 Verpflegklassen. Besitzer: San.-Rat Dr. *Reinhold Krauss*, 2. Arzt Dr. *Karl Tuczek*; Ass.-Arzt: Dr. *Hermann Becker*. 3 Pfleger, 3 Oberinnen, 10 Pflegerinnen. Gegründet 1840 als Kaltwasserheilanstalt, im Lauf der letzten Jahre umgebaut nach modernen psychiatrischen Gesichtspunkten und den Bedürfnissen von Kranken gehobener Stände angepaßt.

Kerpen (Rb. Köln, Rheinprovinz)

Marienhospital, Abt. für Idioten. Eigentum der Pfarrgemeinde.

Eröffnet 1893. 1911: 28 Kranke.

Ketschendorf a. d. Spree (Prov. Brandenburg)

Bethanien, Erziehungs- und Pflegeanstalt für Geistesschwache und Epileptiker, Zweiganstalt der Samariter-Anstalten Fürstenwalde a. d. Spree. Ebst. Fürstenwalde.

Zahl der Kranken am 1. 1. 1928: 74 m., 66 w., Zugänge 1927: 29 m., 16 w., Abgänge 18 m., 22 w., darunter Todesfälle 2 m., 5 w. 165 Plätze, 3 Verpflegklassen. Direktor: Pastor Albert Burgdorf; Arzt: San.-Rat *Max Gembicki*, Ketschendorf. 10 m., 12 w. Pflegep. Gründungsjahr 1892. Geschlossene Anstalt.

Kiedrich (Rheingau, Prov. Hessen-Nassau)

St. Valentinus-Haus, Privatanstalt für weibliche Epileptiker und Schwachsinnige. Ebst. Eltville a. Rh.

1,5 ha. Zahl der Kranken am 1. 1. 1928: 333 w., Zugänge im Vorjahr 53, Abgänge 29, darunter Todesfälle 10. 340 Plätze, 3 Verpflegklassen. Leitender Arzt: San.-Rat Dr. *Franz Brühl.* 36 Schwestern. Gründungsjahr 1886. Geschlossene Anstalt.

Kiel (Prov. Schleswig-Holstein)

Psychiatrische und **Nervenklinik** der **Universität** Kiel.

4 ha. Zahl der Kranken am 1. 1. 1928: 97 m., 95 w., Zugänge im Vorjahr 1177 m., 763 w., Abgänge 1175 m., 764 w., darunter Todesfälle 44 m., 46 w. 200 Plätze, 3 Verpflegklassen. Direktor: Professor Dr. *Georg Stertz*; Oberarzt: Privatdozent Dr. *Ernst Braun*; Ass.-Ärzte: Privatdozent Dr. *Kurt Kolle*, Dr. *Erich Traumann*, Dr. *Wilhelm Troeltsch*, Dr. *Fritz Rücker-Embden*, Dr. *Erik von Rutkowski*, 3 Medizinalpraktikanten. 77 Pflegepersonen. Gründungsjahr 1901. Außenfürsorge, Familienpflege, Beratungsstelle für psychisch und Nervenkranke, bes. f. Jugendliche. Poliklinische Sprechstunde, psychiatrische Lehrgänge.

Kilchberg bei **Zürich** (Schweiz)

Sanatorium für Nerven- und ruhige Gemütskranke.

130 Plätze, 3 Verpflegklassen. Bestand am 1. 1. 1928: 67 m., 58 w., Zugang 1927: 112 m., 97 w., Abgänge 114 m., 89 w., darunter Todesfälle 5 m., 7 w. Direktor: Dr. *Paul Hoppeler*; Sekundararzt: Dr. *Markus Schiwoff.* 12 Pfleger, 9 Schwestern. Gegründet 1867. Geschlossene Anstalt mit offener Abteilung.

Kirchlindach bei **Bern** (Schweiz)

Heilstätte **Nüchtern** für alkoholkranke Männer.

Gegründet 1891 von e. Verein. Zahl der Kranken am 1. 1. 1928 34, Zugänge 1927: 40, Abgänge 45. 40 Plätze, 1 Verpflegklasse. Pensionspreis nach Vermögen. Kur 1 Jahr. Vorsteher Gottl. Henggi. Anstaltsarzt: Dr. *Emil Schwander* in Münchenbuchsee. Offene Anstalt.

Klagenfurt (Kärnten)

1. Kärntnerische **Landes**-Irrenanstalt. Ebst. Klagenfurt.

5 ha. Zahl der Kranken am 1. 1. 1928: 272 m., 306 w., Zugänge im Vorjahr 152 m., 175 w., Abgänge 144 m., 130 w., darunter Todesfälle 27 m., 33 w. 695 Plätze, 3 Verpflegklassen. Hofrat Dr. *Oskar Filaferro*, Zentraldirektor der Landeswohltätigkeitsanstalten, Primararzt Dr. *Friedrich Nemitz*, Vorstand der Männer-, Primararzt Dr. *Kurt Meusburger*, Vorstand der Frauenabteilung, Hausarzt Dr. *Franz Winter*. 38 Pfleger, 36 Pflegerinnen. Gründungsjahr 1877. Seit 1916 auch Beobachtungsabteilung. Geschlossene Anstalt.

2. Idiotenanstalt **„Maria Josefinum"**, **St. Martin** bei Klagenfurt. Schwachs. Kinder vom 6. bis 14 Lebensjahr.

Am 1. 1. 1928: 28 m., 30 w. Zöglinge. Abgänge 5 m., 1 w., darunter 1 Todesfall. 60 Plätze. Arzt: Hofrat Prof. Dr. *Fr. Torgler*. Frauenkomité Präsidentin Fürstin Rosenberg in Klagenfurt, Verein z. Gründung und Erhaltung der Kärntnerischen Idiotenanstalt. 7 Schwestern. Offene Anstalt. Gegründet 1900.

Kleinen (Mecklenburg)

Sanatorium Bad Kleinen für Nervenkranke.

6000 qm. Zahl der Kranken am 1. 1. 1928: 1 w., Zugänge 1927: 35 m., 36 w., Abgänge 35 m., 35 w. 18 Plätze, 1 Verpflegklasse. Leitender Arzt: Dr. *Armin Steyerthal*. 2 Schwestern. Das Sanatorium wurde 1925 als Ersatz der in eine Lungenheilanstalt umgewandelten Wasserheilanstalt Kleinen eröffnet. Offene Anstalt.

Klein-Wachau bei **Radeberg,** Post **Liegau-Augustusbad** (Sachsen)

Anstalt für Epileptische des Landesvereins für **innere Mission.**

Zahl der Kranken am 1. 1. 1928: 29 m., 61 w., Zugänge 1927: 5 m., 14 w., Abgänge 10 m., 12 w., darunter Todesfälle 1 m., 2 w. 120 Plätze. 1 Verpflegklasse. P. Adolf Wendelin. Arzt: Dr. med. *Hermann Gampe*. Leitende Schwester Diakonisse Martha Herz. 1 Pfleger, 12 Diakonissen, 8 Hilfsschwestern. Gründungsjahr 1889. Geschlossene Anstalt.

Klingenmünster (Rheinpfalz, Bayern)

Kreis-Heil- und Pflegeanstalt.

70 ha. Zahl der Kranken am 1. 1. 1928: 464 m., 479 w., Zugänge im Vorjahr 200 m., 186 w., Abgänge 175 m., 169 w., darunter Todesfälle 30 m., 26 w. 900 Plätze, 2 Verpflegklassen. Ärzte: Direktor Dr. *Josef*

Klüber; Oberärzte: Dr. *Hermann Müller*, Dr. *Martin Hohl*; Anstaltsärzte: Dr. *Heinrich Schmidt*, Dr. *Ernst Wilh. Ficht*, Dr. *Ludwig Simon*, Dr. *Gustav Reinhardt*. Hilfsärzte. 208 Pfleger und Schwestern. Gegründet 1857. Außenfürsorge, Familienpflege, Beratungsstellen. Geschlossene Anstalt mit offenen Abteilungen.

Klosterhoven (Rheinprovinz)

Privat-Irrenpflegeanstalt in Zülpich-Hoven für geisteskranke kath. weibl. Personen. Ebst. Zülpich.

20 Morgen. Zahl der Kranken am 1. 1. 1928: 564, Zugänge 1927: 81, Abgänge 78, darunter Todesfälle 33. 630 Plätze. 3 Verpflegklassen. Ärzte: Dr. *Ludwig Peters*, leitender Arzt; Dr. *Gustav Neukirchen*, Hilfsarzt. 72 Schwestern. 10. Oktober 1888 eröffnet. Geschlossene Anstalt mit offener Abteilung.

Kobierzyn, (Polen) Pańtwowy Zaktad dla umyslowo i nerwowo chorych Kobierzyn.

Staatliche Anstalt für Geistes- und Nervenkranke.

Bestand am 1. 1. 1928: 547 m., 362 w., Zugänge im Jahre 1927: 339 m., 255 w., Abgänge 255 m., 203 w., darunter Todesfälle 48 m., 41 w. 900 Betten. 3 Verpflegklassen. Direktor: Dozent Dr. *Juljusz Morawski*; Ärzte: Dr. *Feliks Czarniecki*, Dr. *Wladislaw Issajewicz*, Dr. *Wladislaw Stryjenski*, Dr. *Feliks Debski*, Dr. *Anna Kulikowska*, Dr. *Janusz Meißner*. 17 Ordensschwestern, 149 Pfleger und Pflegerinnen. Eröffnet 1918. Geschlossene Anstalt.

Kolberg (Reg. Bez. Köslin, Pommern)

Privatklinik Nervenarzt Dr. Haenisch in Kolberg, Ostseebad.

Verpflegt 1927: 15 m., 17 w. Kranke. 6 Plätze. 3 Verpflegklassen. Arzt und Besitzer: Oberstabsarzt a. D. Dr. *Gerhard Haenisch*, Facharzt für Nerven- und Gemütskranke. 1 Schwester. Gründungsjahr 1924. Kurmittel der See. Sol-Moorbäder. Offene Anstalt.

Köln a. Rhein

1. Psychiatrische **Klinik** der **Universität** Köln in der städt. Krankenanstalt **Köln-Lindenburg.** Ebst. Köln-Lindenthal.

Zahl der Kranken am 1. 1. 1928: 24 m., 38 w., Zugänge im Vorjahr 1931 m., 1243 w. 115 Plätze. 3 Verpflegklassen. Ärzte: Direktor Dr. med. Dr. jur. h. c. *Gustav Aschaffenburg*, ordentl. Professor; Oberarzt: Dr. med. Dr. phil. *Kurt Schneider*, ao. Professor; Ass.-Ärzte: Priv.-Doz. Dr. *Kurt Blum*, Dr. *Otto Loofs*, Dr. *Otto Hülsemann*, Dr. *Waldemar Schumacher*, Dr. *Heinrich Flecke*; 3—4 Volontärärzte und Medizinalpraktikanten. 1 Oberin, 16 Pfleger, 24 Pflegerinnen. Eröffnet 1908, vorher städtische

Irrenanstalt auf demselben Gelände. Die „städtische Fürsorgestelle für Nervöse", deren Sprechstunden im Bürgerhospital stattfinden, wird von Ärzten der Klinik versorgt. Außerdem in der Klinik selbst täglich 11—12 Uhr Poliklinik. Geschlossene Anstalt.

2. **Irren**-Abteilung beim **Gefängnis** zur Beobachtung geistig abnormer Strafgefangener und Feststellung ihrer Strafvollzugsfähigkeit.

Leitender Arzt: Dr. *Plempel.*

Königsberg i. **Pr.** (Prov. Ostpreußen)

Psychiatrische und Nerven-**Klinik** der **Universität** Königsberg (Staatlich!)

26 525 qm. Zahl der Kranken am 1. 1. 1928: 72 m., 56 w., Zugänge im Vorjahr 1285 m., 784 w., Abgänge 1197 m., 760 w., darunter Todesfälle 32 m., 44 w. 125 Plätze. 3 Verpflegklassen. Ärzte: Direktor Geh. Med.-Rat Prof. Dr. *Ernst Meyer*; Oberarzt: Priv.-Doz. Dr. *Kurt Moser*; Assistenten: Dr. *Johannes Paul*, Dr. *Erich Jacobi*, Dr. *Gottfried Petran*, Dr. *Helmut v. Kuhlberg*. 11 Pfleger, 36 Pflegerinnen, 7 Schwestern. Gründungsjahr 1913. Poliklinische Sprechstunde, Jahresfrequenz 796. Geschlossene Anstalt mit offenen Abteilungen.

Königsfelden bei **Brugg** (Kanton Aargau, Schweiz)

Kantonale Heil- und Pflegeanstalt. Ebst. Brugg.

39 ha. Zahl der Kranken am 1. 1. 1928: 367 m., 415 w., Zugänge 1927: 125 m., 107 w., Abgänge 130 m., 113 w., darunter Todesfälle 22 m., 32 w. 818 Plätze. 2 Verpflegklassen. Ärzte: Dir. Dr. *Arthur Kielholz*, Dr. *Ernst Siegenthaler*, Dr. *Fritz Blattner*, Dr. *Ernst Sikemeier*; 2 Ass.-Ärzte. 84 Pflegepersonen. Irrenabteilung geschichtlich nachgewiesen seit 1540. Neue Anstalt wurde 1873 eröffnet. Außenfürsorge, Familienpflege. Geschlossene Anstalt mit offener Abteilung.

Königslutter (Braunschweig)

Landes-Heil- und Pflegeanstalt.

300 Morgen. Zahl der Kranken am 1. 1. 1927: 264 m., 324 w., 1. 1. 28: 290 m., 344 w., Zugänge 1926 93 m., 125 w., Abgänge 73 m., 95 w., Zugänge 1927: 116 m., 105 w., Abgänge 90 m., 85 w., darunter Todesfälle 1926: 17 m., 35 w., 1927: 14 m., 32 w. 616 Plätze. 3 Verpflegklassen. Ärzte: Anstaltsdirektor Dr. *Ernst Grütter*; Oberärzte: Dr. *Hermann Meyer*, Dr. *Friedrich Stahr*; Anstaltsärzte: Dr. *Kurt Schlüter* und Dr. *Kurt Magunna*; Dr. *Walter Renz*, Assistenzarzt. 58 Pfleger, 72 Pflegerinnen. Gründungsjahr 1865. Als Korridorbau auf dem Boden des Klosters Königslutter errichtet, später im Villenstil erweitert. Außenfürsorge. Geschlossene Anstalt mit offener Abteilung.

Konstanz a. Bodensee (Baden)

Badische Heil- und Pflegeanstalt bei Konstanz. Ebst. Reichenau am Bodensee.

85 ha. Zahl der Kranken am 1. 1. 1928: 242 m., 267 w., Zugänge im Vorjahr 313 m., 271 w., Abgänge 295 m., 264 w., darunter Todesfälle 17 m., 19 w. 595 Plätze. 3 Verpflegklassen. Ärzte: Direktor Dr. med. *Maximilian Thumm*; Oberarzt: Dr. *Ludwig Schneider*; Anst.-Ärzte: Dr. *Hermann Zwilling*, Dr. *Walter Füßlin*; Ass.-Ärztin: Frau Dr. *Johanna Liguori-Hohenauer*. 49 Pfleger, 56 Pflegerinnen. Gründungsjahr 1909. Außenfürsorge (1. 3. 1928: 315 m., 399 w.), Beratungsstelle für psychisch und Nervenkranke in der Anstalt, monatliche Beratungsstunde in Singen und ¼jährl. in Überlingen. Geschlossene Anstalt mit offener Abteilung und angegliederter Trinkerheilstätte. An der Anstalt ist ein serologisches Untersuchungsinstitut, das nicht nur die Anstalt, sondern auch die prakt. Ärzte und Krankenhäuser des badischen Seekreises bedient.

Kork bei **Kehl** (Baden)

Heil- und Pflegeanstalt für Epileptische. Ebst. Kork. Eigt. e. Vereins.

5—6 ha. Zahl der Kranken am 1. 1. 1928: 100 m., 106 w., Zugänge 1927: 24 m., 19 w., Abgänge 14 m., 26 w., darunter Todesfälle 2 m., 7 w. 230 Plätze. 3 Verpflegklassen. Direktor: Pfarrer D. Wilhelm Ziegler; Anstaltsarzt: Dr. med. *Heinrich Wiederkehr*. 3 Pfleger, 35 Schwestern. Gründungsjahr 1892. Offene Anstalt.

Kortau bei **Allenstein** (Prov. Ostpreußen)

Provinzial-Heil- und Pflegeanstalt. Ebst. Allenstein.

255 ha. Zahl der Kranken am 1. 1. 1928: 484 m., 688 w., Zugänge 236 m., 244 w., Abgänge 189 m., 183 w., darunter Todesfälle 22 m., 43 w. 1100 Plätze. 2 Verpflegklassen. Ärzte: Direktor San.-Rat Dr. *Friedrich Lullies*; Oberärzte: Dr. *Oskar Kurrer*, Dr. *Arthur Powels*, Dr. *Heinrich Schröder*, Dr. *Otto Schütze*; Anst.-Ärzte: *Robert Rakutz*, Dr. *Kurt Teschendorf*; Ass.-Arzt: *Albrecht Burdach*. 104 Pfleger, 136 Pflegerinnen. Gründungsjahr 1886. Geschlossene Anstalt mit offenen Abteilungen.

Bad Kösen (Prov. Sachsen)

Ärztlich geleitetes Erholungsheim für Nervenkranke, Friedrichstraße 18. **Privat**-Heilanstalt.

Das Erholungsheim ist bestimmt für die Aufnahme leichter Fälle von funktionellen und organischen Nervenerkrankungen, nervösen Erschöpfungszuständen und ferner für Entziehungskuren (von Alkohol, Morphium, Cocain usw.), soweit eine ganz offene Behandlungsweise hierfür Erfolg verspricht. 12 Plätze. 8—10 M. Arzt: San.-Rat Dr. *F. Lehmann*.

Krakow (Polen)

Klinika Chorob Nerwowych i. Umyslowych w. Krakowie (Polska). (Klinik für Nerven- und Geisteskranke).

Am 1. 1. 1928: 33 m., 34 w., Zugänge 224 m., 188 w., Abgänge 345, davon Todesfälle 10 m., 8 w. 90 Plätze. 3 Verpflegklassen. Ärzte: Dir. Prof. Dr. *Jan Piltz*; Assistenten: Dr. *Aurelja Sikorska*, Dr. *Wladyslaw Chlopicki*, Dr. *Wlodzimierz Godlowski*, Dr. *Tadeusz Frackowiak*, Dr. *Stanislaw Paszkowski*; Koassistenten: *Jan Gallus*, *Adam Kunicki*, *Jadwiga Sikorska*. Leiter des chem. und ser. Laboratoriums: Dr. *Aurelja Sikorska*, des anat. Laboratoriums Dr. *Eugenjusz Brzezicki*, des psychologischen Laboratoriums Dr. *Wladysl. Medynski*, Leiterin des Dispensatoriums für Kinder mit Sprachstörungen Dr. *Aleksandra Stepowska*,* Leiter des Dispensatoriums für nervöse Kinder Dr. *W. Medynski*. 30 Pflegerinnen. Offene, halboffene und geschlossene Pavillons. 1914 gegründet.

Kraschnitz (Kreis Militsch, Provinz Schlesien)

Deutsches Samariter-**Ordensstift.** Heil- und Pflegeanstalt für Schwachsinnige, Blöde und Epileptische. Ebst. Kraschnitz.

4,54 ha. Zahl der Kranken am 1. 1. 1928: 249 m., 334 w., Zugänge 1927: 34 m., 51 w., Abgänge 25 m., 30 w., darunter Todesfälle 15 m., 16 w. 602 Plätze. 3 Verpflegklassen. Vorsitzender des Verwaltungsrates: Fideikommissbesitzer Graf von Sauerma-Ruppersdorf. Leitender Arzt: Oberarzt Dr. *P. Meyer*. 27 Pfleger, 48 Schwestern. Gründungsjahr 1860. Stifter: Adelberdt Graf von der Recke von Volmerstein. Verbunden mit Diakonissenmutterhaus und Diakonenanstalt.

Krefeld (Reg.-Bez. Düsseldorf, Rheinprovinz)

1. **Alexianer**-Heil- und Pflegeanstalt für männliche Geistes- und Nervenkranke.

80 Morgen. Zahl der Kranken am 1. 1. 1928: 298 m., im Vorjahr Zahl der Zugänge 83 m., Zahl der Abgänge 85 m., darunter 27 Todesfälle. 300 Plätze, 2 Verpflegklassen. Leitender Arzt: Nervenarzt Dr. *Moritz Wahn*, 1 Assistenzarzt. 25 Alexianerbrüder, 6 weltliche Pfleger. Gegründet 1870. Beratungsstelle für psychisch und Nervenkranke. Geschlossene Anstalt mit offener Abteilung.

2. Private Heil- und Pflegeanstalt für gemüts- und geisteskranke Frauen, **Dreifaltigkeits-Kloster** Königshof-Krefeld.

70 000 qm. Zahl der Kranken am 1. 1. 1928: 439 w., im Vorjahre Zahl der Zugänge 170 w., Zahl der Abgänge 118 w., darunter Todesfälle 52 w. 440 Plätze, 3 Verpflegklassen. Ärzte: Leitender Arzt Dr. *Ewald Kirch*, 2. Arzt Dr. *Johannnes Wolfers*. 45 Ordensschwestern, 16 weltliche Pflegerinnen. Gegründet 1895 von der Genossenschaft der Augustinerinnen in Neuß. Geschlossene Anstalt mit einer offenen Abteilung für freiwillige Pensionäre.

Kreuzburg (Oberschlesien)

1. **Provinzial**-Heil- und Pflegeanstalt. Ebst. Kreuzburg OS.

500 Morgen. Zahl der Kranken am 1. 1. 1928: 309 m., 242 w., Zugänge im Vorjahre 116 m., 76 w., darunter Todesfälle 16 m., 23 w. 585 Plätze, 2 Verpflegklassen. Ärzte: Direktor San.-Rat Dr. *Johannes Bresler*; stellvertr. Dir. Oberarzt San.-Rat Dr. *Johannes Wende*; Oberarzt: Dr. *Wilhelm Mack*. 47 Pfleger, 34 Pflegerinnen. In dem 1776—1779 von Friedrich dem Großen erbauten Armenhaus wurde 1873 eine Provinzialirrenanstalt eingerichtet. Familienpflege. Geschlossene Anstalt.

2. **Marienheim,** Nervenheilanstalt für leicht nervenkranke Damen, Eigentum des Diakonissenmutterhauses Bethanien.

Zahl der Kranken am 1. 1. 1928: 33, Zugänge 1927: 15, Abgänge 19, darunter Todesfälle 3. 36 Plätze, 2 Verpflegklassen. Pastor Karl Ulbrich, Vorsteher des Diakonissenmutterhauses. Leit. Arzt: San.-Rat Dr. *Johannes Bresler*. 8 Schwestern. 1910 gegründete geschlossene Anstalt.

Kreuzlingen (Kanton Thurgau, Schweiz)

Dr. Binswanger's Kuranstalt **Bellevue** für Nerven- und Gemütskranke.

9 ha. Zahl der Kranken am 1. 1. 1927: 35 m., 35 w., Zugänge im Vorjahr 105, (55 m., 50 w.), Abgänge 58 m., 42 w. 80 Plätze, 1 Verpflegklasse. Ärzte: Chefarzt Dr. *Ludwig Binswanger*; Hausärzte: Prof. Dr. *O. Wuth*, Dr. *E. Wenger*, Frau Dr. *M. Wenger*. 48 Pflegepersonal. Gegründet 1857. Offene Anstalt mit geschlossener Abteilung.

Bad Kreuznach (Reg.-Bez. Koblenz, Rheinprovinz)

Privatanstalt für Schwachsinnige. **Diakonie**-Anstalten Bad Kreuznach:

1. Anstalt **Bethanien,** Kreuznach für bildungsfähige Mädchen mit erstklassiger Schule.

2. Haus **Pella,** Kreuznach für erwachsene weibl. Schwachsinnige und Psychopathen.

3. Anstalt **Eben-Ezer** zu Asbacher Hütte, Post Kempfeld, Station Fischbach-Weierbach für ältere bzw. nicht bildungsfähige weibl. Schwachsinnige mit bes. Stat. f. Tuberkulöse.

4. Anstalt **Hüttenberg** zu Sobernheim a. d. Nahe für nichtbildungsfähige weibl. Schwachsinnige.

5. und 6. Haus **Bethlehem** und Knabenheim der Kolonie **Hilfmir** zu Niederreidenbacher Hof b. Fischbach-Weierbach für nichtbildungsfähige Kinder.

7. Abteilung für Schwachsinnige der Anstalt **Zoar** zu Hof-Rechtenbach bei Wetzlar für nichtbildungsfähige Mädchen.

8. Abteilung für Schwachsinnige der Erziehungsanstalt **Niederweinesbach** bei Fischbach-Weierbach für nichtbildungsfähige Mädchen.

Zahl der Kranken am 1. 1. 1928: 47 m., 730 w., Zugänge 1927: 8 m., 83 w., Abgänge 5 m., 57 w., darunter Todesfälle 1 m., 16 w., 840 Plätze, 1 Verpflegklasse, in Bethanien 2. Direktor: Pfarrer D. Reich, Bad Kreuznach. Ärzte: für 1 und 2 Dr. *Karl Hussel*, Kreuznach, 3 Dr. *Faber Kempfeld*, 4 Dr. *Kleinschmidt*, Sobernheim, 5 und 6 Dr. *Coester*, Kim, 7 Dr. *Erler*, Hörnsheim, 8 Dr. *Priemer*, Herrstein. 77 Pflegepersonen. 1890 eröffnet.

Kriegstetten, Kanton Solothurn (Schweiz)

Privat-Anstalt für schwachsinnige Kinder im schulpflichtigen Alter.

Am 1. 1. 1928: 52 m., 48 w. Zöglinge, Zugänge 1927: 111 m., 12 w., Abgänge 9 m., 5 w., 110 Plätze, 1 Verpflegklasse. Hausvater: Wilh. Fillinger; Arzt: Dr. *H. Stampfli*. 6 Lehrkräfte, 6 Pflegekräfte. Offene Anstalt. 1894 gegründet.

Kropp (Prov. Schleswig-Holstein)

Heil- und Pflegeanstalt der Ev. luth. Diakonissenanstalt **Bethanien** in Kropp b. Schleswig für Geistes- und Nervenkranke.

Zahl der Kranken am 1. 1. 1928: 37 m., 208 w., Zugänge 1927: 15 m., 102 w., Abgänge 5 m., 34 w., darunter Todesfälle 2 m., 19 w. 252 Plätze, 3 Verpflegklassen. Ärztlicher Leiter: Direktor Dr. *Fritz Fliedner*. 2. Arzt: Dr. *Hans Krause*. 3 Pfleger, 27 Schwestern und Pflegerinnen. Gegründet 1879. Geschlossene Anstalt mit offener Abteilung.

Kühr, Niederfell a. d. Mosel (Rheinprovinz)

Herz-Jesu-Haus, Pflegeanstalt für weibl. Geistesschwache. Ebst. Lehmen a. d. Mosel.

Zahl der Kranken am 1. 1. 1928: 304 w., Zugänge 1927: 44, Abgänge 37, darunter Todesfälle 10. 315 Plätze, 1 Verpflegklasse. Dr. med. *Joseph Krahe*, Anstaltsarzt. 48 Schwestern. 1884 gegründet.

Küsnacht b. **Zürich** (Schweiz)

Nervensanatorium Küsnacht.

36 000 qm. Zahl der Kranken am 1. 1. 1928: 17 m., 9 w., Zugänge im Vorjahr 53 m., 40 w., Abgänge 43 m., 42 w., darunter Todesfälle 4 m., 1 w. 42 Plätze, 1 Verpflegklasse. Ärzte: Direktor und Besitzer Dr. med. *Th. Brunner*; Hausarzt: Dr. *Hans Nahme*. 16 Pfleger und Schwestern. Gründungsjahr 1890. Halboffene Anstalt.

Kutzenberg b. **Ebensfeld** (Oberfranken, Bayern)

Oberfränkische Kreis-Heil- und Pflegeanstalt. Ebst. Ebensfeld.

134 ha. Zahl der Kranken am 1. 1. 1928: 296 m., 272 w., Zugänge 1927: 79 m., 71 w., Abgänge 61 m., 58 w., darunter Todesfälle 10 m., 22 w. 600 Plätze, 3 Verpflegklassen. Ärzte: Direktor Dr. *Karl Schwarz*; Oberarzt: Dr. *Jakob Faas*; Anstaltsärzte: Dr. *Georg Bischof*, Dr. *Hans Opel*. 51 Pfleger, 11 Pflegerinnen, 36 Schwestern. Gründungsjahr 1905. Offene Anstalt. Außenfürsorge, Familienpflege, Beratungsstelle für psychisch und Nervenkranke.

Le Landeron (Kanton Neuchâtel)

Clinique **Bellevue** für Gemüts- und Nervenkranke und Trunksüchtige.

20 000 qm. Zahl der Kranken am 1. 1. 1928: 12 m., 15 w., Zugänge 1927: 30 m., 37 w., Abgänge 1927: 23 m., 32 w., darunter Todesfälle 2 m., 2 w. 25—30 Plätze, 1 Verpflegklasse. Leit. Arzt: Dr. *Henry Bersot*. 7—8 Pfleger(innen). Gründungsjahr 1882. Geschlossene Anstalt mit offener Abteilung. Außenfürsorge, Beratungsstelle.

Landsberg a. d. Warthe (Prov. Brandenburg)

Brandenburgische **Landes**anstalt mit Abteilungen für Geisteskranke, körperlich Sieche und Fürsorge für Wanderer. Ebst. Landsberg (Warthe).

1400 Morgen. Zahl der Kranken am 1. 1. 1928: 663 m., 608 w., Zugänge im Vorjahr 220 m., 228 w., Abgänge 262 m., 220 w., darunter Todesfälle 62 m., 84 w. 1320 Plätze, 2 Verpflegklassen. Ärzte: Direktor San.-Rat Dr. *Georg Marthen*. Stellvertr. Oberarzt Dr. *Friedrich Baumann*; Oberärzte: Dr. *Wilhelm Försterling*, Dr. *Hugo Birnbaum*, Dr. *Oskar Rein*, Dr. *Julius Hallervorden*; Ass.-Ärztin: Dr. *Frieda Baltruweit*; Hilfsarzt: Dr. *Heinz Lohwasser*. 230 Pflegepersonal. Gegründet 1888. Geschlossene Anstalt mit offn. Abteilung. Außenfürsorge, Familienpflege.

Langenhagen b. Hannover

Provinzial-Heil- und Pflegeanstalt. Ebst. Langenhagen.

164 ha. Zahl der Kranken am 1. 1. 1928:

	Hauptanstalt	Beobachtungsstation
	431 m., 401 w.	23 m., 12 w.
Zugänge im Vorjahr	126 m., 85 w.	314 m., 204 w.
Abgänge im Vorjahr	104 m., 71 w.	281 m., 193 w.
darunter Todesfälle	18 m., 6 w.	13 m., 12 w.

Hauptanstalt 874 Plätze, Beobachtungsstation 50, je 2 Verpflegklassen. Ärzte: Direktor Landesobermed.-Rat Dr. *Eduard Schütte*, 1. Oberarzt u. stellvertr. Dir. Landes-Med.-Rat Dr. *Ernst Rinne*, Oberarzt Dr. *Gero Wildt*; Hilfsärzte: Dr. *Gustav Brandes*, Dr. *Karl Wentzlau*, Dr. *Helene*

Seifer-Rosenstock. 47 Pfleger und 98 Pflegerinnen. Gegründet 1862, eröffnet als Wohltätigkeitsanstalt zunächst nur für bildungsfähige Kinder unter Leitung eines Pädagogen. 1868 einem ärztlichen Leiter unterstellt, 1897 von der Provinz Hannover übernommen und von 1902 ab umgebaut und erweitert. Anstaltsschule mit 6 Lehrkräften. 1906 wurde die Beobachtungsstation für Geisteskranke der Stadt Hannover mit 50 Betten angegliedert. Geschlossene Anstalt mit offener Abteilung. Außenfürsorge.

Laßnitzhöhe bei **Graz,** Steiermark

Offene **Privat**-Heilanstalt für leichte Psychosen.

8 Plätze. Leiter: Obermed.-Rat Dr. *Eduard Miglitz*; Hausarzt: Dr. *Eduard Miglitz* jun. Gegründet 1900.

Laubnitz, Kr. Frankenstein (Prov. Schlesien)

Abteilung für weibl. Geisteskranke im **Josephstift.** Ordensanstalt der Borromäerinnen.

1911: 160 Plätze. Arzt: Dr. *L. Schulz* in Camenz.

Lauenburg (Prov. Pommern)

Provinzial-Heilanstalt. Ebst. Lauenburg.

224 ha. Zahl der Kranken am 1. 1. 1928: 405 m., 457 w., Zugänge im Vorjahr 194 m., 157 w., Abgänge 163 m. 133 w., darunter Todesfälle 20 m., 41 w. 935 Plätze. 3 Verpflegklassen. Ärzte: Direktor San.-Rat Dr. *Franz Encke*; Vertreter des Direktors: Oberarzt Dr. *Johannes Banse*; Oberärzte: Dr. *Kurt Frommer*, Dr. *Fritz Braunert*; Assistenzärzte: Dr. *Hans Heinrich Gerhardt*, Dr. *Annemarie Schnell*, Dr. *Werner Ziegner*. 73 Pfleger, 84 Pflegerinnen. Gründungsjahr 1889. Geschlossene Anstalt mit offener Abteilung. Außenfürsorge, Familienpflege, Beratungsstelle für psychisch und Nervenkranke.

Lavigny b. **Aubonne** (Kanton Waadt, Schweiz)

Anstalt der Société en faveur des épileptiques à Lausanne.

Zahl der Kranken am 1. 1. 1928: 98 m., 73 w., Zugänge 1927: 19 m., 8 w., Abgänge 13 m., 11 w., darunter Todesfälle 6 m., 4 w. 175 Plätze. 1 Verpflegklasse. Direktor: Rieben Eugéne. Arzt: Dr. *Alf. Bergier*, Aubonne. 15 Pflegepersonal. Gegründet 1907. Offene Anstalt.

Leipe (Kreis Jauer, Prov. Schlesien)

Heilstätte **Leipe,** Trinkerheilanstalt des Vereins zur Errichtung schlesischer Trinkerasyle.

Bestand am 1. 1. 1928: 12 m., Zugänge 1927: 18, Abgänge 14. 18 Plätze. 2 Verpflegklassen. Leiter Diakon Wilhelm Abel. Arzt: Dr. *Tietze*, Bölkenhain. Gegründet 1893. Offene Anstalt.

Leipzig (Sachsen)

1. Psychiatrische und Nerven-**Klinik** der **Universität** Leipzig, Philipp-Rosenthalstr. 29.

29 910 qm. Zahl der Kranken am 1. 1. 1928: 58 m., 80 w., Zugänge im Vorjahr 1566 m., 1030 w., Abgänge 1488 m., 1020 w., darunter Todesfälle 49 m., 62 w. 235 Plätze. 3 Verpflegklassen. Ärzte: Direktor Prof. Dr. *Paul Schröder*, Privatdozent Dr. *Willibald Scholz*, Dr. *Hans Heinze*, Dr. *Franz Baumeyer*, Dr. *Alexander Knoll*, Dr. *Fritz Flügel*, Dr. *Gerhard Schorsch*, Dr. *Johannes Suckow*, Dr. *Herbert Weigel*, Dr. *Hans Focht*. 52 Pfleger, 53 Pflegerinnen, darunter 15 Schwestern. Gründungsjahr 1882. Poliklinik für Erwachsene und für Jugendliche. Abteilungen für Geisteskranke und für Nervenkranke. Beobachtungsabteilung für jugendliche Psychopathen.

2. **Landes**-Heil- und Pflegeanstalt Leipzig-**Dösen.** Ebst. Leipzig.

33,66 ha. Zahl der Kranken am 1. 1. 1928: 689 m., 519 w., Zugänge im Vorjahr 397 m., 149 w., Abgänge 347 m., 165 w., darunter Todesfälle 100 m., 62 w. 1150 Plätze. 2 Verpflegklassen. Ärzte: Direktor Ober-Reg.-Med.-Rat Dr. *Erich Wendt*, stellv. Direktor Ober-Reg.-Med.-Rat Dr. *Helmut Müller*, Prof. Dr. *Hugo Kufs*, Leiter d. Laboratoriums. Reg.-Med.-Räte Dr. *Theodor Reinhold Schneider*, Dr. *Johannes Gottschick*, Dr. *Berthold Berlit*, Dr. *Johannes Vieweger*, Dr. *Gerhard Müller*, Dr. *Noebel*, Dr. *Eugen Schulz*. Hilfsärzte: Dr. *Bernhard Weise*, Dr. *Helene Lehmann*. 3 Pflegevorsteher, 85 Pfleger, 8 ungeprüfte Pfleger, 2 Oberinnen, 86 Schwestern, 12 Pflegerinnen, 82 Wärterinnen. Gründungsjahr 1901, als städtische Anstalt, ging am 1. 1. 1913 infolge des neuen Irrenfürsorgegesetzes in den Besitz des sächsischen Staates über. Geschlossene Anstalt. Außenfürsorge, Familienpflege, Beratungsstelle für psychisch und Nervenkranke.

3. **Privat**-Sanatorium **Hartheck** bei Gaschwitz-Leipzig für Nerven- und Gemütskranke.

Siehe Hartheck!

Lemgo (Lippe-Detmold)

Erziehungs-, Unterrichts-, Beschäftigungs-, Heil- und Pflegeanstalt der innern Mission für Geistesschwache, Blöde und Fallsüchtige. **Eben-Ezer.** Ebst. Lemgo.

30 ha. Zahl der Kranken am 1. 1. 1928: 149 m., 127 w., Zugänge 1927: 20 m., 14 w., Abgänge 12 m., 13 w., darunter Todesfälle 4 m., 6 w. 300 Plätze. 1 Verpflegklasse. Direktor: Missionar H. Diehl; Anstaltsarzt: Dr. *Wilhelm Nolting*. 14 Pfleger, 21 Schwestern. Gründungsjahr 1862. Offene Anstalt mit geschlossener Abteilung.

Lengerich (Prov. Westfalen)

Provinzial-Heilanstalt. Ebst. Lengerich.

216 ha. Zahl der Kranken am 1. 1. 1928: 401 m., 403 w., Zugänge im Vorjahre 164 m., 102 w., Abgänge 125 m., 83 w., darunter Todesfälle 27 m., 21 w. 781 Plätze. 2 Verpflegklassen. Ärzte: Direktor Provinzial-Ober-Med.-Rat Dr. *Alfred Schmidt*, Provinzial-Med.-Rat Dr. *Karl Mertens*, Oberärzte: Dr. *Wilhelm Westrum*, Dr. *Friedrich Winter*; Ass.-Arzt Dr. *Wilhelm Schneider*. 58 Pfleger, 69 Pflegerinnen. Gründungsjahr 1864. Ausgedehnte Familienpflege. Geschlossene Anstalt.

Leschnitz (Oberschlesien)

Provinzial-Pflege- und Erziehungsanstalt. Ebst. Leschnitz Oberschlesien.

117 ha. Zahl der Kranken am 1. 1. 1928: 238 m., 100 w., Zugänge 1927: 51 m., 27 w., Abgänge 54 m. 49 w., darunter Todesfälle 5 m., 3 w. 360 Plätze. 1 Verpflegklasse. Direktor Dr. *Otto* v. *Jakubowski*; Anstaltsarzt Dr. *Hugo Rachfahl* (im Nebenamt). Gegründet am 9. 10. 1871 vom Verein für Erziehung und Unterricht Geistesschwacher, seit 1. 4. 1914 Übernahme durch die Provinz. Offene Anstalt. Die Anstalt dient zur Aufnahme von schwachsinnigen, epileptischen oder sonst geistig abnorm veranlagten Kindern, Jugendlichen und Erwachsenen und hat einen simultanen Charakter.

Leubus (Prov. Niederschlesien)

Provinzial-Heil- und Pfleganstalt.

165 ha. Zahl der Kranken am 1. 1. 1928: 492 m., 586 w., Zugänge im Vorjahr 174 m., 133 w., Abgänge 168 m., 135 w., darunter Todesfälle 25 m., 37 w. 1330 Plätze. 2 Verpflegklassen. Ärzte: Direktor Dr. *Friedrich Seemann*, Oberärzte: Dr. *Walter Fünfstück*, stellvertr. Direktor, Dr. *Hans Tausch*, Dr. *Paul Flemming*; Abteilungsärzte: Dr. *Wilhelm Mohr*, Dr. *Erwin Baege*, Dr. *Gerhard Hoppe*, Ass.-Arzt: Dr. *Max Bandelow*; Vol.-Arzt: *Harry Michalowitsch*. 98 Pfleger, 87 Pflegerinnen. Gründungsjahr 1830. Die Anstalt besteht aus der alten Anstalt Kloster Leubus, eröffnet 1830 und der eine halbe Stunde entfernten neuen Anstalt Städtel Leubus, eröffnet 1906. Geschlossene Anstalt. Außenfürsorge, Familienpflege.

Leutesdorf (Reg.-Bez. Koblenz)

Sanatorium **Johanneshöhe.** Privattrinkerheilanstalt. Nur Entziehungskuren.

20 Plätze. 2 Verpflegklassen. Direktor Johannes M. Haw; Arzt: Med.-Rat Dr. *J. Schreck*. 8 Pflegepersonal. Gegründet 1927. Offene Anstalt mit fester Hausordnung.

Libau (Lettland)

Psychiatrische Abteilungen des **Stadt**krankenhauses.

Bestand am 1. 1. 1928: 17 m., 28 w., Zugänge 1927: 137 m., 119 w., Abgänge 102 m., 115 w., darunter Todesfälle 16 m., 7 w. 50 Plätze. 2 Verpflegklassen. Arzt: Dr. med. *Harald Liebert*. Gegründet 1904, offene Abteilung 1926. 5 Pfleger, 7 Schwestern und Pflegerinnen. Ferner Abteilung für Nervenkranke, Bestand am 1. 1. 1928: 18, Jahresaufnahme 129, vorwiegend organische Nervenkrankheiten. Ein Asyl für etwa 15 schwachsinnige Kranke ist dem Armenhause angegliedert.

Liebenau bei **Tettnang** (Württemberg)

Pflege- und Bewahranstalt **St. Galluspflege** für Schwachsinnige, Epileptische und Gebrechliche. Pfleganstalt mit Abteilungen in **Hegenburg** und **Rosenharz.**

Zahl der Kranken am 1. 1. 1928: 236 m., 298 w., Abgänge im Vorjahre 47 m., 40 w., darunter Todesfälle 25 m., 28 w. 535 Plätze. 1 Verpflegklasse. Direktor Wilhelm; Arzt: Dr. *Wilhelm Beucker*. Gegründet 1870, St. Gebhardihaus in Hegenberg 1909, und St. Gertrudisheim in Rosenharz 1925. 70 Plätze. Bestand am 1. 1. 1928: 65.

Liebenburg am Harz (Prov. Hannover)

Privat-Heil-und Pfleganstalt für Nerven- und Gemütskranke.

Leitender Arzt: Dr. *Fontheim*.

Bad Liebenstein (Thüringen)

Sanatorium Dr. Eichler-Seige in Bad Liebenstein.

3,5 ha. Zahl der Kranken am 1. 1. 1927: 29 m., 54 w., Zugänge im Vorjahr 102 m., 247 w., Abgänge 111 m., 229 w., darunter Todesfälle 1 m., 1 w. 85 Plätze. 1 Verpflegklasse. Ärzte: Dr. *Max Seige*, Facharzt für Nervenkrankheiten, Dr. *Felix Eichler*, Facharzt für innere Kr., Dr. *Otto Barchewitz*. Gründungsjahr 1855. Offene Anstalt.

Liestal (Kanton Baselland, Schweiz)

Kantonsspital **Baselland,** psychiatrische Abteilung. Ebst. Liestal.

20 000 qm. Zahl der Kranken am 1. 1. 1928: 79 m., 106 w., Zugänge 1927: 65 m., 58 w., Abgänge 62 m., 59 w., darunter Todesfälle 13 m., 18 w. 220 Plätze. 2 Verpflegklassen. Dr. med. *Edmund Seelig*, leitender Arzt, Dr. med. *Hermann H. Schierle*, Assistenzarzt. 12 Diakone, 12 Diakonissen.

Lindau am Bodensee, Bayern

Privatklinik Dr. **Speer,** Heilanstalt für Nerven- und Gemütskranke, Neurosen bevorzugt.

Zahl der Kranken am 1. 1. 1928: 5 m., 3 w., Zugänge 31 m., 26 w., Abgänge 28 m., 23 w., darunter 1 Todesfall (m.). 10 Plätze, Erweiterung bis auf 20. 1 Verpflegklasse. Leitender Arzt Dr. *Ernst Speer*, Facharzt für Psychiatrie und Neurologie, II. Arzt Dr. *John Rittmeister*, Facharzt für Psychotherapie. 3 Diakonissen. Offene Anstalt, gegründet 1921.

Lindenfels (Hessen-Darmstadt)

Sanatorium Dr. Schmitt. Offene Privatanstalt für leicht Nervöse und Erholungsbedürftige.

12 Morgen. Zahl der Kranken am 1. 1. 1928: 45 m., 31 w., Zugänge 1927: 615 m., 403 w., Abgänge 615 m. 403 w. 120 Plätze, 2 Verpflegklassen. Ärzte: Dr. *N. Schmitt*, Dr. *H. Neubert*, Dr. *T. Buchbinder*. 4 Pflegepersonen. 1890 als Kaltwasserheilanstalt von S. B. Schmitt gegründet.

Lindenhaus bei **Brake** (Lippe)

Lippische Heil- und Pflegeanstalt. Ebst. Brake.

20 ha. Zahl der Kranken am 1. 1. 1928: 220 m., 201 w., Zugänge im Vorjahr 44 m., 59 w., Abgänge 39 m., 57 w., darunter Todesfälle 11 m., 22 w. Z. Zt. 498 Plätze. 2 Verpflegklassen. Ärzte: Direktor und Prof. Dr. *Erich Friedlaender*, Oberarzt Dr. *Georg Müller*, Assistenzarzt: Dr. *Friedrich Ament*. 61 Pfleger und 40 Pflegerinnen. Geschlossene Anstalt.

Lintorf (Kr. Düsseldorf, Rheinprovinz)

1. Heilanstalt **Bethesda** für männl. Alkoholkranke. Ebst. Lintorf.

2 ha. Zahl der Kranken am 1. 1. 1928: 31, Zugänge 1927: 80, Abgänge 81. 36 Plätze. 1 Verpflegklasse. Vorsteher: Pastor Friedrich Kruse in Lintorf, Anstaltsarzt: Prof. Dr. *Hildebrandt*, leitender Arzt der innern Abt. des Diakonen-Krankenhauses Duisbug und dessen Assistenten. 1 Hausvater und 2 Diakonen. 1901 gegründet. Offene Anstalt.

2. Kurhaus **Siloah** auf Anregung von Werner Nasse 1879 als älteste deutsche Anstalt begründet, nimmt, vollständig erneuert, Ostern 1929 seine Arbeit an alkoholkranken Herren wieder auf.

24 Plätze. 1 Verpflegklasse. Leitung wie bei Nr. 1. Offene Anstalt.

Linz a. Rh. (Rheinprovinz)

St. Antoniushaus der Caritasgesellschaft, Erziehungsanstalt der Franziskanerbrüder für geistesschwache Knaben.

Bestand am 1. 1. 1928: 80, Zugänge 1927: 6, Abgänge 4. 81 Plätze. 1 Verpflegklasse. Arzt: Dr. *Carl Schnorrenberg*. 4 Pfleger. Offene Anstalt, gegründet 1889. Seit 1922 ist ein großer Teil der Anstalt als Knabenheim eingerichtet, jedoch nicht als endgültig.

Littenheid b. **Sirnach** (Kanton Thurgau, Schweiz)

Asyl **Littenheid,** Privatanstalt Gebr. Schwyn. Ebst. Wil.

100 ha. Zahl der Kranken am 1. 1. 1928: 272 m., 212 w., Zugänge 1927: 103 m., 73 w., Abgänge 87 m., 56 w., darunter Todesfälle 13 m. 17 w. 500 Plätze. 3 Verpflegklassen. Besitzer: Gebr. Schwyn, Asylarzt: Dr. *E. Baumann*; Assistent: Dr. *de Spindler*. 43 Pfleger und Schwestern. Gründungsjahr 1880. Geschlossene Anstalt mit offner Abteilung (Erholungsheim, Pensionär-Abteilung).

Ljubljana (früher Laibach, Krain, Slovenska)

Neurologisch-psychiatrische Abteilung des Allgemeinen Krankenhauses.

170 ha. Zahl der Kranken am 1. 1. 1928: 34 m., 28 w., Zugänge im Vorjahr 454 m., 390 w., Abgänge 437 m., 386 w., darunter Todesfälle 11 m. 13 w. 80 Plätze. 3 Verpflegklassen. Ärzte: Vorstand Primarius o. h. Dozent Dr. *Ivan Robida*; Ass.-Arzt: Dr. *Michael Kamin*. Hilfsärzte wechselnd. 3 Schwestern, 16 Pfleger. Gründungsjahr 1918. Offene und geschlossene Abteilungen. Beratungsstelle, Ambulatorium.

Lohr am Main, Unterfranken (Bayern)

2. unterfränkische **Kreis-** Heil- und Pflegeanstalt. Ebst. Lohr.

117 ha. Zahl der Kranken am 1. 1. 1928: 275 m., 268 w., Zugänge im Vorjahr 80 m., 57 w., Abgänge 57 m., 58 w., darunter Todesfälle 13 m., 16 w. 518 Plätze. 1 Verpflegklasse (nur 3. Kl.). Direktor Dr. med. *Richard Stoeckle*. Oberärzte: Dr. *Josef Müller*, Dr. *Max Schneider*; Assistenzarzt: Dr. *Josef Wallrapp*. 55 Pfleger, 49 Pflegerinnen. 1912 eröffnet. Geschlossene Anstalt mit offener Abteilung. Außenfürsorge.

Löwenberg in Schlesien

Irrenanstalt **St. Hedwigsstift.**

Ludwigsburg (Württemberg)

Privat-Pfleganstalt für Geisteskranke.

1911: 8 Kranke. Bes. und Vorst. Frl. Marta Krauß. Arzt: San.-Rat Dr. *E. Knapp*.

Ludwigshafen am Rhein

Abteilung für Geisteskranke am städtischen Krankenhause.

12 Plätze zur vorübergehenden Aufnahme akuter Psychosen. Leiter: San.-Rat Dr. *Fritz Kaufmann*.

Lübben, Spreewald (Prov. Brandenburg)

Brandenburgische **Landes**-Pflegeanstalt. Ebst. Lübben, Spreewald.

8 ha. Zahl der Kranken am 1. 1. 1928: 329 m., 293 w. Erwachsene, 210 m., 150 w. Jugendliche, Zugänge im Vorjahre 85 m., 64 w. Erwachsene, 28 m., 33 w. Jugendliche, Abgänge 47 m., 40 w. Erwachsene, 57 m., 38 w. Jugendliche, darunter Todesfälle 34 m., 30 w. Erwachsene, 17 m., 7 w. Jugendliche. 998 Plätze, darunter 240 für körperlich Sieche, die übrigen für Idioten. 2 Verpflegklassen. Ärzte: Direktor San.-Rat Dr. *Leonhard Roesen*; Oberärzte: Dr. *Georg Liebert*, stellvertr. Direktor, Dr. *Walter Hermes*, Dr. *Karl Sitzler*. 40 Pfleger und 96 Pflegerinnen. Gründungsjahr 1893. Geschlossene Anstalt mit offener Abteilung. Familienpflege.

Lübeck, Freie und Hansastadt

1. Heilanstalt **Strecknitz** (für Nervöse und Geisteskranke) Lübeck Ebst. Lübeck. 4,0 km.

54 ha. Zahl der Kranken am 1. 1. 1928: 183 m., 176 w., Zugänge im Vorjahr 173 m., 148 w., Abgänge 177 m., 135 w., darunter Todesfälle 27 m., 24 w. 3 Verpflegklassen. 386 Plätze. Ärzte: Direktor Dr. *Johannes Enge*; Oberärzte: Dr. *Willi Dockhorn*, Dr. *George Reid*; 2 Med. Prakt. 38 Pfleger, 36 Pflegerinnen. Gründungsjahr 1912. Ersetzte die seit 1787 bestehende Staatsirrenanstalt (Dr. Eschenburg, Geschichte der Lübecker Irrenanstalt, 1844 Lübeck). Geschlossene Anstalt mit offener Nervenabteilung. Außenfürsorge, Beratungsstelle für psychisch und Nervenkranke.

2. Erziehungs- und Pflegeheim **Vorwerk,** Anstalt für geistesschwache Jugendliche. Eigentum eines Vereins.

Zahl der Kranken am 1. 1. 1928: 116 m., 79 w., Zugänge im Vorjahr 29 m., 20 w., Abgänge 10 m., 8 w., darunter Todesfälle 2 w. 200 Plätze. 2 Verpflegklassen. Direktor P. Burwick (Päd.); Arzt: Dr. *P. Furthmann*, Bad Schwartau. 3 Pfleger, 18 Schwestern, Pflegerinnen, Lehrerinnen. Geschlossene Anstalt, gegründet 1906.

Lüben (Reg.-Bez. Liegnitz, Prov. Niederschlesien)

Provinzial-Heil- und Pflegeanstalt.

207 ha. Zahl der Kranken am 1. 1. 1927: 366 m., 540 w., Zugänge im Vorjahr 119 m., 209 w., Abgänge 109 m., 157 w., darunter Todesfälle 23 m., 39 w. 1150 Plätze. 1 Verpflegklasse. Ärzte: Direktor Prov.-Ober-Med.-Rat Dr. *Guido Kunze*; Prov.-Med.-Räte: Dr. *Kurt Konietzny* (stellvertretender Direktor), *Georg Stehr*; Abteilungsärzte: Dr. *Friedrich Meyer*, Dr. *Georg Korbsch*; Assistenzarzt: Dr. *Gerhard Töppich*. 2 Oberpfleger, 2 Oberpflegerinnen, 74 Pfleger, 74 Pflegerinnen. Erbaut 1902—05. Geschlossene Anstalt mit offener Abteilung. Außenfürsorge. Familienpflege.

Lüneburg (Prov. Hannover)

Provinzial-Heil- und Pfleganstalt. Ebst. Lüneburg.

1093 ha. Zahl der Kranken am 1. 1. 1928: 481 m., 402 w., Zugänge im Vorjahr 236 m., 251 w., Abgänge 215 m., 193 w., darunter Todesfälle 42 m., 64 w. 2 Verpflegklassen. 1200 Plätze. Ärzte: Direktor Dr. *Heinrich Behr*; Oberärzte: Dr. *Max Bräuner*, Dr. *Karl Vix*, San.-Rat Dr. *Bruno Neugebauer*; Hilfsärztin: Dr. *Clara Schmidt*. 80 Pfleger und 75 Pflegerinnen. Gründungsjahr 1901. Geschlossene Anstalt. Außenfürsorge.

Lüttringhausen (Kr. Lennep, Rheinprovinz)

Stiftung Tannenhof, Heil- und Pfleganstalt. Ebst. Lüttringhausen.

170 ha. Zahl der Kranken am 1. 1. 1928: 560 (226 m., 334 w.), Zugänge im Vorjahr 100 m., 128 w., Abgänge 107 m., 121 w., darunter Todesfälle 23 m., 34 w. 560 Plätze. 3 Verpflegklassen. Coordinierte Anstaltsleitung: Pfarrer Steidl und San.-Rat Dr. *Otto Beelitz*, Dr. *Paul Mack*, Dr. *Heinrich Dübel*, Dr. *Julius Schreiber*, Dr. *Eugenie Christ*. 31 Diakonen, 9 Pfleger, 78 Diakonissen. Gründungsjahr 1896. Geschlossene Anstalt mit offenen Abteilungen. Die Anstalt ist zugleich Diakonen- und Diakonissenmutterhaus.

Magdeburg (Prov. Sachsen)

Dr. med. Manfred Goldsteins **Privat**klinik Albrechtstr. 3.

20 Plätze. 3 Verpflegklassen. Leiter: Privatdozent Dr. *Manfred Goldstein*, Facharzt für Nervenkrankheiten, 1 Assistenzarzt. Privatklinik für Nervenkranke (auch chirurgische) und ruhige psychisch Kranke.

Mainkofen, Niederbayern

Niederbayrische Heil- und Pflegeanstalt für Geisteskranke. Ebst. Pankofen.

143 ha. Zahl der Kranken am 1. 1. 1928: 193 m., 167 w., Zugänge im Vorjahr 67 m., 50 w., Abgänge 67 m., 49 w., darunter Todesfälle 11 m., 14 w. 382 Plätze: 1 Verpflegklasse. Ärzte: Direktor Ober-Med.-Rat Dr. *Emanuel Scheiber*; Oberärzte: Dr. *Paul Reiß*, Dr. *Philipp Seisser*; Aushilfsarzt: Dr. *Heinz Bollig*. 37 Pfleger, 7 weltliche Pflegerinnen, 25 Ordensschwestern und Kandidatinnen. Eröffnet 1911. Offene Anstalt mit geschlossenenen Wachabteilungen.

Mainz (Hessen)

Psychiatrische Abteilung der **städtischen** Krankenanstalt.

Zahl der Kranken am 1. 1. 1928: 18 m., 16 w., Zugänge 1927: 348 m., 144 w., Abgänge 330 m., 128 w., darunter Todesfälle 14 m., 9 w. 55 Plätze. 3 Verpflegklassen. Prof. Dr. *Hürter*, Dir. und Chefarzt der inneren Abteilung; Ass.-Arzt Dr. *Kruse.* 2 Schwestern, 2 Pfleger. Geschlossene Abteilung.

Malente-Gremsmühlen (Holstein. Schweiz)

Heilstätte für Nervenkranke **„Haus Schönow“.**

12 Morgen. Zahl der Kranken am 1. 1. 1927: 28 m., 18 w., Zugänge im Vorjahr 317 m., 275 w., Abgänge 315 m., 275 w., darunter Todesfälle 1 m., 1 w. 100 Plätze. 3 Verpflegklassen. Ärzte: Direktor Geh. San.-Rat Prof. Dr. *Max Laehr*; Oberarzt Dr. *Paul Berkenau*, Dr. *Walter August Jüngst.* 2 Pfleger. 4 Schwestern. 1899 als Stiftung in Berlin-Zehlendorf gegründet, 1921 nach Blankenburg a. Harz verlegt, seit 1. 4. 1925 auf neu erworbenem eignem Besitz in Malente-Gremsmühlen. Unter den psychischen Behandlungsmethoden wird besonderer Wert auf die Arbeitsbehandlung gelegt; hierfür besondere Lehrkräfte. Gründer und Besitzer ist der zu diesem Zweck gebildete Verein: Heilstätten für Nervenkranke „Haus Schönow“, E. V. milde Stiftung, Sitz in Berlin-Zehlendorf.

Marburg an der Lahn (Prov. Hessen-Nassau)

1. **Landes**heilanstalt, kommunalständige Heilanstalt für Geisteskranke des Reg.-Bez. Kassel (einschließlich Waldecks) mit offenen Abteilungen für Psychisch-Nervöse. Ebst. Marburg-Süd und -Haupt.

40 ha. Zahl der Kranken am 1. 1. 1928: 157 m., 191 w., Zugänge im Vorjahr 174 m., 228 w., Abgänge 198 m., 222 w., darunter Todesfälle 11 m., 27 w. 400 Plätze. 3 Verpflegklassen. Ärzte: Dir. Prof. Dr. *M. Jahrmärker*; Oberärzte: Dr. *H. Giese*, Dr. *Ch. Kraemer*; Ass.-Ärzte: Dr. *Joh. Berger*, Dr. *H. Brunner.* 40 Pfleger, 44 Pflegerinnen. Gründungsjahr 1876. Seit 1920, Fertigstellung einer bes. Universitäts-Nervenklinik, Trennung von Anstalt und Klinik, die seit 1876 miteinander verbunden waren; der Direktor hält nach wie vor Vorlesungen für Juristen und Mediziner. Beratungsstelle. Geschlossene Anstalt mit offener Abteilung.

2. Psychiatrische und Nerven**klinik** der **Universität** Marburg.

2 ha. Zahl der Kranken am 1. 1. 1928: 29 m., 26 w., Zugänge im Vorjahre 582 m., 316 w., Abgänge 595 m., 312 w., darunter Todesfälle 10 m., 7 w. 91 Plätze. 3 Verpflegklassen. Ärzte: Direktor Univ.-Prof. Dr. *Ernst Kretschmer*; Oberarzt: Priv.-Doz. Dr. *Friedrich Mauz*; Ass.-Ärzte: Dr. *Willi Enke*, Dr. *Karl Marx*, Dr. *Kurt Westphal*; Vol.-Arzt: Frau Dr. *Margarete Albrecht.* 19 Pflegepersonal. Gegründet 1920. Geschlossene Anstalt mit offener Abteilung. Beratungsstelle für psychisch und Nervenkranke.

Mariaberg bei **Mägerkingen** (Württemberg)

Heil- und Pflegeanstalt für Schwachsinnige.

Zahl der Kranken am 1. 1. 1928: 126 m., 57 w., Zugänge im Vorjahr

8 m., 5 w., Abgänge 5 m., 5 w., darunter 1 m. Todesfall. 180 Plätze. 3 Verpflegklassen. Leiter Inspektor Karl Wacker; Arzt: Med.-Rat Dr. *Burkarth*, Gammerlingen. 14 Pflegepersonen. Geschlossene Anstalt, gegründet 1847.

Maria-Veen (Prov. Westfalen)

Trinkerheilanstalt **Heidehof.** Ebst. Maria-Veen.

30 Morgen. 50 Plätze. 2 Verpflegklassen. Direktor P. Dr. *Gregor Garbin*; Anstaltsarzt: Dr. *Benson.* Die Anstalt wurde am 15. Juni 1928 eröffnet. Offen.

Markgröningen (Württemberg)

Württembergische **Landesfürsorgeanstalt** für geistesschwache, geisteskranke und hilfsbedürftige geistig normale Personen. Ebst. Asperg.

52 ha. Zahl der Insassen am 1. 1. 1928: 114 m., 156 w., Zugänge im Vorjahr 56 m., 18 w., Abgänge 70 m., 31 w., davon Todesfälle 14 m., 8 w. 330 Plätze. 1 Verpflegklasse. Anstaltsarzt Dr. *Zerweck.* 3 Pfleger und 4 Pflegerinnen. Gründungsjahr 1897. Halbgeschlossen.

Marsberg in Niedermarsberg (Westfalen)

1. **Provinzialheilanstalt** Marsberg. Ebst. Marsberg.

78 ha. Zahl der Kranken am 1. 1. 1928: 263 m., 327 w., Zugänge im Vorjahr 43 m., 58 w., Abgänge 46 m., 38 w., darunter Todesfälle 16 m., 17 w. 638 Plätze. Ärzte: Direktor Prov.-Ober-Med.-Rat Dr. *Ferdinand Schulte*, Prov.-Med.-Rat Dr. *Konrad Langer*; Oberarzt: Dr. *Heinrich Kleffner*; Ass.-Arzt: Dr. *Paul Engelmann.* 50 Pfleger, 51 Ordensschwestern, 3 Pflegerinnen. Gründungsjahr 1814. Durch Dekret des Großherzogs von Hessen vom 27. 12. 1812 wurde die Aufhebung des Kapuzinerkloster zu Marsberg mit der Bestimmung verfügt, die Klostergebäude zu einer Irren- und Krankenanstalt einzurichten. Geschlossene Anstalt mit offner Abteilung. Familienpflege.

2. Provinzialanstalt **St. Johannes-Stift.** Ebst. Marsberg.

50 ha. Zahl der Kranken am 1. 1. 1928: 324 m., 281 w., Zugänge im Vorjahr 20 m., 19 w., Abgänge 32 m., 26 w., darunter Todesfälle 7 m., 4 w. 680 Plätze. 2 Verpflegklassen. Ärzte: Anstaltsdirektor Dr. *Franz Maurer*; Oberarzt: Dr. *Robert Wessing*, Dr. *Jos. Römmelt.* 18 Pfleger, 85 Schwestern. 1881 vom St. Johannes-Verein N.-Marsberg gegründet, 1911 in das Eigentum der Provinz Westfalen übernommen. Halboffene Anstalt. Familienpflege.

Marsens, Kanton Freiburg (Schweiz)

Asile cantonal d'Aliénés.

Bestand am 1. 1. 1928: 186 m., 176 w., Zugänge 1927: 86 m., 83 w.,

Abgänge 82 m., 76 w., darunter Todesfälle 7 m., 20 w. 380 Plätze. Ärzte: Dir. Dr. *P. Voitachevski*, Dr. *A. Jordan*, Dr. *P. Lauber*. 22 Pfleger, 26 Schwestern. Gegründet 1875. Geschlossene Anstalt.

Masans b. Chur (Schweiz), Kanton Graubünden

Erziehungsanstalt für schwachsinnige Kinder.

Bestand am 1. 1. 1928: 44, Zugänge 1927: 11, Abgänge 5. 45 Plätze. Dir. Jakob Brack. Arzt: Dr. *Joh. Jörger*. 4 Lehrkräfte. Offene Anstalt, gegründet 1899.

Mauer-Öhling (Nieder-Österreich)

Niederösterreichische **Landes**-Heil- und Pfleganstalt. Ebst. Mauer-Öhling Westbahn, Schnellzugsstation Amstetten.

100 ha. Zahl der Kranken am 1. 1. 1928: 724 m., 648 w., Zugänge im Vorjahr 198 m., 210 w., Abgänge 139 m., 137 w. 1302 Plätze. 3 Verpflegklassen. Ärzte: Direktor Ober-Med.-Rat Dr. *Mathias Autengruber*; Primarärzte: Direktorstellvertreter Med.-Rat Dr. *Josef Lutz*, Dr. *Michael Scharpf*, Dr. *Josef Schicker*, Dr. *Josef Schneiderbaur*, Dr. *Alfons Bittmann*; Provis. Anst.-Ärzte: Dr. *Adolf Wiedemann*, Dr. *Edwin Grabherr*. 228 Pflegepersonen. Eröffnung 2. 7. 1902 durch S. M. Kaiser Franz Josef. Pavillonsystem mit geschlossenen und offnen Abteilungen. Familienpflege.

Mauren (Kanton Thurgau)

Anstalt für schwachsinnige Kinder.

Zahl der Kinder am 1. 1. 1928: 20 m., 23 w., Zugänge im Vorjahr 3 m., 3 w., Abgänge 3 m., 3 w. 43 Plätze. 1 Verpflegklasse. Paul Oberhänsli, Hausvater; Arzt: Dr. *Fritz Leins*, Bürglen. 1 Lehrerin, 1 Kindergärtnerin, 1 Arbeitslehrerin, 1 Hilfslehrer, 1 Wärterin. Offene Anstalt.

Haus Meienberg, Jona b. **Rapperswil** am Zürichsee, Kanton St. Gallen (Schweiz)

Privat-Kuranstalt für weibl. Nervenleidende. Bahn- und Dampfschiffstation Rapperswil.

$1^3/_4$ ha. Zahl der Kranken am 1. 1. 1928: 15, Zugänge im Vorjahr 94, Abgänge 83. 18 Plätze. 1 Verpflegklasse. Leitende Ärztin: Dr. med. *Siglinde Stier*; wirtschaftliche Leiterin: Natalie Hiller. Gegründet 1903. Offene Anstalt.

Meiringen (Kanton Zürich)

Private Nerven- und Irrenheilanstalt Meiringen für weibl. Kranke.

Bestand am 1. 1. 1928: 161, Zugänge 1927: 43, Abgänge 38, darunter 7 Todesfälle. 160 Plätze. 3 Verpflegklassen. Ärzte: Dir. Dr. *Ernst Wirz*;

Ass.-Arzt: Dr. *Fritz Kümzi.* 21 Pflegerinnen. Gegründet 1918. Geschlossene Anstalt mit offener Abteilung.

Merxhausen, Reg.-Bez. Kassel (Prov. Hessen-Nassau)

Landeshospital Heil- und Pflegeanstalt für weibl. Geisteskranke. Ebst. Sand d. Kleinbahn Kassel-Naumburg.

912 ha. Zahl der Kranken am 1. 1. 1928: 20 m., 772 w., Zugänge im Vorjahr 141 w., Abgänge 116 w. 835 Plätze. 2 Verpflegklassen. Ärzte: Direktor Ober-Med.-Rat Dr. *Hermann Schedtler*; Oberärzte: Dr. *Theodor Heller*, Dr. *Erich Zeiß*, Dr. *Otto Berger*; Ass.-Arzt Dr. *Otto Finusch.* 2 Pfleger, 100 Pflegerinnen. Gründungsjahr 1533. Geschlossene Anstalt mit offner Abteilung. Familienpflege. Das 1213 gegründete Augustinerkloster Merxhausen wurde durch den Landgrafen Philipp den Großmütigen nach der Einführung der Reformation in Hessen 1527 säkularisiert und 1533 mit 3 andern hessischen Klöstern (Haina, Gronau, Hofheim) in ein Hospital für Geisteskranke und Sieche umgewandelt. Merxhausen wurde Pfleganstalt für Frauen und enthielt gegen 1600 fast 300 teils geisteskranke, teils sieche Frauen. Im 30jährigen Krieg sank die Zahl auf 40, nur langsam erholte sich die Stiftung. Rascher erfolgte der Aufschwung nach den Verwüstungen des 7jährigen Krieges. Zahl der Pfleglinge um 1800 zirka 200. 1827 Neubau eines Honoratiorengebäudes für 50 Kranke. 1867 Errichtung eines Neubaus für Erregte mit 90 Betten. Vollständige Reorganisation der Anstalt im Anfang der 80er Jahre, Neubauten für 250 Kranke. Anstellung eines ärztlichen Direktors 1886. Erweiterungsbau für 240 Kranke 1894. Seit 1902 Neubau von 7 kleineren Krankenhäusern, darunter 3 Isolierhäusern für infektiöse Erkrankungen je 22 Betten (Typhus, Ruhr, Tuberkulose u. a. infektiöse Erkrankungen). In eigner Bewirtschaftung Gut Merxhausen mit 157,17 ha.

Merzig a. d. Saar (Rheinprovinz)

Heil- und Pfleganstalt des Saargebiets. Ebst. Merzig.

75 ha. Zahl der Kranken am 1. 1. 1928: 412 m., 429 w., Zugänge im Vorjahr 303 m., 191 w., Abgänge 279 m., 140 w., darunter Todesfälle 33 m., 24 w. 810 Plätze. 3 Verpflegklassen. Ärzte: Dr. *Emil Ennen*, Direktor; Oberarzt Dr. *Alfred Langen*, Dr. *Emil Weidner*, Dr. *Wilhelm Gangloff*, Dr. *Peter Thinnes*; Ass.Ärztin Dr. *Elli Schmitz.* 67 Pfleger, 68 Pflegerinnen. Gründungsjahr 1876. Geschlossene Anstalt mit offn. Abteilung.

La Metarie, Nyon, Kanton Waadt (Schweiz)

Privat-Heil- und Pfleganstalt. Ebst. Nyon.

12 ha. Zahl der Kranken am 1. 1. 1928; 22 m., 32 w., Zugänge im Vorjahr 26 m., 27 w., Abgänge 25 m., 26 w., darunter Todesfälle 2 m., 1 w. 55 Plätze. 2 Verpflegklassen. Ärzte: Dir. Dr. *O. L. Forel*, Priv.-Doz. an der Universität Genf, Dr. *Sigwart Frank*, Dr. *Jean Thürler.* Dr. *Simon*

Jichlinski, 14 Pfleger 50 Pflegerinnen. Gründungsjahr 1857. Geschlossene Anstalt mit offnen Abteilungen.

Mitau (Jelgawa), (Kurland) Lettland

Günthershof, Heil- und Pfleganstalt für Geisteskranke, Epileptiker, Schwachsinnige und Süchtige.

Zahl der Kranken am 1. 1. 1928: 161 m., 217 w., Zugänge 1927: 45 m., 54 w., Abgänge 43 m., 51 w., darunter Todesfälle 12 m., 16 w. 400 Plätze. 1 Verpflegklasse. Ärzte: Dir. Dr. *Kristoph Neuberg*; Oberarzt: Dr. *Richard Werner*; Abt.-Ärzte: Dr. *Leonie Neuberg*, Dr. *Wladimir Nikolajew*. 7 Schwestern, 70 Pfleger und Pflegerinnen. Die Anstalt Thabor ist 1921 mit der Anstalt Günthershof vereinigt worden, Thabor ist 1887, Günthershof 1901 gegründet. Geschlossene Anstalt mit offener Abteilung.

Montabaur i. Westerwald (Prov. Hessen-Nassau)

1. **Caritashaus** zur Pflege von männl. Geistesschwachen, Idioten und Epileptikern.

Bestand am 1. 1. 1928: 425, Zugänge 1927: 106, Abgänge 46, darunter 10 Todesfälle. 455 Plätze. 1 Verpflegklasse. Vorsteher Bruder Emanuel Belke; Arzt: Med.-Rat Dr. *Floeck*; für chirurgische Fälle: Dr. *Heuster*. Pflege- und Aufsichtspersonal 43. Geschlossene Anstalt mit offn. Abteilung. Gegründet 1898.

2. **St. Vincenzhaus** der Barmherzigen Brüder Montabaur. Anstalt für Schwachsinnige (nicht Bildungsfähige).

100 Betten. Am 2. 2. 1928 eröffnet. Leitender Arzt: Med.-Rat Dr. *Rösgen*, Montabaur. Vorsteher Bruder Arnulf. 10 Brüder. Geschlossene Anstalt.

Monthey (Kanton Wallis, Schweiz)

Maison de Santé de Malévoz, Anstalt zur Behandlung nervöser und geistiger Krankheiten.

Zahl der Kranken am 1. 1. 1928: 83 m., 108 w., Zugänge 90 m., 96 w., Abgänge 80 m., 84 w., darunter Todesfälle 10 m., 10 w. 220 Plätze. 3 Verpflegklassen. Ärzte: Dir. Dr. *André Repond*; Ass.-Ärzte: Dr. *Benoziglio Nissim*, Dr. *Heinrich Nunberg*, Dr. *Myriam Repond*. 18 Pfleger, 30 Schwestern. Gründungsjahr 1901. Die Klinik wurde als Privatanstalt gegründet und wurde 1916 vom Kanton erworben. Offene und geschlossene Pavillons.

Moritzburg bei **Dresden** (Sachsen)

Schröters Heilpädagogisches Institut.

4000 qm. Zahl der Zöglinge am 1. 1. 1928: 14 m., 3 w. 18 Plätze. 1 Verpflegklasse. Ottor Trillitsch, Privatschuldirektor. Offene Anstalt,

1873 in Dresden durch Schröter gegründet, 1910 Übernahme durch Dir. Trillitzsch, 1922 nach Moritzburg verlegt.

Morsbach a. d. Sieg (Rheinprovinz)

Privat-Heil- und Pfleganstalt **Maria-Hilf** der kath. Pfarrgemeinde Morsbach für geistesschwache, nicht bildungsfähige Knaben.

Bestand am 1. 1. 1928: 42, Zugänge 1927: 10, Abgänge 12, darunter 7 Todesfälle. 44 Plätze. 1 Verpflegklasse. Arzt: Dr. *Karl Kaufmann*. 3 Schwestern. Geschlossene Anstalt, gegründet 1871.

Mosbach (Baden)

Privat-Erziehungs- und Pfleganstalt für Geistesschwache, bes. Jugendliche.

Bestand am 1. 1. 1928: 116 m., 108 w., Zugänge 1927: 19 m., 17 w., Abgänge 10 m., 20 w., darunter Todesfälle 3 m., 4 w. 250 Plätze. Dir. Pf. Heinrich Riehen; Arzt: Bezirksarzt Med.-Rat Dr. *Karl Schmidt*. 7 Pfleger, 13 Schwestern. Offene Anstalt, gegründet 1880.

München (Bayern)

1. Psychiatrische und Nerven**klinik** der **Universität** München.

9500 qm. Zahl der Kranken am 1. 1. 1928: 132 m., 137 w., Zugänge im Vorjahr 1620 m., 1074 w., Abgänge 1606 m., 1042 w., darunter Todesfälle 85 m., 58 w. 268 Betten. 3 Verpflegklassen. Direktor: Geh. Med.-Rat Prof. Dr. *Oswald Bumke*; Ärzte: Prof. Dr. *August Bostroem*, Prof. Dr. *E. Kahn*, Prof. Dr. *H. Spatz*, Dr. *Walter Jahrreiß*, Dr. *Fritz Kant*, Dr. *Hermann v. Staehr*, Dr. *Bruno Habel*, Dr. *Eduard Krapf*, Dr. *Josef Zech*, Dr. *Anna Kuhl*, Dr. *Fritz Knigge*, Dr. *Curt Müller*, Dr. *Fritz Mann*, Dr. *Helmut Roemer*. 44 Schwestern, 32 Pfleger, 18 Hilfspflegerinnen. Erbaut 1902/04 als Psychiatrische Universitätsklinik. Erster Direktor Prof. Dr. *Emil Kraepelin*, 1904—1922. Seit 1. 4. 1924 Psychiatrische und Nervenklinik, Direktor Prof. Dr. *Oswald Bumke*. Geschlossene Psychiatrische Abteilungen, offene Nervenabteilungen. Poliklinik: Sprechstunden und Beratungsstelle für Nerven- und Gemütskranke.

2. **Deutsche Forschungsanstalt für Psychiatrie.** Kaiser Wilhelm-Institut in München, Kraepelinstraße 2.

Die Leitung hat jeweils auf einige Jahre einer der Abteilungsleiter, z. Z. Prof. Dr. *Spielmeyer*. Die Abteilungen sind folgendermaßen besetzt: Prof. Dr. *Walther Spielmeyer*, anatomische Abteilung, Assistent Dr. *Bodechtel*; Prof. Dr. *Felix Plaut*, serologische und experimentell therapeutische Abteilung, Assistent Dr. *Kassowitz*; Prof. Dr. *Ernst Rüdin*, genealogische Abteilung, Assistenten: Dr. *Schulz*, Privatdozent Dr. *Luxenburger* (Medizinalstatistiker), Fräulein Dr. *Juda*, (von der Regierung Schwaben und Neuburg als Assistent angestellt:) Dr. *Lang*, Prof. Dr.

Franz Jahnel, Abteilung für Spirochaetenforschung. In der psychologischen Abteilung führt Dr. *Otto Graf*, Kraepelins Mitarbeiter, die experimentellen, insbesondere die arbeitspsychologischen Untersuchungen weiter. Für die soeben eröffnete chemische Abteilung, die aus äußeren Gründen einen Leiter noch nicht bekommen kann, ist als Gast Dr. *Irvine Page* vom Presbyterian Hospital in New York für einige Jahre eingeladen worden. Ihm sollen zwei assistierende Herren beigegeben werden. Professor *Willstätter* hat sich bereit gefunden, der Forschungsanstalt für den Betrieb dieser chemischen Abteilung seinen Rat zu geben.

Die Forschungsanstalt ist das Werk *Emil Kraepelins*; sie wurde im Jahre 1917 durch eine Stiftung gegründet. Im April 1918 wurde sie in den Laboratorien der psychiatrischen Klinik eröffnet, 1924 in den Verband der Kaiser Wilhelm-Institute aufgenommen und erhielt 1928 durch die Rockefeller-Stiftung einen eigenen Institutsbau.

Psychiatrische Abteilung für die Deutsche Forschungsanstalt am Krankenhause München-Schwabing.

Zahl der Kranken am 1. 1. 1928: 20 m., 50 w., Zugänge 1927: 106 m. (die Männerabteilung wurde erst am 1. 8. 1827 eröffnet), 439 w., Abgänge 90 m., 431 w., darunter Todesfälle 8 m., 43 w. (die verhältnismäßig hohe Zahl erklärt sich durch Verlegung vieler Seniler und Arteriosklerotischer aus dem Krankenhause Schwabing 1800 Betten). 94 Plätze. 3 Verpflegklassen. Ärzte: Leitender Oberarzt Prof. Dr. *Johannes Lange*, Dr. *Erich Guttmann*, Dr. *Lothar Gerweck*, Dr. *Joachim Haenel*. 8 Pfleger, 8 Schwestern. Geschlossene Anstalt mit offener Abteilung, gegründet 1922.

3. **Heckscher Nervenheil- und Forschungsanstalt** und **Hirnverletztenheim, München,** Tristanstr. 20.

Heckscher Nervenheil- und Forschungsanstalt (gestiftet durch Herrn A. Heckscher New York) 1923. Hirnverletztenheim für dauernd pflegebedürftige Kriegshirnbeschädigte, als Ergänzung der 1916 eröffneten Krankenabteilung für hirnverletzte Krieger, gegründet 1921 (durch Verein für Fürsorge für Schwerstkriegsbeschädigte). 1924 beide Anstalten vereinigt unter Leitung von Professor Dr. *Isserlin*. Zunächst für hirnverletzte und organisch nervenkranke Kriegsbeschädigte: ärztliche, psychologische, heilpädagogische, arbeitstherapeutische, fürsorgerische Behandlung und Betreuung. Eigene Anstalt 1925 neu erbaut, München, Tristanstr. 20. Neben Kriegsbeschädigten von da ab auch anderen ähnlichen Kategorien von Kranken zugänglich. Anstalt ab 1. 9. 1929 durch Kinder- und Frauenabteilung mit ca. 40 Betten erweitert. Heilpädagogischer Hort. Zahl der Kranken ab 1. 1. 1928: 24 m. Zugänge 280, Abgänge 280, Stand am 31. 12. 28: 24. Zahl der Heiminsassen am 1. 1. 28: 28, Zugänge 10, Abgänge 13. — Stand am 31. 12. 28: 25. Gesamtbettenzahl 75. 1 Verpflegsklasse. Chefarzt: Prof. Dr. *Max Isserlin*; Abteilungsvorstand: Privatdozent: Dr *Fritz Lothmar*; Ärzte: Dr. *Arthur Wollny*, Dr. *Erich Feuchtwanger*, Dr. *Maria Weber*, 2 Volontärärzte. Psychologin: Dr. Gräfin *Kuenberg*. Verwaltungsvorstand: Wilhelm Böhm, Lehrer a. D. 3 Pfleger, 16 Ordensschwestern der St. Josefskongregation Ursberg. Offene Anstalt, heilpädagogische Schulung, Werkstätten für Arbeitstherapie, Außenfürsorge, Familienpflege, Beratungsstelle für psychisch- und Nervenkranke.

Die Heckscher-Anstalt soll nicht nur eine Heilanstalt sein, sondern auch in besonderem Maße wissenschaftliche Forschung pflegen. Sie steht in enger freundschaftlicher Zusammenarbeit mit der Deutschen Forschungsanstalt für Psychiatrie, in deren unmittelbaren Nähe sie sich befindet.

Literatur: *Isserlin*: Die bayrische Fürsorgeeinrichtungen für Hirnverletzte, *Feuchtwanger*: Störungen der Sprache bei Hirngeschädigten und ihre Behandlung. Beide Abhandlungen sind in der illustr. Halbmonatsschrift: Das Bayerland, 37. Jahrgang, Nummer 22/23 enthalten.

4. Kuranstalt **Neufriedenheim** für Nerven- und Geisteskranke.

12 ha. Zahl der Kranken am 1. 1. 1927: 25 m., 15 w. Zugänge im Vorjahr 65 m., 36 w., Abgänge 61 m., 35 w., darunter Todesfälle 5 m., 4 w. Ärzte: Geh. San.-Rat Hofrat Dr. *Ernst Rehm*, Bes. u. Leiter; San.-Rat Dr. *Otto Kaiser*, Oberarzt; Dr. *Leo Baumüller*, Dr. *Hilde Baumüller*. 7 Pfleger, 17 Pflegerinnen. Gegründet 1891, Neu- und Umbauten 1911—1913. Offene Anstalt mit geschlossener Abteilung.

5. Kuranstalt **Bad Thalkirchen**-München. Klinische Abteilung für aphasische u. a. Sprachstörungen, Heilpädagogik, psychologische Übungsbehandlung.

20 Plätze, ev. mehr. 3 Verpflegklassen. Für Erwachsene u. Kinder. Arzt: Dr. med. et phil. *W. Elisaberg*. Offene Anstalt, gegründet 1928.

6. Kuranstalt **Obersendling**, München 44, Wolfratshauserstr. 88. 1. Offenes Sanatorium für Nervöse beiderlei Geschlechts. 2. Kuranstalt für weibl. Gemütskranke. Ebst. München.

6 ha in München, 65 ha im Bauernhof Weipertshausen (Starnberger See). Zahl der Kranken am 1. 4. 1928: 46 w., 3 m. Zugänge im Vorjahr 70, Abgänge 74, darunter Todesfälle 5. 50 Plätze. 1 Verpflegklasse. Besitzer und Direktor Geh. San.-Rat Dr. *Karl Ranke*; Anstaltsarzt: Dr. *Max Steger*; Assistenzarzt: Dr. *Lotte Krenzer*. 3 Oberinnen, 39 Schwestern. Gründungsjahr 1893.

Münchenbuchsee bei **Bern** (Schweiz)

Private Nervenheilanstalt **Wyss.** Ebst. Münchenbuchsee.

125 ha. Zahl der Kranken am 1. 1. 1928: 30 m., 34 w. Zugänge 1927 34 m., 46 w., Abgänge 37 m., 38 w., darunter Todesfälle 3 m., 3 w. 80 Betten. 2 Verpflegklassen. Besitzerin: Frau Klara Wyss-Kaestli; Ärztliche Leitung: Dr. med. *Harald Schmid-Wyss*, Dr. *Caesar Tauber von Planta*. 7 Wärter, 9 Wärterinnen. Gegründet 1847. Geschlossene Anstalt mit offener Abteilung. Aufnahme und Behandlung von Psychosen und Neurosen, organischen, speziell luischen Nervenkrankheiten, Entziehungskuren (Alkohol, Morphin, Kokain). — Individuelle Psychotherapie, Arbeitstherapie.

München-Gladbach (Reg.-Bez. Düsseldorf, Rheinprovinz)

1. **Alexianer**-Heil- und Pfleganstalt für männl. Geisteskranke, Ebst. M.-Gladbach.

Zahl der Kranken am 1. 1. 1928: 322, Zugänge im Vorjahr 51, Abgänge 41, darunter Todesfälle 24. 325 Plätze. 2 Verpflegklassen. Direktor Med.-Rat Dr. *Georg Krause*, Hausarzt Dr. *Gottfried Kentenich*. 31 Alexianer-Brüder, 4 Pfleger. Gründungsjahr 1869. Geschlossene Anstalt.

2. **„Hephata"**, evangelische Bildungs- und Pfleganstalt für Schwachsinnige.

Bestand am 1. 1. 1928: 463 m., Zugänge 1927: 106 m., Abgänge 45 m., darunter 17 Todesfälle. 486 Plätze. 1 Verpflegklasse. Direktor Walter Niefeling; Arzt: Dr. *Emil Kröber*. 6 Pfleger, 25 Schwestern. Gegründet 1858.

Mündt, Kr. Jülich, Rheinprovinz

St. Anna-Haus für weibl. Alkohol- und Nervenkranke.

Bestand am 1. 1. 1928: 26, Zugänge 1927: 15, Abgänge 9. 30 Plätze. 2,30 RM tgl. Arzt: San.-Rat Dr. *Bremer*. 10 Schwestern. Offene Anstalt. Gegründet 1903.

Münsingen (Kanton Bern, Schweiz)

Kantonale Irrenanstalt.

143 ha. Zahl der Kranken am 1. 1. 1928: 468 m., 476 w., Zugänge 1927: 165 m., 119 w., Abgänge 143 m., 112 w., darunter Todesfälle 28 m., 34 w. 979 Plätze. 3 Verpflegklassen. Ärzte: Direktor Dr. *U. Brauchli*, Dr. *A. Good*, Dr. *M. Müller*, Dr. *G. Schaudt*, Frl. Dr. *I. Marton*. 69 Pfleger, 79 Wärterinnen. Gründungsjahr 1895. Geschlossene Anstalt mit offener Abteilung. Familienpflege.

Münster (Westfalen)

1. **Psychiatrische** und **Nervenklinik** der **Universität** Münster.

18200 qm. 100 Plätze. Ärzte: Direktor Professor Dr. *Ferdinand Kehrer*, Dr. *Heinrich Korbsch*, Dr. *Eberhard Zwirner*, Dr. *Hermann Gausebeck*. Z. Zt. nur Poliklinik, ab 1. 9. 1928 Nervenklinik, ab 1. 10. 1929 Psychiatrische Klinik.

2. **Provinzialheilanstalt** für Geisteskranke.

185 ha. Zahl der Kranken am 1. 1. 1928: 423 m., 433 w., Zugänge im Vorjahr 276 m., 258 w., Abgänge 256 m., 234 w., darunter Todesfälle 35 m., 48 w. 798 Plätze. 2 Verpflegklassen. Ärzte: Direktor San.-Rat Dr. *E. Kleffner*, Provinzialobermed.-Rat; Oberärzte: Dr. H. *Lachmund*, Dr. *H. Cordes*, Dr. *W. Hinsen*, Dr. *Anton Lewing*; Assistenzarzt: Dr. *Franz Loer*. 71 Pfleger, 5 Pflegerinnen, 93 Schwestern. Gründungsjahr 1878. Geschlossene Anstalt mit offener Abteilung, Familienpflege.

Münsterlingen am Bodensee (Kt. Thurgau, Schweiz)

Kantonale Irrenanstalt.

80 ha, 70 ha Alpbetrieb. Zahl der Kranken am 1. 1. 1928: 183 m.,

274 w., Zugänge 1927: 94 m., 80 w., Abgänge 97 m., 89 w., darunter Todesfälle 9 m., 21 w. 440 Plätze. 2 Verpflegklassen. Ärzte: Direktor Dr. *H. Wille*; Assistenzärzte: Dr. *O. Wirth*, Dr. *O Businger*. 29 m., 44 w. Pflegepersonal. Eröffnet 1839 in den Räumen eines alten Nonnenklosters. Geschlossene Anstalt mit offener Abteilung. Familienpflege.

Muri (Kt. Aargau, Schweiz)

Kantonale Pfleganstalt für arme, unheilbare, körperlich kranke und gebrechliche Leute.

Bestand am 1. 1928: 229 m., 205 w., Zugänge 1927: 85 m., 52 w., Abgänge 85 m., 49 w., darunter Todesfälle 39 m., 26 w. 440 Plätze. 2 Verpflegklassen. Verwalter Samuel Wernli. Ärzte: Dr. *Hugo Keller*, Dr. *Albert Ammann, Muri*. 5 Wärter, 16 Wärterinnen. Offene Anstalt. Gegründet 1909.

Neinstedt am Harz (Prov. Sachsen)

Neinstedter **Elisabethstift**, Heilerziehungs- und Pfleganstalt für Schwachsinnige und Epileptiker in Neinstedt, Thale (Harz) und auf Schloß Detzel bei Neuhaldensleben. Private Wohltätigkeitsanstalt.

50 Morgen. Zahl der Kranken am 1. 1. 1928: 434 m., 327 w., Zugänge 1927: 134, Abgänge 83, darunter Todesfälle 27. 780 Plätze. 2 Verpflegklassen. Pastor Johannes Richter, leit. Anstaltsgeistlicher, San.-Rat Dr. *Hermann Wittenberg*, leitender Arzt. 120 Pfleger u. Schwestern. Gründung 1861 als private Wohltätigkeitsanstalt. Offene Anstalt.

Neubabelsberg b. **Potsdam** (Prov. Brandenburg)

Sanatorium Neubabelsberg. Ebst. Neubabelsberg.

35 Morgen. Zahl der Kranken am 1. 1. 1927: 40, 40 Plätze. 1 Verpflegklasse. Leitender Arzt: Dr. *Richard Sinn*, Dr. *Arnold Kloth*, 18 Pfleger und Schwestern. Geschlossene Anstalt mit offener Abteilung.

Neuerkerode, Braunschweig

Neuerkeröder Anstalten für Schwachsinnige und Epileptiker, Anstalten der **innern Mission.** Post Sickte.

375 Morgen. Zahl der Kranken am 1. 1. 1928: 242 m., 216 w., Zugänge 1927: 34 m., 28 w., Abgänge 23 m., 12 w., darunter Todesfälle 12 m., 5 w. 520 Plätze. 1 Verpflegklasse. Pastor Ludwig Beyer, Anstaltsvorsteher, Dr. med. *Georg Ittel*, Anstaltsarzt. 54 Pflegepersonal, dazu Lehrer und Hilfspersonal, auch Handwerker, Landwirte usw. Gegründet 1868 durch Pastor G. Stutzer. Offene Anstalt. In Einzelfällen Außenfürsorge. Die Anstalten haben 2 Filialen, den Burschenhof in Niedersickte und den Heerberg in Erkerode. Das Spezialarbeitsgebiet ist die Ausbildung schwach-

sinniger Kinder in den sog. Bildungsanstalten für schwachsinnige Schulkinder (Hilfsschule).

Neuhaldensleben (Prov. Sachsen)

Anstalt im Bau, die am 1. Juli 1929 in Betrieb genommen werden soll.

Neuhausen (Kanton Schaffhausen, Schweiz)

Staatliche Erziehungsanstalt **Löwenstein** bei Neuhausen für bildungsfähige schwachsinnige Kinder. Ebst. Neuhausen oder Schaffhausen.

400 qm. Zahl der Zöglinge am 1. 1. 1928: 7 m., 9 w., Zugänge 1927: 2 m., 3 w., Abgänge 5 m., 1 w. 20 Plätze. Vorsteher: Carl Müller. 2 Pfleger (innen). 1910 eröffnet. Geschlossene Anstalt.

Neuötting a. I., Oberbayern

St. Paulusstift, Pfleganstalt für weibl. Schwachsinnige, Epileptiker, Gebrechliche.

Zahl der Kranken am 1. 1. 1928: 110, Zugänge 1927: 42, Abgänge 13, darunter Todesfälle 7 w., 130 Plätze. 2 Verpflegklassen. Hausarzt Dr. *Eduard Kistenfeger*, Neuötting. 20 Schwestern. Geschlossene Anstalt mit offn. Abteilung. Gegründet 1898.

Neuruppin (Prov. Brandenburg)

Landesanstalt. Ebst. Neuruppin.

251 ha. Zahl der Kranken am 1. 1. 1928: 952 m., 881 w., Zugänge 1927: 275 m., 122 w., Abgänge 220 m., 134 w., darunter Todesfälle 89 m., 61 w. 1050 M., 925 Fr. = 1975 Plätze. 2 Verpflegklassen. Ärzte: Direktor San.-Rat Dr. *Karl Knörr*; Oberärzte: Dr. *Erich Noack*, Dr. *Curt v. Leupoldt*, Dr. *Wilhelm Dugge*, Dr. *Franz Hoegg*, Dr. *Bruno Petzsch*, Dr. *Wolfgang Dreibholz*, Dr. *Paul Syring*; Assistenzärzte: Dr. *Werner Gründler*, Dr. *Alfred Mönnich*. 193 Pfleger, 140 Pflegerinnen. Im Mai 1897 eröffnet. Geschlossene Anstalt mit offener Abteilung. Beratungsstelle für schwachbegabte und nervöse Kinder.

Neusandhorst b. **Aurich** (Hannover)

3 **Privatanstalten** für Geisteskranke.

Börchers, de Buhr u. Coordes.

Neuß a. Rh. (Rheinprovinz)

1. **Alexianer**-Heil- und Pfleganstalt. (Privat).

2945 qm, Arbeitsland f. d. Kranken 110 Morgen. Zahl der Kranken am 1. 1. 1928: 402 m., Zugänge 111, Abgänge 102, darunter Todesfälle 37.

4 Verpflegklassen. 500 Plätze. Leit. Arzt Dr. *Ferdinand Müller*, San.-Rat Dr. *Josef Goder*. 74 Pfleger. Gegründet 1492. Geschlossene Anstalt.

2. **Privat**-Heil- und Pfleganstalt für weibl. Geistes- und Nervenkranke **St. Josefskloster** in Neuß.

23 Morgen. Zahl der Kranken am 1. 1. 1928: 345, Zugänge im Vorjahr 167, Abgänge 134. 340 Plätze. 3 Verpflegklassen. Leit. Arzt Dr. *Jos. Thywissen*, Dr. *Franz Broich*. ca. 60 Schwestern. Gründungsjahr 1858. Geschlossene Anstalt mit offener Abteilung.

Neustadt i. Holstein (Prov. Schleswig-Holstein)

Landes-Heil- und Pfleganstalt. Ebst. Neustadt.

33 ha. Zahl der Kranken am 1. 1. 1927: 577 m., 568 w., Zugänge im Vorjahr 234 m., 198 w., Abgänge 207 m., 177 w., darunter Todesfälle 54 m., 42 w. 1153 Plätze. 1 Verpflegklasse. Ärzte: Direktor Dr. *Otto Walther*; Oberärzte: Dr. *Friedrich Lütgerath*, Dr. *Karl Grabow*, Dr. *August Tornquist*, Dr. *Friedrich Struve*; Hilfsärzte: Dr. *Johannes Krey*, Dr. *Ingolf Brückmann*, u. a., 100 Pfleger, 33 Pflegerinnen, 85 Schwestern. Gründungsjahr 1893. Geschlossene Anstalt. Fieberbehandlung der Paralyse zentralisiert für die ganze Provinz. Poliklinik zu Diagnostik und Therapie. Außenfürsorge, in Familienpflege 19 m., 38 w. Kranke. Beratungsstelle.

Neustadt-Clewe (Mecklenburg)

Ärztliches **Familienheim** für nervenkranke und erholungsbedürftige Damen. Ebst. Neustadt-Glewe (Mecklenburg).

1,25 ha. Zahl der Kranken am 1. 1. 1928: 9, Zugänge 1927: 34, Abgänge 31, darunter 1 Todesfall. 12—14 Plätze. 1 Verpflegklasse. San.-Rat Dr. *Heinrich Holtermann*, Generaloberarzt d. Landwehr a. D. 1905 erbaut. Offene Anstalt.

Niedernhart-Linz a. d. D. (Oberösterreich)

O.-ö. **Landes**-Heil- und Pfleganstalt für Geisteskranke. Ebst. Linz a. d. D.

34 ha. Zahl der Kranken am 1. 1. 1928: 398 m., 452 w., Zugänge im Vorjahr 1927: 232 m., 263 w., Abgänge im Vorjahr 1927: 172 m., 188 w., Todesfälle 29 m., 49 w. 700 Plätze. 3 Verpflegklassen. Ärzte: Direktor Dr. *Josef Böhm*, San.-Rat; Primarärzte: Dr. *Karl Ganhör*, Dr. *Maximilian Kurz*-Goldenstein, Dr. *Gustav Schmidtberger*; Oberarzt: Dr. *Johann Gföllner*. 77 Pfleger, 65 Schwestern. Gründungsjahr 1867. Geschlossene Anstalt.

Nieder-Ramstadt bei **Darmstadt** (Hessen)

Anstalt der **innern Mission** für epileptische Kinder und Jugendliche.

Zahl der Kranken am 1. 1. 1928: 140 m., 87 w., Zugänge 1927: 31 m., 11 w., Abgänge 20 m., 17 w., darunter Todesfälle 3 m., 4 w. 265 Plätze. 1 Verpflegklasse. Direktor Pf. Otto Schneider. Leitender Arzt Dr. *Ernst Georg*. 16 Pfleger, 16 Pflegerinnen. Offene Anstalt. Gegründet 1900.

Niederzwehren bei **Cassel** (Prov. Hessen-Nassau)

Neuemühle, Privat-Heil- und Pfleganstalt für Nerven- und Gemütskranke.

25 Plätze. 1911: 38 Kranke. Leit. Ärzte u. Bes. Dr. *Otto* u. Dr. *Gustav Brunner*.

Nietleben b. **Halle** (Prov. Sachsen)

Landes-Heilanstalt. Ebst. Halle a. d. S.

59 ha. Zahl der Kranken am 1. 1. 1928: 546 m., 381 w., Zugänge im Vorjahr 303 m., 118 w., Abgänge 232 m., 136 w., darunter Todesfälle 59 m., 34 w. 1000 Plätze. 3 Verpflegklassen. Ärzte: Prof. Dr. *Berthold Pfeifer*, Direktor; San.-Rat Dr. *Wilhelm Weidenmüller*, stellvertr. Dir.; Oberärzte: Dr. *Paul Langer*, Dr. *Ferdinand Pfannmüller*, Dr. *Michael Feldhahn*, Dr. *Friedrich von Rohden*; Assistenzart: Dr. *Lothar Ziegelroth*. 134 Pfleger, 82 Pflegerinnen. Gründungsjahr 1844. Geschlossene Anstalt mit offener Abteilung. Außenfürsorge.

Nöbdenitz (Thüringen)

Tannenfeld, Privat-Heil- und Pflegeanstalt für Nerven- und Gemütskranke bei Nöbdenitz. (Bahnst.)

20 ha. Zahl der Kranken am 1. 1. 1928: 17 m., 16 w., Zugänge 1927: 179 m., 169 w., Abgänge 182 m., 160 w. 70 Plätze. 2 Verpflegklassen. Leiter: Dr. med. *Arthur Tecklenburg*, 2. Arzt: Dr. med. *Ludwig Lemmer*. 1 Pfleger, 10 Schwestern. Gründungsjahr 1899. Offene und halboffene Abteilung für organische und funktionelle Nervenleiden, Neurosen, Alkohol- und Rauschgiftentziehungen; geschlossene Abteilungen für Psychosen aller Art.

Nordhausen a. Harz (Prov. Sachsen)

Jugendsanatorium, Heil- und Erziehungsheim für seelisch abnorme Kinder.

70 Plätze. Monatlich 230 Mk. Ärztlicher Leiter: Dr. med. *K. Isemann*, insgesamt 50 Mitarbeiter. Heilpädagogische Berufsausbildung.

Nürnberg (Bayern)

Psychiatrisch-neurologische Abteilung des allg. **städtischen** Krankenhauses.

6327 qm. Zahl der Kranken am 1. 1. 1928: 57 m., 45 w., Zugänge im Vorjahr 1584 m., 857 w., Abgänge 1583 m., 853 w., darunter Todesfälle 76 m., 73 w. 160 Plätze. 2 Verpflegklassen. Ärzte: San.-Rat Dr. *Carl v. Rad*, leitender Oberarzt; Dr. *Walter Kaldeway*, 1. Assistent; Assistenzärzte: Dr. *Franz Wilmers*, Dr. *Wilhelm Dodel*; Dr. *Berta Stern*, Vol.; Dr. *Helmut Radecke*. Med.-Prakt. Frl. Dr. *Edith Voss*. 15 Pfleger, 11 Schwestern. Gründungsjahr 1897. Geschlossene Anstalt und offene Abteilung. Außenfürsorge wird durch die Fürsorgestelle der Heil- und Pflegeanstalt Erlangen betätigt.

Ober-Beřkowitz (Böhmen)

Böhmische **Landesirrenanstalt Horni Beřkovice.** Ebst. Beřkovice.

54 ha. Zahl der Kranken am 1. 1. 1928: 381 m., 386 w., Zugänge im Vorjahr 137 m., 113 w., Abgänge 124 m., 92 w., darunter Todesfälle 58 m., 36 w. 880 Plätze. (1.6. 1928: 808 Kranke.) 1 Verpflegklasse. Ärzte: Direktor *M. U.* Dr. *Johann Hladik*, Oberprimarius Dr. *Jaromir Frus*, Dr. *Franz Maličky*, Dr. *C. Masojidek*, Dr. *Heinrich Schuhmann*, Dr. *Zdislava Kozlerová*. 89 Pfleger, 81 Pflegerinnen. Gründungsjahr 1890. Geschlossene Anstalt. Früher Filiale der Prager Landesanstalt, seit 1919 selbständige Landesanstalt. Rayon: Bezirksverwaltung Aussig, Leitmeritz, Roudnice Teplitz.

Oberhollabrunn, Niederösterreich

N.-ö. **Landeserziehungsheim** für schwer erziehbare Kinder.

Bestand am 1. 1. 1928: 50 Knaben, 110 Mädchen. Zugänge 1927: 20 Kn. 40 M., Abgänge 20 Kn., 40 M. 160 Plätze. Leiterin M. Majella Wagner, Ordensschwester. 20 Schwestern, Lehrerinnen, Erzieherinnen. Geschlossene Anstalt. Gegründet 1922.

Obernigk b. **Breslau** (Prov. Schlesien)

1. **Sanatorium Dr. Curt Sprengel** (früher San.-Rat Dr. Kleudgen).

18 Morgen. Zahl der Kranken am 1. 1. 1928: 36 m., 48 w., Zugänge 1927: 229 m., 159 w., Abgänge 236 m., 163 w., darunter Todesfälle 10 m., 11 w. 100 Plätze. 3 Verpflegklassen. Ärzte: Dr. *Curt Sprengel*, Dr. *Johannes Mäder*, Dr. *Carl Frentzsch*. 2 Pfleger, 12 Schwestern. Gründungsjahr 1881. Familienpflege. Beratungsstelle für Alkoholkranke. Milchkuranstalt. Entziehungskuren. Sanatorium mit geschl. Abteilung.

2. **Lewaldsche Kuranstalt,** Sanatorium für Nerven- und Gemütskranke. Bad Obernigk.

6 Morgen. Zahl der Kranken am 1. 1. 1928: 27 m., 17 w., Zugänge im Vorjahr 247 m., 284 w., Abgänge 244 m., 286 w., darunter Todesfälle 1 m., 1w. 80 Plätze. 2 Verpflegklassen. Leitender Arzt: Professor Dr. *Kurt Berliner*; Assistenzärzte: Dr. *Walter Fischer*, Dr. *Adolf Hofmann*,

Dr. *Konrad Kern.* 12 bis 15 Schwestern, 2 bis 3 Pfleger. Gründungsjahr 1870. Geschlossene Privatanstalt für psychisch Kranke und offenes Sanatorium für Nervenkranke und Erholungsbedürftige in 2 getrennten Bauten.

Oberstammheim, Kanton Zürich (Schweiz)

Dr. med. **Vetters** Heil- und Pfleganstalt.

Eröffnet 1863. 22 Plätze.

Oberwil bei **Zug** (Schweiz)

Privat- Nervenheilanstalt **„Franziskusheim".** Ebst. Zug.

60 Jucharten. Zahl der Kranken am 1. 1. 1928: 120 m., Zugänge im Vorjahr 104 m., Abgänge 105, darunter Todesfälle 11. 125 Plätze. 3 Verpflegklassen. Leitender Arzt: Dr. med. *P. Garnier*; Hausarzt: Dr. *J. B. Manser.* 30 Pflegebrüder. Verwaltung und Krankenpflege durch die Kongregation der Barmh. Brüder von Trier, in deren Besitz sich die Anstalt befindet. Gründungsjahr 1909. Geschlossene Anstalt mit offener Abteilung. Familienpflege.

Obrawalde bei **Meseritz,** Grenzmark Posen-Westpreußen

Psychiatrische Abteilung der **Landes-Heil- und Pflegeanstalt.** Ebst. Meseritz.

Zahl der Kranken am 1. 1. 1928: 309 m., 318 w., Zugänge im Vorjahr 127 m., 101 w., Abgänge 96 m., 70 w., darunter Todesfälle 20 m., 16 w. 650 Plätze. Zwei Verpflegklassen. Leitender Arzt der psychiatrischen Abteilung: Direktor Dr. *W. Knust*; Oberärzte: Dr. *R. Egner*, Dr. *H. Grunwald*, *G. Ohl*; Assistenzärztin: Dr. *H. Wernicke.* 120 Pflegepersonal. Geschlossene Anstalt. Die Angliederung einer Nervenheilstätte ist für die nächsten Jahre in Aussicht genommen. Gegründet 1904 als Provinzial-Heil- und Pflegeanstalt der Provinz Posen, wurde Obrawalde am 1. 10. 22 Landes-Heil- und Pflegeanstalt und beherbergt in sich neben der psychiatrischen Abteilung für Nicht-Geisteskranke: 1 Altersheim, 1 Entbindungsanstalt, 1 Frauenklinik, 1 Lungenheilstätte, 1 Säuglingsheim, 1 Kinderheim f. tub. gefährdete Kinder.

Öls in Schlesien

Haus Salem, Privatpension für weibl. epileptische Kranke.

Zahl der Kranken am 1. 1. 1928: 1 m., 9 w., Zugang 1 w., Abgang 1 w. 12 Plätze. 1 Verpflegklasse. Behandelnder Arzt Dr. *Lauterbach*, Leiterin Diakonisse Lina Jack, 3 Schwestern. 1917 von einer Lehrerin, die ihrem geisteskranken Bruder ein Heim schaffen wollte, und noch Epileptikerinnen aufnahm, gegründet, 1918 starb sie und seitdem wird das Haus vom Vormundschaftsgericht verwaltet und von Diakonissen geleitet. Offene Anstalt.

Ötwil am See, Kanton Zürich (Schweiz)

Heil- und Pfleganstalt **Schlößli,** Ebst. Ötwil.

12 ha. Zahl der Kranken am 1. 1. 1928: 33 m., 39 w., Zugänge im Vorjahr 28 m., 50 w., Abgänge 18 m., 35 w., darunter Todesfälle 2 m., 6 w. 85 Plätze. 1 Verpflegklasse. Direktor Albert Hinderer. Hausarzt: Dr. *Max Pestalozzi*, Männedorf. 2 Pfleger, 10 Schwestern. Gründungsjahr 1888. Die Anstalt dient auch als Zwischenstation des Burghölzli für Familienpflege. Offene Anstalt mit geschlossener Abteilung.

Oldenburg, Oldenburg

Unterrichts- und Pfleganstalt **Gertrudenheim,** Nadorsterchaussee 7. Ebst. Oldenburg.

5 ha. Zahl der Kranken am 1. 1. 1927: 72 m., 61 w., Zugänge im Vorjahr 12 m., 6 w., Abgänge 9 m., 3 w., darunter Todesfälle 2 m., 1 w., 150 Plätze. 1 Verpflegklasse. Anstaltsarzt: Landesarzt Ober-Med.-Rat Dr. *Schlaeger*, 1 Diakon, Hausvater und Leiter, 1 Hauslehrer, 4 Hilfsdiakonen, 6 Schwestern. Gründungsjahr 1887. Offene Anstalt. Die Anstalt hat den Zweck, schwachsinnigen, blödsinnigen sowie epileptischen Kindern geeigneten Aufenthalt zu gewähren und diese soweit möglich, durch angemessene körperliche Pflege, sittlich-religiöse Erziehung, planmäßigen Schulunterricht und geordnete Beschäftigung heranzubilden.

Osnabrück, Prov. Hannover

Provinzial-Heil- und Pfleganstalt. Ebst. Osnabrück.

95 ha. Zahl der Kranken am 1. 1. 1928: 218 m., 193 w., Zugänge im Vorjahr 150 m., 131 w., Abgänge 135 m., 102 w., darunter Todesfälle 20 m., 22 w. 428 Plätze. 2 Verpflegklassen. Ärzte: Direktor Dr. med. *Erich Reinelt*, Landesober-Med.-Rat; Oberärzte: Dr. *Albert Kracke*, Landes-Med.-Rat, Dr. *Georg Jänecke*,; Hilfsarzt: Dr. *Heinz-Richard Stock*. 46 Pfleger, 41 Pflegerinnen, 3 Oberpfleger, 3 Oberinnen. Gründungsjahr 1868. Geschlossene Anstalt. 2 offene Gutsabteilungen. Außenfürsorge.

Pfafferode b. **Mühlhausen** i. Thüringen

Landesheilanstalt. Ebst. Mühlhausen.

268 ha. Zahl der Kranken am 1. 1. 1928: 466 m., 642 w., Zugänge im Vorjahr 147 m., 240 w., Abgänge 119 m., 179 w., darunter Todesfälle 50 m., 80 w. 1200 Plätze. 3 Verpflegklassen. Ärzte: Direktor Dr. *Emil Jach*; Stellvertr. d. Dir. Oberarzt Dr. *Magnus Matz*; Oberärzte: Dr. *Erich Hartung*, Dr. *Carl Tietze*, Dr. *Fridolin Schramm*, Dr. *Carl Vieten*; Anstaltsarzt auf Privatdienstvertrag: San.-Rat Dr. *Immanuel Hoffmann*. 107 Pfleger, 131 Pflegerinnen. Gründungsjahr 1912. Geschlossene Anstalt mit halboffenen Villen. Außenfürsorge, Beratungsstelle für psychisch und Nervenkranke.

Pfäffikon, Kanton Zürich (Schweiz)

Erziehungsanstalt **Pestalozziheim.** Ebst. Pfäffikon.

19 ar. Zahl der Kranken am 1. 1. 1928: 18 m., 12 w., Zugänge 1927:

3 m., 3 w., Abgänge 3 m., 3 w. 30 Plätze. 1 Verpflegklasse. Dr. *M. Brunner*, Anstaltsarzt; D. Frei, Vorsteher. 3 Pflegepersonen. 1900 gegründet. Offene Anstalt.

Perreux b. **Boudry,** Kanton Neuchâtel

Hospice cantonal für chron. körperlich und geistig Kranke.

Bestand am 1. 1. 1928: 357, Zugänge 1927: 73, Abgänge 76, darunter Todesfälle 11 m., 14 w. Geisteskranke. 360 Plätze. 2 Verpflegklassen. Ärzte: Direktor Dr. *Eduard Borel*, Dr. *Eugene Mayor*, Frl. Dr. *Nathalie Mazel*. 40 Schwestern. Geschlossene Anstalt mit offener Abteilung, gegründet 1895.

Petit-Lancy, Kanton Genf

Etablissement pour epileptiques, **„La Solitude“.**

24 Plätze.

Pfingstweide bei **Tettnang,** Württemberg

Pfleganstalt für männl. Epileptiker.

Eröffnet 1867. 1911 62 Plätze.

Pinneberg, Prov. Schleswig-Holstein

Kreis-Irrenpflegeanstalt für unheilbare Geisteskranke.

Zahl der Kranken am 1. 1. 1928: 34 m., 27 w., Zugänge 1927: 2 m., 1 w., Abgänge 5 m., 3 w., darunter Todesfälle 1 m., 2 w. 75 Plätze. Kreiskommunalarzt Dr. *Johannes Maaß*. 3 Pfleger, 3 Schwestern. Geschlossene Anstalt, gegründet 1889.

St. Pirminsberg in **Pfaefers,** Kanton St. Gallen, Schweiz. Ebst. Ragaz.

155 ha. Zahl der Kranken am 1. 1. 1928: 159 m., 169 w., Zugänge im Vorjahr: 43 m., 38 w., Abgänge 40 m., 37 w., darunter Todesfälle 8 m., 5 w. 300 Plätze. 2 Verpflegklassen. Ärzte: Direktor Dr. *Victor Haeberlin*; Secundararzt: Dr. *Werner Würth*, Dr. *A. Toriani*. 56 Pflegepersonal. Gegründet 1847. Die Anstalt wurde in den Räumen der ehemaligen Benediktinerabtei Pfaefers eingerichtet und später durch Neubauten ergänzt. Geschlossene Anstalt mit Kolonie für Landwirtschaftsarbeiter auf St. Margrethenberg.

Pirna a. d. Elbe, Sachsen

1. **Staatliche** Nervenheilanstalt **Maria-Anna-Heim.** Ebst. Pirna.

Zahl der Kranken am 1. 1. 1928: 8 m., 13 w., Zugänge im Vorjahr 90 m., 117 w., Abgänge 85 m., 115 w., darunter 1 (m.) Todesfall. 40 Plätze. 1 Verpflegklasse. Anstaltsverwaltung: Ober-Med.-Rat Prof. Dr. *P. Nitsche*;

leitender Arzt: Reg.-Med.-Rat Dr. *Fritz Sievert.* 3 Schwestern, 2—3 Wärterinnen. Gegründet 1914. 1826 als Genesungshaus für rekonvaleszente Geisteskranke errichtet, als Nervenheilanstalt 1914 umgebaut für männliche und weibliche Nervenkranke (nicht Geisteskranke und Krampfkranke). Ambulatorium für Nervenkranke. Offene Anstalt.

2. **Staatliche** Heil- und Pflegeanstalt siehe unter „Sonnenstein".

Plagwitz a. d. Bober (Prov. Niederschlesien)

Provinzial-Heil- und Pflegeanstalt. Ebst. Plagwitz.

196 ha. Zahl der Kranken am 1. 1. 1928: 337 m., 427 w., Zugänge im Vorjahr 155 m., 133 w., Abgänge 118 m., 98 w., darunter Todesfälle 29 m., 29 w. 740 Plätze. 1 Verpflegklasse. Ärzte: Direktor San.-Rat Dr. *Wilhelm Ziertmann*; Oberärzte: Dr. *Alfons Rother*, Dr. *Otto von Raven*, Dr. *Ullrich Wilcke*; Assistenzarzt: Dr. *Martin Kranz.* 65 Pfleger, 57 Pflegerinnen. Die Anstalt wurde 1826 in dem in der Mitte des 16. Jahrh. erbauten Schloß Plagwitz mit 100 Kranken eröffnet und von 1892 ab bis 1914 zum jetzigen Umfang ausgebaut. Malariabehandlung der progr. Paralyse in Plagwitz für alle niederschl. Anstalten zentralisiert. Außenfürsorge. Familienpflege. Geschlossene Anstalt. Plagwitz hat als einzige niederschl. Anstalt ein im Jahre 1913 eröffnetes festes Haus für geisteskranke Verbrecher.

Plauen i. Vogtland (Sachsen)

Psychiatrische Abteilung des **Stadtkrankenhauses.** Ebst. Plauen i. Vogtland.

Zahl der Kranken am 1. 1. 1927: 36 m., 19 w., Zugänge im Vorjahr 367 m., 306 w., Abgänge 331 m., 287 w., darunter Todesfälle 24 m., 29 w. (davon 26 in den ersten 5 Tagen nach der Aufnahme). 60—70 Plätze. 3 Verpflegklassen. Leitender Arzt: Ober-Med.-Rat Dr. *Hans Schwabe*; Hilfsarzt Dr. *Karl Scherschlicht.* 20 Pflegepersonen. Gründungsjahr 1902. 1912 Gründung der Pfleganstalt Kauschwitz. Außenfürsorge. Psychiatrische Beratungsstelle seit 1921. Geschlossene Anstalt mit offn. Abteilung. Stadtasyl.

Pontareux (Kanton Neuchâtel, Schweiz)

Anstalt der Société de l'Asile de Pontareux für Alkoholkranke. Ebst. Boudry.

Eröffnet 1897. 20 Plätze. 1911: 42 männliche verpflegt. Arzt: Dr. *Bovet* in Areuse.

Potsdam (Provinz Brandenburg)

Brandenburgische **Landesanstalt:** a) Anstalt für Epileptische (nimmt nur nichtgeisteskranke Epileptiker jeden Alters auf),

b) **Wilhelmstift** (bestimmt für bildungsfähige schwachsinnige Jugendliche). Ebst. Potsdam.

62 ha. Zahl der Kranken am 1. 1. 1927: 527 m., 452 w., Zugänge im Vorjahr 209 m., 142 w., Abgänge 278 m., 153 w., darunter Todesfälle 6 m., 9 w. 1134 Plätze. 2 Verpflegklassen. Ärzte: Direktor Dr. *Kurt Gallus*; Oberärzte: Dr. *Paul Schmidt*, Dr. *Ludwig Loder*, Dr. *Hans Berendes*, Dr. *Heinr. Ehlers*, Dr. *Karl Voss*, San.-Rat Dr. *Weichelt*. 57 Pfleger, 104 Pflegerinnen, außerdem 16 Handwerksmeister, 2 Erzieher, 7 Erzieherinnen, 5 Kindergärtnerinnen, 1 Pastor, 1 Rektor, 10 wissenschaftliche Lehrer und Lehrerinnen, 1 technische Lehrerin. Wilhelmstift gegründet 1865 als Anstalt der innern Mission, von der Provinz übernommen 1893, Anstalt für Epileptische gegründet 1886, von der Provinz übernommen 1892. In die Landesanstalt ist eingegliedert die Bethlehemsstiftung, neu gegründet 1904, bestimmt für 41 männliche psychopathische schulpflichtige Fürsorgezöglinge, angegliedert der Helenenhof, gegründet 1911, bestimmt für 54 weibliche, teils schulpflichtige, teils schulentlassene psychopathische Fürsorgezöglinge. Kurmittel: Schulen, Handwerkstätten, Sport- und Turnunterricht, Haushaltungs- und Fortbildungsunterricht. Familienpflege z. Zt. 250 Köpfe umfassend. Offene Anstalt mit einigen geschlossenen Abteilungen.

Preetz (Provinz Schleswig-Holstein)

Sanatorium Schellhorner Berg bei Preetz (östl. Holstein). (**Privat**anstalt für Geistes- und Nervenkranke jeglicher Art.)

150 Morgen. Zugänge im Vorjahre 67, Abgänge 63. 35—40 Plätze. 1 Verpflegklasse. Leitung: Dr. med. *August Hanse*, Facharzt für Nerven- und Gemütsleiden. Geschlossene Anstalt für gemütskranke Damen, offene Abteilungen für nervöse Damen und Herren. 16—18 Pflegepersonen. Gründungsjahr 1895.

Prefargier bei **Marin** (Kanton Neuchâtel, Schweiz)

Maison de Santé. Ebst. Marin.

30 ha. Zahl der Kranken am 1. 1. 1928: 64 m., 86 w., Zugänge im Vorjahr 50 m., 45 w., Abgänge 36 m., 35 w., darunter Todesfälle 5 m., 10 w. 150—170 Plätze. 2 Verpflegklassen. Ärzte: Direktor Dr. *Arnold Koller*, Sek.-Arzt Dr. *Charles Barbezat*. 27 Pfleger und Schwestern. Gründungsjahr 1849. Gemeinnützige Stiftung. Geschlossene Anstalt mit offener Abteilung.

Prilly bei **Lausanne** (Kanton Waadt, Schweiz)

Maison de Santé Chateau de Prilly. **Privat**anstalt.

Bes. Dr. *Jacot-Guillamod*. 25 Plätze.

Rabenhof bei **Ellwangen** (Jagstkreis, Württemberg)

Landesfürsorgeanstalt.

Eröffnet 1906. 1911: 55 Plätze. Arzt: *Xaver Gundling* in Ellwangen.

Rasemühle bei **Göttingen** (Provinz Hannover)

Provinzial-Sanatorium für Nervenkranke. Ebst. Göttingen und Rosdorf a. d. Leine.

33 ha. Zahl der Kranken am 1. 1. 1928: 66 m., 59 w., Zugänge im Vorjahre 477 m., 376 w., Abgänge 492 m., 379 w., darunter 1 Todesfall (m.). 140 Plätze. 2 Verpflegklassen. Direktor Landes-Ober-Med.-Rat Dr. *Hermann Grimme*; Oberarzt: Dr. *Otto Pförtner*; Hilfsarzt: Dr. *Stommel*. 1 Oberin, 1 Schwester, 2 Pflegerinnen, 3 Bademeister. Gründungsjahr 1903. Offene Anstalt.

Rastenburg (Ostpreußen)

1. **Provinzialanstalt** für Schwachsinnige. Ebst. Rastenburg.

127 Morgen. Zahl der Kranken am 1. 1. 1928: 402 m., 252 w., Zugänge im Vorjahr 102 m., 92 w., Abgänge 103 m., 95 w., darunter Todesfälle 5 m., 1 w. 575 Plätze. 1 Verpflegklasse. Ärzte: Direktor San.-Rat Dr. *Hans Havemann*; Oberarzt: Dr. *Victor Jonas*; Anstaltsarzt: Dr. *Armin Fahrenbruch*. 26 Pfleger, 50 Pflegerinnen. Gründungsjahr 1865, zunächst Privatanstalt, seit 1908 in die Verwaltung der Provinz Ostpreußen übernommen. In Familienpflege 100—110 Kranke. Offene Anstalt mit geschl. Abteilung (Beobachtungsstation für Fürsorgezöglinge).

2. **Carlshöfer** Anstalten bei Rastenburg. Heil- und Pfleganstalt der **innern Mission** für Epileptische. Ebst. Carlshof Ostpreußen.

477 ha. Zahl der Kranken am 1. 1. 1928: 334 m., 399 w., Zugänge im Vorjahr 59 m., 47 w., Abgänge 57 m., 73 w., darunter Todesfälle 26 m., 19 w. 850 Plätze. 2 Verpflegklassen. Anstaltsleiter: Pfarrer Heinz Dembowski; leitender Arzt: Dr. *Ernst Büsching*; Oberarzt Dr. *Fritz Breidenbach*; Anstaltsarzt Dr. *Reinhard Faßbauer*. 42 Diakonen, 46 Diakonissen. Gründungsjahr 1883. Es werden aufgenommen: Epileptische, Schwachsinnige (auch ein Haus für tuberkulöse Schwachsinnige) und Fürsorgezöglinge im „Eichhof". Außerdem in Stenken bei Labiau Trinkerheilstätte. Offene Anstalt.

Ravensburg (Württemberg)

Zieglerstift. Private Anstalt für Trunksüchtige. Post Hasenweiler. Ebst. Ravensburg.

40 ha. Zahl der Kranken am 1. 1. 1928: 22 m., Zugänge im Vorjahr 68 m., Abgänge 76. 50 Plätze. 1 Verpflegklasse. Direktor Jakob Ziegler, Wilhelmsdorf; Hausvater Joh. Köngeter, Missionar; Arzt: Dr. med. *Theod. Liebendörfer*. 1906 gegründet. Offene Anstalt.

Realta (Kanton Graubünden, Schweiz)

Asyle Realta und **Rothenbrunnen,** Post Cazia. Ebst. Rodels-Realta und Rothenbrunnen.

Zahl der Kranken am 1. 1. 1928: 103 m., 105 w., Zugänge im Vorjahr 26 m., 39 w., Abgänge 33 m., 39 w., darunter Todesfälle 8 m., 13 w. 220 Plätze. 3 Verpflegklassen. Ärzte: Direktor Dr. *Friedr. Tuffli*, Dr. *Georg Salis*. 15 Pfleger, 16 Schwestern. Gründungsjahr 1918. Auf der Staatsdomäne Realta, wo eine Korrektionsanstalt war, erbaut. 1924 Rothenbrunnen als Altersheim und Kinderheim angekauft. Geschlossene Anstalt mit offener Abteilung. Eine Korrektionsanstalt, eine Trinkerheilanstalt mit 15 Plätzen, eine Arbeiterkolonie, eine Krankenabteilung (körperlich) zugeordnet, Rothenbrunnen 5 km entfernt, ist Altersheim und Kinderheim.

Regensberg (Kanton Zürich, Schweiz)

Anstalt für Erziehung schwachsinniger Kinder.

Bestand am 1. 1. 1928: 98, Zugänge 1927: 24, Abgänge 24. 96 Plätze. 1 Verpflegklasse. Dir. *Heinr. Plüer*. Arzt: Dr. *J. Bucker*. 10 Pflegepersonal. Offene Anstalt, gegründet 1883.

Regensburg (Bayern)

Oberpfälzische Heil- und Pflegeanstalt.

397 Tagwerk. Zahl der Kranken am 1. 1. 1928: 361 m., 374 w., Zugänge im Vorjahr 161 m., 162 w., Abgänge 140 m., 124 w., darunter Todesfälle 19 m., 16 w. 3 Verpflegklassen. 1000 Plätze. Ärzte: Direktor Ober-Med.-Rat Dr. *Karl Eisen*, Dr. *August Adam* [1]), Med.-Rat I. Kl. und stellvertretender Direktor, Dr. *Adolf Vierzigmann*, Med.-Rat I. Kl., Dr. *Fritz Zierl*, Med.-Rat I. Kl.; Oberärzte: Dr. *Josef Lackerbauer* und Dr. *Georg Küffner*. 76 Pfleger, 56 Pflegerinnen, 24 Schwestern. Gründungsjahr 1858. Geschlossene Anstalt mit offenen Abteilungen, Außenfürsorge, Beratungsstelle für psych. und Nervenkranke. (Simonsche Arbeitstherapie.)

Reichenbach (Oberpfalz, Bayern)

Private Wohltätigkeits- und Pflegeanstalt für männl. Blöde, Schwachsinnige, Epileptiker u. Krüppelhafte von 5 Jahren an, ferner für Altersgebrechliche.

95 ha. 380 Plätze. Hausarzt: Bezirksarzt Dr. *Fritz Klotz* in Roding. Leitung und Pflege: Barmherzige Brüder. Gegründet 1891. Private Anstaltshilfsschule.

Rekawinkel bei **Wien** (Niederösterreich)

Sanatorium Rekawinkel für Nerven- und Psychischkranke. Ebst. Hietzing-Umgenung, Rekawinkel.

150 000 qm. Zahl der Kranken am 1. 1. 1928: 22 m., 26 w., Zugänge im Vorjahr 60 m., 70 w., Abgänge 55 m., 66 w., darunter Todesfälle 2 m., 1 w. 70 Plätze. 2 Verpflegklassen. Besitzer: Dr. Sigmund Weiß; Chef-

[1]) Nach Eglfing versetzt.

arzt: Dr. *Albert Joachim*, Direktor Dr. *Paul Meixner*; 1. Arzt: Dr. *Eduard Mildner*; 2. Arzt: Dr. *Viktor Spörl*. 35—45 Pflegepersonen. Gründungsjahr 1905. Offene Anstalt mit geschl. Abteilung.

Renchen (Baden)

Heilstätte für Alkoholkranke. Ebst. Renchen.

3,3 ha. Zahl der Kranken am 1. 1. 1928: 22 Männer, Zugänge 1927: 64, Abgänge 65. 34 Plätze. Leitender Arzt: Med.-Rat Dr. *Jos. Weisenhorn*; Hausvater und Verwalter: Andreas Streich. 2 Pflegepersonen. Gründungsjahr 1905. Die Heilstätte gehört dem badischen Landesverband gegen den Alkoholismus Karlsruhe. Außenfürsorge. Offene Anstalt.

Reutlingen (Schwarzwaldkreis, Württemberg)

Landesfürsorgeanstalt mit Abteilung für Schwachsinnige.

Eröffnet 1893. 1911: 110 Schwachsinnige. Arzt: Med.-Rat Dr. *H. Steinbrück*.

Reval (Estland)

Staatliche Heilanstalt für Nerven- und Geisteskranke **„Seewald"**, Eesti, Ebst. Tallin.

62 ha. Zahl der Kranken am 1. 1. 1928: 290 m., 305 w., Zugänge im Vorjahr 260 m., 182 w., Abgänge 205 m., 174 w., darunter Todesfälle 37 m., 23 w. 600 Plätze. 3 Verpflegklassen. Ärzte: Dr. *Ernst v. Kügelgen*, Direktor; Dr. *Karl Tomingas*, Gehilfe des Direktors; Ordinatoren: Dr. *Adolf Friedenthal*, Dr. *Leo v. Kügelgen*, Dr. *Jaan Brems*. 8 Schwestern, 82 Pfleger. Gegründet von der Gesellschaft zur Fürsorge für Geisteskranke in Estland, eröffnet im Jahre 1903 mit 100 Betten, vom Staate Eesti übernommen im Jahre 1928. Geschlossene Anstalt mit offener Abteilung. Außenfürsorge, Familienpflege. Beratungsstelle.

Rheinau (Kanton Zürich, Schweiz)

Kantonale Pflegeanstalt. Ebst. Altenburg-Rheinau, Neuhausen u. Marthalen.

170 ha. Zahl der Kranken am 1. 1. 1928: 525 m., 606 w., Zugänge im Vorjahr 68 m., 49 w. Abgänge 70 m., 58 w., darunter Todesfälle 29 m. 32 w. 1150 Plätze. Nur 3. Klasse. Ärzte: Direktor Dr. *Fr. Ris*; I. Oberarzt: Dr. *K. Gehry*; II. Oberarzt: Dr. *Walter Plattner*; Ass.-Ärzte: Dr. *Berger*, Frau Dr. *Plattner-Heberlin*. 72 Pfleger, 77 Pflegerinnen. Gründungsjahr 1868. Geschlossene Anstalt mit offener Abteilung. Außenfürsorge. Familienpflege.

Rhens bei **Koblenz** (Rheinprovinz)

Psychiatrisches Familienheim **„Villa Cosmos"**.

10 Plätze. 2 Verpflegklassen. Am 1. 1. 1928: 7 weibl. Kranke. Obgleich als geschlossene Anstalt konzessioniert, sollen nur solche weibliche Kranke Aufnahme finden, die der Behandlung in der geschlossenen Anstalt nicht mehr bedürfen. Leitender Arzt: Dr. *C. Colmant.* 2 Schwestern. Eröffnet 1923.

Rickling (Provinz Schleswig-Holstein)

Haus Salem. Spezial-Heilstätte für männliche Alkoholkranke. Ebst. Rickling.

5 ha. Zahl der Kranken am 1. 1. 1928: 44, Zugänge im Vorjahr 102, Abgänge 94. 44 Plätze. 2 Verpflegklassen. Direktor D. Gleis, Neumünster; Arzt: San.-Rat Dr. *Tycho Tofft.* 2 Pfleger. Gründungsjahr 1887. Besitzer: Landesverein für innere Mission, Neumünster.

Riedhof bei **Ulm** (Württemberg)

Landesfürsorgeanstalt mit Abteilung für Schwachsinnige.

Eröffnet 1892. 1911: 50 Plätze. Arzt: Dr. *O. Vogelsang* in Söflingen

Riehen (Kanton Baselstadt, Schweiz)

1. **Sonnenhalde.** Evangel. **Privat**-Heilanstalt für weibliche Gemüts- und Nervenkranke. Ebst. Riehen bei Basel.

32 000 qm. Zahl der Kranken am 1. 1. 1928: 27 w. (Krankenbestand z. Zt. wegen Umbaus niedrig), Zugänge im Vorjahr 109, Abgänge 111, darunter Todesfälle 6. 60 Plätze. 3 Verpflegklassen. Leitender Arzt: Dr. *Karl Bach*, 1 Assistent. 20 Schwestern. Gründungsjahr 1900. Tochteranstalt der Diakonissenanstalt Riehen. Geschlossene Anstalt mit offener Abteilung.

2. Anstalt **zur Hoffnung,** Riehen-Basel, für schwachsinnige Kinder.

Bestand am 1. 1. 1928: 36 m., 23 w., Zugänge 1927: 5 m., 6 w., Abgänge 6 m., 7 w. 60 Plätze. Dir. Ernst Mosimann; Arzt: Dr. *E. Burckhardt-Matzinger.* 6 Schwestern. Offene Anstalt, gegründet 1857.

Riesenburg (Ostpreußen)

Heil- und Pflegeanstalt im Bau.

Riga (Lettland)

1. **Staatliches** Krankenhaus **„Aleksandra Augstumi“** (Alexanderhöhe), Lettland, Riga, Aptiekas iela Nr. 15, für Geisteskranke aller Kategorien.

Bestand am 1. 1. 1928: 145 m., 127 w., Zugänge 1927: 66 m., 27 w., Abgänge 44 m., 23 w., darunter Todesfälle 7 m., 6 w. 120 Plätze. Direktor:

Dr. *Janis Brants*; Leiter der psychiatrischen Abteilung: Dr. *Wilhelm Wendts*, Dr. *Georg Helmersen*; Abt.-Ärzte: Dr. *Janis Allunans*, Dr. *Hermanis Riesbergs*. 2 Subassistente. 4 Schwestern, 21 Pfleger, 24 Pflegerinnen. Geschlossene Anstalt, gegründet 1824.

2. Rigas pilsetas Sarkankalna Vaipratigo Slimnica (Rigasche **Städtische** Irrenanstalt **Rothenberg)** für akute und chronische Geisteskranke.

Zahl der Kranken am 1. 1. 1928: 330 m., 437 w., Zugänge 1927: 273 m., 257 w., Abgänge 273 m., 219 w., darunter Todesfälle 45 m., 41 w. 775 Plätze. 1 Verpflegklasse. Direktor: Prof. Dr. med. *Hermann Buduls*; Ärzte: Dr. *Ernst Hollander*, Dr. *Maximilian Möller*, Dr. *Arsis Karps*, Dr. *Werner Kranlis*, Dr. *Nikolaus Jerums*; Assistent: *Hermann Altups*. 150 Pflegepersonal. Geschlossene Anstalt, gegründet 1862.

3. Dr. L. Schönfeldts **Privatheilanstalt** für Nerven- und Gemütskranke, Thorensberg, Atgasensche Str. 20a. Ebst. Thorensberg.

4000 qm. Zahl der Kranken am 1. 1. 1928: 6 m., 11 w., Zugänge im Vorjahr 30 m., 64 w., Abgänge 34 m., 63 w. 30 Plätze. 1. Verpflegklasse. Direktor Dr. *Leopold Schönfeldt*. 6 Pflegerinnen, 2 Schwestern. Gründungsjahr 1915. Geschlossene Anstalt mit offner Abteilung.

Rinteln a. W. (Provinz Hessen-Nassau)

Sanatorium **„Kuranstalt Parkhof“**. Ebst. Rinteln.

2 ha. Zahl der Kranken am 1. 1. 1928: 7 m., 5 w., Zugänge im Vorjahr 39 m., 36 w., Abgänge 52 m., 49 w., darunter Todesfälle 1 m., 1 w., 36 Plätze. 1 Verpflegklasse. Besitzer und leitender Arzt: Sanitätsrat Dr. *Hermann Lehne*. 8 Pflegepersonen. Gründungsjahr 1895. Geschlossene Anstalt mit offener Abteilung für freiwillige Pensionäre.

Roderbirken bei **Leichlingen** (Rheinprovinz)

Nervenheilstätte der **Landesversicherungsanstalt** Rheinprovinz. Ebst. Leichlingen.

136 ha. Zahl der Kranken am 1. 1. 1928: 142 m., 68 w., Zugänge im Vorjahr 1195 m., 1053 w., Abgänge 1196 m., 1058 w. 300 Plätze. 1 Verpflegklasse. Ärzte: Chefarzt San.-Rat Dr. *Ernst Beyer*; Oberärzte: Dr. *Willibald Pfalz*, Dr. *Wilhelm Hahn*, Dr. *Walter Neuhaus*; Anstaltsärzte: Dr. *Josef Severin*, Dr. *Friedr. Karl Beck*. 12 Schwestern. Vom Bergischen Verein für Gemeinwohl 1906 als Volksheilstätte für Nervenkranke gegründet, 1909 von der Landesversicherungsanstalt Rheinprovinz übernommen und erweitert. Offene Anstalt.

Rommelshausen (O.-A. Waiblingen, Württemberg)

Pflegeanstalt für Epileptiker.

Rosegg bei **Solothurn** (Schweiz)

Kantonale Heil- und Pflegeanstalt.

27 ha. Zahl der Kranken am 1. 1. 1928: 219 m., 212 w., Zugänge im Vorjahr 60 m., 57 w., Abgänge 59 m., 60 w., darunter Todesfälle 15 m., 12 w. 360 Plätze. 2 Verpflegklassen. Direktor: Dr. *Moritz Tramer*; Sekundärarzt: Dr. *Fritz Stiefel*, Dr. *Moisey-Esther*. 70 Pfleger und Schwestern. Gegründet 1860. Geschlossene Anstalt. Außenfürsorge. Familienpflege. Beratungsstelle. Als Adnex ein offenes Pflegeheim in Egerkingen für 80 Pfleglinge: „Fridau".

Rosenheim bei **Altstätten** (Kanton St. Gallen, Schweiz)

Pension **Rosenheim** für alkoholkranke Frauen.

Zahl der Kranken am 1. 1. 1928: 11, Zugänge 1927: 14, Abgänge 11, darunter 1 Todesfall. 40 Plätze. 2 Verpflegklassen. Es finden auch Pensionärinnen Aufnahme. Schwestern vom Guten Hirten 5, Schwester Mr. Haveria Zattler, Oberin. Gegründet 1914, geschlossene Anstalt.

Rostock (Mecklenburg-Schwerin)

1. Psychiatrische und Nervenklinik und **Landesirrenanstalt Gehlsheim.** Ebst. Rostock.

29 ha. Zahl der Kranken am 1. 1. 1927: 218 m., 184 w., Zugänge im Vorjahr 735 m., 421 w., Abgänge 707 m., 439 w., darunter Todesfälle 30 m., 57 w. 420 Plätze. 3 Verpflegklassen. Ärzte: Direktor Ober-Med.-Rat Prof. Dr. *Rosenfeld*; Oberarzt: Prof. Dr. *Scharncke*; Ass.-Ärzte: Dr. *Skalweit*, Dr. *Grubel*, Dr. *Liebert*, Dr. *Reichner*. 9 Pfleger, 10 Pflegerinnen, 2 Nachtkrankenwärter, 40 Wärter, 42 Wärterinnen. Gründungsjahr 1896. Geschlossene Anstalt mit offnen Abteilungen für Nervenkranke, dazu eine Kinderabteilung. Zentralstelle für Psychopathenfürsorge, Poliklinik für Nervenkranke in der Stadt.

2. **Privatanstalt** für Nervenkranke.

Dr. *Kundt.*

Rotenburg (Rg.-Bez. Stade, Provinz Hannover)

Asyl für Epileptiker und Geistesschwache, **Private** Anstalt der **innern Mission.** Ebst. Rotenburg.

Zahl der Kranken am 1. 1. 1928: 378 m., 352 w., Zugänge 1927: 79 m., 66 w., Abgänge 31 m., 28 w., darunter Todesfälle 11 m., 7 w. 815 Plätze. 3 Verpflegklassen. Dir. Pastor D. Buhrfeind; Leitender Arzt: Med.-Rat Dr. *Ressel*; Abtl.-Ärzte: San.-Rat Dr. *Roters*, Dr. *Krücke*. 37 Pfleger, 78 Schwestern. Offene Anstalt mit geschloss Abteilung. Gegründet 1880.

Rothenburg O.-L. (Provinz Schlesien)

Brüderhaus **Zoar** für männliche Sieche, Taubstumme, Blinde,

Schwachsinnige, ruhige Fallsüchtige und Geisteskranke, Alkoholiker. Eigentum der evang. Brüderschaft Zoar.

Bestand am 1. 1. 1928: 228, Zugänge 1927: 76, Abgänge 29, darunter 7 Todesfälle. Vorsteher Pastor Curt Zitzmann; Anstaltsarzt: Dr. *Knape*, Rothenburg/Lausitz. Offene Anstalt, gegründet 1898.

Rottenmünster bei **Rottweil** a. N. (Württemberg)

Privatheilanstalt der Barmh. Schwestern v. Untermarchtal für Gemüts- und Geisteskranke. Ebst. Rottweil.

50 ha. Zahl der Kranken am 1. 1. 1928: 176 m., 352 w., Zugänge im Vorjahr 89 m., 183 w., Abgänge 82 m., 151 w., darunter Todesfälle 13 m., 31 w. 550 Plätze. 3 Verpflegklassen. Direktor: Dr. *Leo Eha*; Dr. *Karl Eha*, Dr. *Hans Kugler*; 1 Ass.-Arzt. 15 Pfleger, 100 Barmh. Schwestern. Gründungsjahr 1864 in Schwäb.-Gmünd, 1898 nach Rottenmünster verlegt. Geschlossene Anstalt mit offener Abteilung für Frauen.

Ruppichteroth (Reg.-Bez. Köln)

Sanatorium von San.-Rat Dr. Herzfeld für Leichtnervenkranke und für Schwächezustände aller Art. Ebst. Ruppichteroth.

1 ha. Zahl der Kranken am 1. 1. 1928: 2 w., Zugänge im Vorjahr 18 m., 75 w., Abgänge 17 m., 76 w. 25 Betten. 1 Verpflegklasse. Arzt: Dr. *Moritz Herzfeld*, San.-Rat. 3 Pflegepersonen. Gegründet 1893. Neubau 1908. Offene Privatanstalt, familiäre Behandlung.

Salzburg (Land Salzburg)

Salzburger **Landesheilanstalt** für Geistes- und Gemütskranke in **Maxglan.** Ebst. Salzburg.

51 ha. Zahl der Kranken am 1. 1. 1928: 250 m., 241 w., Zugänge im Vorjahr 137 m., 135 w., Abgänge 142 m., 113 w., darunter Todesfälle 33 m., 36 w. 420 Plätze. 3 Verpflegklassen. Ärzte: Direktor Hofrat Dr. *Richard Dangl*; Primararzt: Med.-Rat Dr. *Leo Wolfer*; Ass.-Arzt: Dr. *Hanns Gföllner*. 36 Pfleger, 37 Schwestern. Gründungsjahr 1898. Geschlossene Anstalt mit offner Abteilung.

Sarnen (Kanton Obwalden, Schweiz)

Pension **Vonderflüh,** Trinkerheilstätte. Ebst. Sarnen.

35 Jucharten. Zahl der Kranken am 1. 1. 1928: 44 m., 4 w., Zugänge im Vorjahr 72 m., Abgänge 74, darunter Todesfälle 1 m., 1 w. 50 Plätze. 1 Verpflegklasse. Direktor: Jos. Schaffhauser; Hausarzt: Dr. *Jul. Stockmann*. 11 Angestellte. Gründungsjahr 1889. Offene Anstalt.

Sayn bei **Coblenz** am Rhein.

Israelitische Kuranstalten (**Jacoby**sche Heil- und Pflegeanstalt für Nerven- und Gemütskranke). Ebst. Sayn (Westerwaldbahn).

60 Morgen. Zahl der Kranken am 1. 1. 1928: 57 m., 70 w., Zugänge im Vorjahr 26 m., 34 w., Abgänge 25 m., 23 w., darunter Todesfälle 2 m., 5 w. 2 Verpflegklassen. 165 Plätze. Leiter Dr. *Paul Jacoby*, Dr. *Fritz Jacoby*. 10 Pfleger, 8 Schwestern. Gründungsjahr 1870. Geschlossene Anstalt mit offener Abteilung.

Scheibe bei **Glatz** (Prov. Schlesien)

Anstalt für Geisteskranke, Abteilung des **Barmh. Krankenstifts.** Ebst. Glatz.

Bestand am 1. 1. 1928: 88 m., 137 w., Zugänge 1927: 52 m., 58 w. Abgänge 51 m., 53 w., darunter Todesfälle 9 m., 10 w. 234 Plätze. 3 Verpflegklassen. Chefarzt: San.-Rat Dr. *Karl Mertz*, Dr. *Theodor Elsner*, Dr. *Klara Schnarr*. 12 Pfleger, 27 Schwestern. Geschlossene Anstalt mit offener Abteilung, gegründet 1850.

Scheuern bei **Nassau** a. d. Lahn (Provinz Hessen-Nassau)

Heilerziehungs- und Pflegeanstalt für Geistesschwache und Epileptische, Wohltätigkeitsanstalt der **Innern Mission.** Ebst. Nassauhafen.

85 ha. Zahl der Zöglinge am 1. 1. 1928: 280 m., 256 w., Zugänge im Vorjahr 49 m., 40 w., Abgänge 31 m., 28 w., darunter Todesfälle 8 m., 9 w. 550 Plätze. 2 Verpflegklassen. Direktor: Karl Todt (Pädagoge); Anstaltsarzt: Dr. *Eugen Anthes*. 20 Pfleger, 24 Pflegerinnen. Zunächst 1851 als Knaben-Rettungshaus gegründet, 1870 in eine Erziehungs- und Pflegeanstalt für Geistesschwache und Epileptische umgewandelt. Offene Anstalt. Die Anstalt besitzt neben einer Zweiganstalt Langau 2 Gutshöfe mit zusammen 260 Morgen Ländereien zur landwirtschaftlichen Ausbildung der Zöglinge, außerdem Schule und Lehrwerkstätten.

Schkeuditz (Reg.-Bez. Merseburg, Preußen)

Nervenheilanstalt der Knappschafts-Berufsgenossenschaft, **Bergmannswohl.** Ebst. Schkeuditz.

54 Morgen. Zahl der Kranken am 1. 1. 1928: 111 m., 12 w., Zugänge im Vorjahr 3624 m., 407 w., Abgänge 3621 m., 406 w., darunter Todesfälle 2 m., 1 w. 200 Plätze. 3 Verpflegklassen. Ärzte: Chefarzt Prof. Dr. *Friedrich Quensel*; Oberarzt: Dr. *Rudolf Tetzner*; Assistenzärzte: Dr. *Otto Vauck*, Dr. *Hans Perls*, Dr. *Rudolf Blecher*, Dr. *Paul Murdfield*; Hilfsärzte: Dr. *Alfred Koch*, Dr. *Eduard Müller*. 13 Pfleger, 3 Schwestern. Gründungsjahr 1910. Offene Anstalt.

Schleswig (Provinz Schleswig-Holstein)

1. **Landes**-Heil- und Pflegeanstalt **Schleswig-Stadtfeld.** Ebst. Schleswig.

162 ha. Zahl der Kranken am 1. 1. 1928: 565 m., 631 w., Zugänge im Vorjahre 158 m., 181 w., Abgänge 136 m., 176 w., darunter Todesfälle 42 m., 42 w. 1295 Plätze. 3 Verpflegklassen. Ärzte: Direktor San.-Rat Dr. *Paul Dabelstein*, Stellvertreter San.-Rat Dr. *Otto Repkewitz*; Oberärzte: Dr. *Richard Eichbaum*, Dr. *Hans Schultze*, Dr. *Friedr. Ostmann*, Dr. *Erich Straub*, Dr. *Heinrich Struck*, Dr. *August Tornquist*. 312 Pflegepersonal. Gründungsjahr 1820. Geschlossene Anstalt mit offenen Abteilungen. Außenfürsorge, Familienpflege. Beratungsstelle für psychisch und Nervenkranke.

2. **Landes**-Heil- und Pflegeanstalt für Jugendliche, **Schleswig-Hesterberg.** Ebst. Schleswig.

44 ha. Zahl der Kranken am 1. 1. 1928: 373 m., 164 w., Zugänge im Vorjahr 66 m., 32 w., Abgänge 47 m., 48 w., darunter Todesfälle 10 m., 9 w. 665 Plätze einschl. der Kolonien. 1 Verpflegklasse. Ärzte: Direktor San.-Rat Dr. *W. Zappe*; Oberarzt: Dr. *F. Kroemer*, stellvertretender Dir., Dr. *A. Abraham*, 1 Oberarztstelle z. Zt. unbesetzt. 52 Pfleger, 63 Pflegerinnen. Gründungsjahr 1852, bis 1900 Privatanstalt, jetzt aus 7 neuzeitlichen Häusern bestehend, ein älteres Haus im Umbau für Laboratoriumszwecke. Neuzeitliches Schulgebäude mit Turnsaal. Geschlossene Anstalt mit offener Abteilung: 2 landwirtschaftliche Kolonien. 8-klassige Anstaltsschule mit 5 Lehrern, 3 Kindergärtnerinnen und einer Handarbeitslehrerin, Kindergarten. Familienpflege, Beratungsstelle für psychisch und Nervenkranke.

3. **Privatanstalten** für Schleswig-Stadtfeld. a) **Klosterhof.** 65 Betten, b) **Klapphau** 58 Betten, c) **Königinweg** 65 Betten. d) **Sophienhöhe, Privat**pflegeanstalt für Geisteskranke.

Bestand am 1. 1. 1928: 50 w., Zugänge 1927: 8 w., Abgänge 8. 50 Plätze. 1 Verpflegklasse. Direktor: San.-Rat Dr. *Dabelstein*, Schleswig-Stadtfeld; Hausarzt: San.-Rat Dr. *Repkewitz*. 2 Schwestern, Gegründet 1888.

Schönbrunn bei **Röhrmoos** (Oberbayern)

Assozationsanstalt Schönbrunn für Schwachsinnige, Epileptische, Krüppelhafte usw.

Bestand am 1. 1. 1928: 366 m., 382 w., Zugänge 1927: 106 m., 68 w., Abgänge 21 m., 11 w., darunter Todesfälle 5 m., 19 w. 820 Plätze. 1 Verpflegklasse. Direktor: Josef Steininger; Arzt: Dr. *Josef Steinbacher*. 220 Pfleger und Schwestern, offene Anstalt, gegründet 1861.

Schönecken (Kr. Prüm, Rheinprovinz)

St. Vincenzhaus, Pflegeanstalt für geistesschwache Mädchen. Eigentum der Vincentinerinnen. Ebst. Prüm.

Eröffnet 1904. 1911: 30 Plätze.

Schreiberhau i. R. (Provinz Schlesien)

Anstalt zur Erziehung, Pflege und Unterricht **geistes-**

schwacher Kinder u. Epileptiker. Oberschreiberhau. Eigentum eines **Vereins.** Gegründet 1835.

Bestand am 1. 1. 1928: 161 m., 21 w., Zugänge 1927: 37 m., 2 w., Abgänge 26 m., 2 w., darunter Todesfälle 4 m. 200 Plätze. 1 Verpflegklasse. Direktor: Hanns Jerusalem; Arzt: San.-Rat Dr. *Georg Schönherr.* 12 Pflegepersonen. Offene Anstalt, gegründet 1835.

Schussenried (Württemberg)

Staatliche Heilanstalt.

53 ha. Zahl der Kranken am 1. 1. 1928: 275 m., 250 w., Zugänge im Vorjahr 58 m., 75 w., Abgänge 68 m., 58 w., darunter Todesfälle 15 m., 10 w. 500 Plätze. 3 Verpflegklassen. Ärzte: Direktor Ober-Med.-Rat Dr. *Robert Groß*; Oberärzte: Med.-Rat Dr. *Hans Koch*, Dr. *August Weinland*, Dr. *Paul Morstatt*; Volontärarzt: Dr. *Fritz Termehr.* 42 Pfleger, 42 Pflegerinnen. Gründungsjahr 1875, eröffnet in der ehemaligen Prämonstratenser-Abtei. Geschlossene Anstalt mit offener Abteilung. Landwirtschaftliche Kolonie. Familienpflege.

Schwarzach im **Pongau** (Land Salzburg)

Fürstl. Schwarzenbergsche Versorgungsanstalt **Schermberg-Schwarzach** für Geistessieche und Nervenkranke.

Bestand am 1. 1. 1928: 88, Zugänge 1927: 21, Abgänge 12, darunter Todesfälle 1 m., 3 w. 110 Plätze. 3 Verpflegklassen. Dir.: Schwester Oberin Leandra Schock; Primärarzt: Dr. *Bernhard Veitl.* 2 Pfleger, 13 Schwestern. Gegründet 1845, geschlossene Anstalt mit offener Abteilung.

Schweinspoint bei **Marxheim** (Bayern, Schwaben)

Wohltätigkeits- und Pfleganstalt der **Barmherzigen Brüder.**

Bestand am 1. 1. 1928: 195, Zugänge 1927: 35, Abgänge 28, darunter 22 Todesfälle. 210 Plätze. 3. Verpflegklasse. Vorstand: M. Bierler; Anstaltsarzt: Dr. *Eichinger.* 18 Pfleger. Gründungsjahr 1864. Offene Anstalt.

Schwerin (Mecklenburg)

1. Heil- und Pflegeanstalt **Sachsenberg.** Ebst. Schwerin i. M.

63 ha. Zahl der Kranken am 1. 1. 1928: 319 m., 352 w., Zugänge im Vorjahr 110 m., 108 w., Abgänge 107 m., 106 w., darunter Todesfälle 27 m., 32 w. 700 Plätze. 3 Verpflegklassen. Ärzte: Direktor Ober-Med.-Rat Dr. *Johannes Fischer*; Oberarzt: Med.-Rat Dr. *Karl Schmidt*; Anstalts-Ärzte: Dr. *Walter Medow*, Dr. *Paul Gründler.* Pflegepersonal 137. Gründungsjahr 1830. Geschlossene Anstalt mit offener Abteilung.

2. **Kinderheim Lewenberg,** Schwerin. **Staatliche** Heil- und Pflegeanstalt für geistesschwache Kinder.

18 ha. Zahl der Kranken am 1. 1. 1928: 165 m., 123 w., Zugänge im Vorjahr 29 m., 18 w., Abgänge 24 m., 14 w., darunter Todesfälle 7 m., 7 w. 295 Plätze. 3 Verpflegklassen. Direktor: Ober-Med.-Rat Dr. *Rust*. 46 Pfleger und Schwestern. Gründungsjahr 1867. Offene Anstalt.

3. **Privatklinik Schloßgarten-Sanatorium** für Nerven- und Gemütskranke. Schwerin.

2 Morgen. Zahl der Kranken am 1. 1. 1928: 5 m., 5 w., Zugänge 1927: 83 m., 107 w., Abgänge 77 m., 103 w., darunter Todesfälle 1 m., 3 w. 24 Plätze. 2 Verpflegklassen. Nervenarzt Dr. *Walter Rohardt*. 4 Pflegepersonen. Gründungsjahr 1925. Offene Anstalt.

Seefrieden bei **Moritzburg** (Sachsen)

Heilstätte des **Vereins** „Sächsischer Volksheilstätten für Alkoholkranke", Ebst. Moritzburg b. Dresden

9 ha. Zahl der Kranken am 1. 10. 1928: 65 Männer, Zugänge im Vorjahr 131, Abgänge 131. 65 Plätze. 1 Verpflegklasse. Leitender Arzt: Reg.-Med.-Rat Dr. *Hörmann*; Hausvater und Direktor Edmund v. Döhren. Gründungsjahr 1903. Außenfürsorge. Offene Anstalt. Hausguttemplerloge.

Sigmaringen, Hohenzollern.

Dem **Landeskrankenhause** ist als Abt. eine Irrenheil- und Pflegeanstalt angegliedert.

Bestand am 1. 1. 1928: 85 m., 87 w. Geisteskranke, Zugänge 1927: 25 m., 26 w., Abgänge 12 m., 23 w., darunter Todesfälle 6 m., 10 w. Im Ganzen 400 Plätze. 2 Verpflegklassen. Direktor: Dr. med. *Friedrich End*; Oberarzt: Dr. *Hermann Lieb*, 1 Med.-Prakt. 8 Wärter, 30 Schwestern. Offene Anstalt mit geschl. Abteilung. Gegründet 1828.

Sinsheim a. E. (Baden)

Kreispflegeanstalt Sinsheim.

5,9 ha. Zahl der Kranken am 1. 1. 1928: 141 m., 216 w., Zugänge im Vorjahr 42 m., 43 w., Abgänge 30 m., 35 w. 366 Plätze. 3 Verpflegklassen. Direktor Dr. *Treiber*. 21 Pflegepersonal. Gründungsjahr 1877. Geschlossene Anstalt mit offener Abteilung. Anstalt dient zur Pflege Geisteskranker und körperlich Kranker.

Sonnenstein bei **Pirna** (Sachsen)

Landesheil- und Pfleganstalt. Ebst. Pirna.

126 ha. Zahl der Kranken am 1. 1. 1928: 227 m., 440 w., Zugänge im Vorjahr 176 m., 149 w., Abgänge 170 m., 160 w., darunter Todesfälle 19 m., 29 w. 700 Plätze. 3 Verpflegklassen. Ärzte: Direktor Ober-Med.-Rat Prof. Dr. *Paul Nitsche*, stellvertretender Direktor Ober-Med.-Rat

Dr. *Paul Rentsch*; Ober-Reg.-Med.-Rat Dr. *Fritz Sievert*, II. stellvertr. Direktor; Reg.-Med.-Räte: Dr. *Willy Hoffmann*, Dr. *Eugen Rahnenführer*, Dr. *Ludwig Gaupp*, Hilfsarzt Dr. *Karl Frobenius*, 1 Praktikantin. 45 Pfleger, 70 Schwestern, dazu Hilfspersonal. Gegründet 1811. Siehe 1. von Nostitz und Jänckendorff: Beschreibung der Königl. Sächs. Heil- und Verpflegungsanstalt Sonnenstein 3 Bände. 1829. Dresden Verlag der Waltherschen Buchhandlung; 2. Georg Ilberg: Von der Gründung der Irrenanstalt Sonnenstein im Jahre 1811 und der Behandlung der Seelenkranken daselbst vor 100 Jahren (Allg. Zeitschr. f. Psych. Bd. 84). Geschlossene Anstalt mit offenen Abteilungen. Außenfürsorge. Familienpflege. Beratungsstelle für psychisch und Nervenkranke in der der Anstalt angegliederten staatlichen Nervenheilanstalt Maria-Anna-Heim (siehe unter Pirna).

Sorau N.-L. (Provinz Brandenburg)

Brandenburgische **Landes**irrenanstalt. Ebst. Sorau.

325 ha. Zahl der Kranken am 1. 1. 1928: 395 m., 633 w., Zugänge im Vorjahr 163 m., 153 w., Abgänge 186 m., 146 w., darunter Todesfälle 40 m., 54 w. 1245 Plätze. 2 Verpflegklassen. Ärzte: Direktor San.-Rat Dr. *Mathias Schmitz*; Oberärzte: Dr. *Wilhelm Ahrens*, Dr. *Otto v. Domarus*; Assistenzärzte: *Johannes Daseking*, Dr. *Edwin Notzke*, Dr. *Rudolf Albrecht Preiser*. 108 Pfleger, 136 Pflegerinnen. Gründungsjahr 1812. Das Stammhaus, ein schloßartiger Barockbau, wurde 1723 vom Reichsgrafen Erdmann II. von Promnitz errichtet. Im Jahre 1810 kauften es die Stände der Niederlausitz und 1812 wurde das Promnitzhaus zu einer besonderen Heilanstalt für Gemütskranke erweitert. Geschlossene Anstalt.

Spiez am Thunersee (Kanton Bern, Schweiz)

Kuranstalt **Sonnenfels.**

4 ha. Zahl der Kranken am 1. 1. 1928: 6 m ., 13 w., Zugänge im Vorjahr 12 m., 9 w., Abgänge 14 m., 8 w., darunter Todesfälle 1 m., 1 w. 25 Plätze. 1 Verpflegklasse. Ärzte: Dr. *E. Mützenberg*, Besitzer. Dr. *A. Escher*, Hausarzt. 8—10 Pflegepersonal. Gründungsjahr 1885. Offene Anstalt. Beratungsstelle für psychisch und Nervenkranke.

Stackeln (Lettland)

Valsts slimnica Strenčos (Früher Livländische **Landes**heil- und Pflegeanstalt Stackeln) für Geisteskranke, Epileptiker u. Trunksüchtige. Ebst. Strenči (Stackeln).

87 ha. Zahl der Kranken am 1. 1. 1928: 155 m., 185 w., Zugänge im Vorjahr 72 m., 54 w., Abgänge 70 m., 55 w., darunter Todesfälle 20 m., 10 w. 310 Plätze. 1 Verpflegklasse. Ärzte: Direktor Dr. *Arved Sukurs*, Dr. *Felix Celnin*, Dr. *Georg Sprogis*. 57 Pfleger, 6 Schwestern. Gründungsjahr 1907. Geschlossene Anstalt mit offener Abteilung. Beratungsstelle in Riga.

Stadtroda (Thüringen)

Thüringische **Landesheilanstalten,** Direktor Professor Dr. Walter Jacobi, Obermed.-Rat. 1. Abteilung für Psychisch Kranke.

Zahl der Kranken am 1. 1. 1928: 92 m., 76 w., Zugänge im Vorjahr 85 m., 95 w., Abgänge 85 m., 98 w., darunter Todesfälle 8 m., 14 w. 200 Plätze. 2 Verpflegklassen. Assistenzärzte: Med.-Rat Dr. *Felix Jung*, Dr. *Herbert Winkler*, Dr. *Karl Brugger*; Volontärärztin: Dr. *Margarete Hielscher*. 47 Pflegepers. Gündungsjahr 1848. Geschlossene Anstalt. Außenfürsorge, Familienpflege. Beratungsstelle für Psychischkranke und Nervenkranke.

2. Beobachtungsheim.

Zahl der Kranken am 1. 1. 1928: 12 m., 17 w., Zugänge im Vorjahr 105 m., 136 w., Abgänge 103 m., 143 w., darunter Todesfälle 1 w., 40 Plätze. 1 Verpflegklasse. Ärzte: Med.-Rat Dr. *Felix Jung*, Dr. *Gertrud Kopp*. 2 Erzieherinnen, 3 Pflegerinnen; aufgenommen werden verwahrloste, psychopathische und schwachsinnige Kinder von 3—14 Jahren, verwahrloste, psychopathische und schwachsinnige Mädchen von 14—21 Jahren.

3. Erziehungsheim für jugendl. Psychopathen und Schwachsinnige.

Am 1. 1. 1928: 158 m., 165 w. Zöglinge. Zugänge im Vorjahr 75 m., 137 w., Abgänge 70 m., 137 w., darunter Todesfälle 1 m. 320 Plätze 1 Verpflegklasse. Ärzte: Dr. *Felix Jung*, Dr. *Gertrud Kopp*. 42 Erzieherinnen, darunter 10 Lehrer, 3 beamtete Lehrkräfte, 12 Pflegerinnen. Offene Anstalt.

Steg (Kanton Zürich, Schweiz)

Pflegeanstalt **Blumenau.**

Bestand am 1. 1. 1928: 56, Zugänge 1927: 20, Abgänge 24 ,darunter 6 m., 4 w. Todesfälle. 70 Plätze. 2 Verpflegklassen. Direktor Emil Schnurrenberger; Arzt: Dr. med. *Carl Spörri*, Bauma. 4 Pflegekräfte. Offene Anstalt. Gegründet 1894.

Stenken (Reg.-Bez. Königsberg, Ostpreußen)

Ostpreußische Heilstätte für Alkoholkranke in Landgut Stenken. Ebst. Nautzken.

7 ha. Zahl der Kranken am 1. 1. 1928: 20 m., Zugänge im Vorjahr 25, Abgänge 5. 32 Plätze. 1 Verpflegklasse. Leiter: Pfarrer Alfred Reinhard. Arzt: Dr. *Brumby* in Caymen. 1 Pfleger, 1 Schwester. Gegründet 1927 von den Anstalten der Innern Mission in Carlshof b. Rastenburg, Ostpreußen. Offene Anstalt. Beratungsstelle für Alkoholkranke.

Sternberg (Mähren)

Mähr. **Landesirrenanstalt** der Cechoslowakischen Republik.

62 ha. Zahl der Kranken am 1. 1. 1928: 461 m., 378 w., Zugänge 239 m., 188 w., Abgänge 197 m., 175 w., darunter Todesfälle 60 m., 48 w. 765 Plätze. 2 Verpflegklassen. Ärzte: Direktor: MUDr. *Edvard Valníček*, Primärärzte: MUDr. *Matthäus Weber*, MUDr. *Augustin Pust*, MUDr. *Jan Kubelka*, Sekundärärzte: MUDr. *Vlastimil Hruby*, MUDr. *Josef Knapp*, MUDr. *Pavel Renner*, MUDr. *Otokar Douša*. 152 Pflegepersonal. Gründungsjahr 1893. Geschlossene Anstalt.

Stetten i. R. O. A. Waiblingen (Württemberg)

Heil- und Pflegeanstalt der **Innern Mission** für Schwachsinnige und Epileptiker.

Zahl der Kranken am 1. 1. 1928: 320 m., 236 w., Zugänge im Vorjahr 49 m., 41 w., Abgänge 41 m., 38 w., darunter Todesfälle 11 m., 9 w. 560 Plätze. 3 Verpflegklassen. Anstaltsarzt: Dr. *Albert Genelin*, Inspektor: Dr. *Otto Kieser*. 26 Pfleger, 30 Pflegerinnen. Gründungsjahr 1849 in Rieht bei Vaihingen a. d. Enz, Mai 1864 in Stetten i. R. Offene Anstalt.

Stettin (Prov. Pommern)

1. **Kückenmühler** Anstalten der Innern Mission.

90 ha. Zahl der Kranken am 1. 1. 1927: 370 m., 304 w., Zugänge im Vorjahr 377 m.,, 279 w., Abgänge 353 m., 275 w., darunter Todesfälle 31 m., 19 w., 700 Plätze. 3 Verpflegklassen. Ärzte: Chefarzt San.-Rat Dr. *Hubert Schnitzer*; Oberarzt: Dr. *Erich Wegener*; Assistenzarzt: Dr. *Werner La Roche*; Volontärarzt: Dr. *Heinrich Witetzki*. 49 Pfleger, 67 Schwestern. Gründungsjahr 1863. Erziehungsanstalt für Schwachsinnige, Psychopathenabt. für abnorme Fürsorgezöglinge, Abt. für Geisteskranke, Siechenabteilung, Abt. für Epileptische. Geschlossene Anstalt mit offener Abteilung. Familienpflege. Beratungs- und Fürsorgestelle in Stettin.

2. Sanatorium **Ernst Moritz Arndthaus,** Stettin-**Eckerberg** für Nervenkranke und innerlich Kranke.

Zahl der Kranken am 1. 1. 1928: 2 m., 22 w., Zugänge im Vorjahr 81 m., 150 w., Abgänge 83 m., 136 w., darunter Todesfälle 4 m., 5 w., 60 Plätze. 1 Verpflegklasse. Leit. Arzt: Dr. *Walter Görlitz*. 1 Pfleger 6 Schwestern. Gründungsjahr 1890. Offene Privat-Anstalt.

Stralsund (Provinz Pommern)

Provinzialheilanstalt. Ebst. Stralsund.

102 ha. Zahl der Kranken am 1. 1. 1928: 380 m., 528 w., Zugänge im Vorjahr 187 m., 220 w., Abgänge 154 m., 220 w., darunter Todesfälle 33 m., 62 w. 1130 Plätze. 3 Verpflegklassen. Ärzte: Direktor San.-Rat Dr. *Horstmann*; Oberarzt: Dr. *Karl Kluth*, Oberarzt Dr. *Erwin Lauschner*; Anstaltsarzt: Dr. *Franz Lüddecke*; Assistenzärzte: Dr. *Emil Knaake*, Dr. *Gottfried Jungmichel*. 173 Pflegepersonal. Gründungsjahr 1912.

Außenfürsorge. Familienpflege. Festes Haus für 50 geisteskranke Verbrecher.

Streitberg (Oberfranken, Bayern)

Sanatorium Dr. Dieckhoff. Ebst. Streitberg.

Zahl der Kranken am 1. 1. 1928: 2 m., 9 w., Zugänge im Vorjahr 87 m., 131 w., Abgänge 83 m., 122 w., darunter Todesfälle 2 m. 30 Plätze. 1 Verpflegklasse. Direktor Sanitätsrat Dr. Dieckhoff, leit. Arzt Dr. *Dürr*. 2—3 Pflegepersonal. Offene Anstalt.

Stuttgart (Württemberg)

Bürgerhospital Stuttgart, psychiatrische und neurologische Abteilung.

Zahl der Kranken am 1. 1. 1928: 102, Zugänge 1927: neurologische Fälle 201, psychiatrische 859, Abgänge neurol. 195, psychiatrische 829. Die psychiatrische Abteilung hat 125, die neurologische 21 Plätze. Ärzte: Direktor Professor Dr. *Albrecht Wetzel*; Oberärzte: Dr. *Hermann Gundert*, Dr. *Heinrich Schmidt* (ärztl. Leiter der Krankenabteilung); Assistenzärzte: Dr. *Ilse Graf*, Dr. *Henke*, Dr. *Selle*. 62 Pfleger und Schwestern. Gründungsjahr des Bürgerhospitals etwa 1366, der Psychiatrischen Abteilung 1894.

Süchteln Reg.-Bez. Düsseldorf (Rheinprovinz)

Provinzial-Heil- und Pfleganstalt **Johannistal** für Epileptiker u. Geisteskranke bei (Ebst.) Süchteln (Krefeld-Süchteln), Elektr. Strb.-Bahnhof Viersen (25 Minuten), Bahnhof M.-Gladbach (55 Min.).

146,5 ha. Zahl der Kranken am 1. 1. 1928: 547 m., 621 w., Zugänge im Vorjahr 299 m., 195 w., Abgänge 291 m., 199 w., darunter Todesfälle 49 m., 55 w., 1100 Plätze. 2 Verpflegklassen. Ärzte: Direktor San.-Rat Dr. *Karl Orthmann*, Oberärzte: Dr. *Karl Becker*, Dr. *Hermann van Husen*, Dr. *Oskar Hermann*; Anstaltsärzte: Dr. *Paul Mause*, Dr. *Erich Blum*; Assistenzarzt: Dr. *Fritz Polstorff*. Gründungsjahr 1905. 81 Pfleger, 86 Pflegerinnen inkl. Oberpflegepersonal. Beratungsstelle für Psychisch- und Nervenkranke. Geschlossene Anstalt mit offenen Abteilungen.

Sulza bei **Jena** (Thüringen)

Georg Koehler-Haus, Heilstätte für Alkoholkranke und Gefährdete. Ebst. Göschwitz (Saale).

3 ha. Zahl der Kranken am 1. 1. 1927: 16 m., Zugänge im Vorjahr 32, Abgänge 16. 15 Plätze. 1 Verpflegklasse. Besitzer: der Guttempler-Orden, Sitz Weißenfels a. d. Saale. Hausarzt: Med.-Rat Dr. *L. Grobe*, Thür. Kreisarzt, Stadtroda, Hausvater: Inspektor Hans Heinrich Bahr. Gründungsjahr 1926. Außenfürsorge in Zusammenarbeit mit den behördlichen Wohlfahrtsorganisationen und dem deutschen Guttempler-Orden. Offene Anstalt.

Tapiau (Provinz Ostpreußen)

Provinzial- Heil- und Pflegeanstalt. Ebst. Tapiau.

207 ha. Zahl der Kranken am 1. 1. 1928: 585 m., 848 w., Zugänge im Vorjahr 213 m., 316 w., Abgänge 159 m., 250 w., darunter Todesfälle 30 m., 54 w. 1337 Plätze. 1 Verpflegklasse. Ärzte: Direktor Dr. *Paul Holthausen*; Oberärzte: Dr. *Otto Krakow*, Dr. *Paul Krüger*, Dr. *Ernst Pietsch*, Dr. *Karl Knab*, Dr. *Wahrhold Ortleb*, Dr. *Georg Fabian*, Dr. *Walter Richtzenhain*, Dr. *Fritz Heyn*, Dr. *Heinrich Witetzki*. 123 Pfleger, 133 Pflegerinnen. Geschlossene Anstalt mit offener Abteilung. Außenfürsorge. Familienpflege.

Tegel bei **Berlin**

Sanatorium **Waldhaus, Privat**-Heil- und Pflegeanstalt. Ebst. Berlin-Tegel.

4 Morgen. Zahl der Kranken am 1. 1. 1927: 64 w., Zugänge im Vorjahr 203 w., Abgänge 204, darunter Todesfälle 11. 64 Plätze. 3 Verpflegklassen. Besitzer u. leit. Arzt Dr. *Paul Horn*. 7 Pflegepers. Gründungsjahr 1894. Geschlossene Anstalt mit offener Abteilung.

Telgte (Prov. Westfalen)

St. Rochus-Hospital. Abt. I. **Private** Heil- u. Pflegeanstalt für weibl. Gemütskranke. Ebst. Telgte.

65 Morgen. Zahl der Kranken am 1. 1. 1928: 260, Zugänge im Vorjahr 85, Abgänge 84, darunter Todesfälle 10. 250 Plätze. 3 Verpflegklassen. Geschlossene Anstalt. Abt. II. Allgem. Krankenhaus 65 Plätze. Chefarzt: Dr. *Anton Sicking*, 2. Arzt vacat. 50 Schwestern. Gründungsjahr 1884.

Teupitz (Kreis Teltow, Prov. Brandenburg)

Brandenburgische **Landes**anstalt. Ebst. Teupitz-Großköris.

159 ha. Zahl der Kranken am 1. 1. 1927:469 m., 812 w.
einschl. 307 nicht geisteskr. Hospitalitinnen
Zugänge im Vorjahr
222 m., 521 w. „ 294 „ „ „
Abgänge 145 m., 402 w. „ 241 „ „ „
dar. Todesfälle 30 m., 105 w. „ 66 „ „ „
1691 Plätze. 2 Verpflegklassen. Ärzte: Direktor San.-Rat Dr. *Hugo Woernlein*; Oberärzte: Dr. *Martin Lahre*, Dr. *Georg Brandt*, Dr. *Wilhelm Heise*, Dr. *Kurt Hellwig*; Assistenzarzt: Dr. *Karl Aug. Schlüter*, Dr. *Bruno Schweiger*. 135 Pfleger, 148 Pflegerinnen. Gründungsjahr 1908. Geschlossene Anstalt mit offener Abteilung. Familienpflege.

Tost (Provinz Oberschlesien)

Provinzial-Heil- und Pflegeanstalt. Ebst. Tost.

115 ha. Zahl der Kranken am 1. 1. 1928: 266 m., 317 w., Zugänge im Vorjahr 172 m., 137 w., Abgänge 147 m., 129 w., darunter Todesfälle 18 m., 24 w. 627 Plätze. 2 Verpflegklassen. Ärzte: Direktor Dr. *Alois Schinke*; Assistenzärzte: Dr. *Alfred Lokay*, Dr. *Theodor Herzberg*, Dr. *Günther Freisel.* 54 Pfleger, 47 Pflegerinnen. Gründungsjahr 1890. Geschlossene Anstalt. Außenfürsorge. Familienpflege.

Traunstein (Oberbayern)

Kurheim **Kernschloß** für Nervenleidende und Erholungsbedürftige. Ebst. Traunstein.

1,7 ha. Zahl der Kranken am 1. 1. 1928: 1 m., 6 w., Zugänge 1927 16 m., 56 w., Abgänge 19 m., 53 w., 14 Plätze. 1 Verpflegklasse. Leitender Arzt San.-Rat Dr. *Eduard Schnorr von Carolsfeld.* 1 leitende Schwester, nach Bedarf Pflegepersonal. 1926 eröffnet. Offene Privatanstalt.

Treffurt (Provinz Sachsen)

Privatirrenanstalt des Gärtnereibesitzers Rausch.

Treptow a. d. Rega (Provinz Pommern)

Provinzialheilanstalt. Ebst. Treptow a. d. R.

112 ha. Zahl der Kranken am 1. 1. 1928: 364 m., 463 w., Zugänge im Vorjahr 150 m., 143 w., Abgänge 123 m., 134 w., darunter Todesfälle 23 m., 22 w. 850 Plätze. 3 Verpflegklassen. Ärzte: Direktor San.-Rat Dr. *Gustav Deutsch*; Oberarzt: Dr. *Theophil Mootz*; Anstaltsärzte: Dr. *Erich Wernecke*, Dr. *Otto Unruh*; Assistenzarzt: Dr. *Rudolf Henkel.* 73 Pfleger, 85 Pflegerinnen. Gründungsjahr 1900. Außenfürsorge. Geschlossene Anstalt mit offenen Abteilungen und 3 Pensionaten für Kranke I. u. II. Klasse.

Treysa (Bez. Kassel, Provinz Hessen-Nassau)

Hephata, Erziehungs- und Pflegeanstalt für Schwachsinnige und Psychopathenheim. Ebst. Treysa.

Zahl der Kranken am 1. 1. 1928: 304 m., 188 w., Zugänge 75 m., 34 w., Abgänge 42 m., 12 w., darunter Todesfälle 8 m., 4 w. 520 Plätze. 2 Verpflegklassen. Direktor: Pfarrer Friedrich Happich. Leitender Arzt: Dr. med. *Wilhelm Wittneben*; Abt.-Arzt: Dr. *Friedrich Schaub.* 92 Pflegepersonal. Gründungsjahr 1893. Offene Anstalt.

Trier (Rheinprovinz)

Heil- und Pfleganstalt der **Barmherzigen Brüder** für männliche Geisteskranke, Epileptiker u. Schwachsinnige.

Zahl der Kranken am 1. 1. 1928: 633, Zugänge im Vorjahr 187, Abgänge 146, darunter Todesfälle 54. 640 Plätze. 3 Verpflegklassen.

Geleitet von der Genossenschaft der Barmh. Brüder von Trier. Chefarzt: Dr. med. *Theodor Schwickerath*, Spezialarzt für Nervenkranke; Assistenzärzte: Dr. *Ed. Woitas*, Dr. *Schieffer*. 54 Pfleger. Geschlossene Anstalt mit offener Abteilung.

Tschugg (Kanton Bern, Schweiz)

Bethesda, Anstalt für Epileptische.

Bestand am 1. 1. 1928: 104 m., 115 w., Zugänge 1927: 21 m., 13 w., Abgänge 13 m., 6 w., darunter Todesfälle 6 m., 3 w. 225 Plätze. 2 Verpflegklassen. Direktor: Rud. Hegi; Arzt: Dr. *Ed. Blank*. 29 Pflegepers. Offene Anstalt. Gegründet 1886.

Tübingen (Württemberg)

Universitätsklinik für Gemüts- und Nervenkranke.

4 ha. Zahl der Kranken am 1. 1. 1928: 74 m., 87 w., Zugänge im Vorjahr 738 m., 524 w., Abgänge 720 m., 517 w., darunter Todesfälle 12 m., 8 w. 200 Plätze. 3 Verpflegklassen. Ärzte: Direktor o. Prof. Dr. *Robert Gaupp*; Oberarzt: a. o. Prof. Dr. *Herm. Hoffmann*, Assistenzärzte: Dr. *Adolf Heidenhain*, Dr. *Max Eyrich*, Dr. *Otto Kant*, Dr. *Werner Lippmann*, Dr. *Paul Tiemer*; Volontärärzte: Dr. *Ernst Hirsenkamp*, Dr. *Hanns Bensheim*, Dr. *Cordula Manstetten*, Dr. *Eva Rothmann*. 18 Pfleger, 24 Pflegerinnen, 10 Diakonissen. Gründungsjahr 1894. Seit 1919 Kinderabteilung in besonderem Gebäude. Geschlossene Anstalt mit offener Abteilung. Poliklinik.

Uchtspringe (Altmark, Provinz Sachsen)

1. **Landesheilanstalt.** Ebst. Uchtspringe.

Zahl der Kranken am 1. 1. 1928: 753 m., 493 w., darunter unter 14 Jahren 198 Knaben, 110 Mädchen., Zugänge im Vorjahr 376 m., 263 w., Abgänge 286 m., 229 w., darunter Todesfälle 34 m., 36 w. 1162 Plätze. 3 Verpflegklassen. Ärzte: Direktor: San.-Rat Dr. *Hermann Bockhorn*; stellvertr. Direktor: Oberarzt Dr. *Oskar Reimann*; Oberärzte: Dr. *Kurt Schröder*, Dr. *Ernst Bufe*, Dr. *Fritz Orland*, Dr. *Friedrich Wagner*, Dr. *Paul Krause*. 101 Pfleger, 141 Pflegerinnen. Gründungsjahr 1894. Der Anstalt ist eine besondere Heilerziehungs- und Schulabteilung angegliedert, an der 1 Rektor, 5 Lehrpersonen, 3 Hausmütter, 4 Hortnerinnen und 1 Hausvater tätig sind. In Familienpflege 104 m., 54 w. Kranke. Poliklinik. Geschlossene Anstalt mit offener Abteilung.

2. Trinkerheilstätte Kurhaus **Wilhelmshof** in Uchtspringe.

27 ha. Zahl der Kranken am 1. 1. 1928: 9 m., Zugänge im Vorjahr 28, Abgänge 26. 36 Plätze. 2 Verpflegklassen. Ärzte: San.-Rat Dr. *Bockhorn*; Oberarzt: Dr. *Ernst Bufe*. 2 Pfleger. Wilhelmshof ist Trinkerheilstätte des Trinkerheilstättenvereins der Provinz Sachsen und des Freistaats Anhalt. 1908 gegründet. Offene Anstalt.

Ückermünde (Provinz Pommern)

Provinzialheilanstalt. Ebst. Ückermünde.

122 ha. Zahl der Kranken am 1. 1. 1928: 373 m., 404 w., Zugänge im Vorjahr 127 m., 84 w., Abgänge 102 m., 57 w., davon Todesfälle 34 m., 23 w. 759 Plätze. 2 Verpflegklassen. Ärzte: Direktor: Dr. *Victor Tomaschny*; Oberärzte: Dr. *Hermann Vollheim*, Dr. *Hans von Sydow*; Anstaltsarzt: Dr. *Hans Gerhardt*; Assistenzarzt: Dr. *Karl-Hans Kletzin*; Volontärärztin: Dr. *Irmgard Krieger*. 71 Pfleger, 63 Pflegerinnen. Gründungsjahr 1875. In Familienpflege z. Zt. 114 Kranke. Geschlossene Anstalt mit offener Abteilung.

Ülsby bei **Schleswig** (Prov. Schleswig-Holstein)

Villa Wilhelma. Privatpfleganstalt für gemüts- und nervenkranke Frauen. Ebst. Ekebergkrug-Ülsby der Kreisbahn Schleswig-Satrup.

Bestand am 1. 1. 1928: 12, Zugänge 1928: 6, Abgänge 6, darunter kein Todesfall. 12 Plätze. 1 Verpflegkasse. Arzt: Dr. *Ferdinand Schulze*. 2 Schwestern. Geschlossene Anstalt mit Aufnahme freiwilliger Pensionäre, Familienanschluß. Gegründet 1904.

Untergöltzsch bei **Rodewisch** i. V. (Sachsen)

Staatliche Heil- und Pflegeanstalt. Ebst. Rodewisch i. V.

132 ha. Zahl der Kranken am 1. 1. 1928: 297 m., 386 w., Zugänge 182 m., 181 w., Abgänge 157 m., 161 w., darunter Todesfälle 17 m., 36 w. 642 Plätze. 2 Verpflegklassen. Ärzte: Direktor: Oberregierungs-Med.-Rat Dr. *Ernst Böttcher*, Reg.-Med.-Räte: Dr. *Friedrich Geist*, Dr. *Wilhelm Kell*, Dr. *Josef Klemperer*, Dr. *Hermann Wallis*. 40 Pfleger, 48 Schwestern. Gründungsjahr 1893. Außenfürsorge. Beratungsstelle für Psychisch- und Nervenkranke. Offene Anstalt mit geschlossenen Abteilungen.

Unterrath bei **Düsseldorf** (Rheinprovinz)

Anstalt der **Schwestern vom hl. Kreuz** für weibl. Epileptiker.

Eröffnet 1883. 1911: 220 Plätze.

Urach (Württemberg)

Privat-Sanatorium für Nervenkranke.

St. Urban (Kanton Luzern, Schweiz)

Kantonale Heil- und Pflegeanstalt. Ebst. St. Urban.

18040,5 Aren. Zahl der Kranken am 1. 1. 1928: 279 m., 313 w., Zugänge im Vorjahr 83 m., 103 w., Abgänge 95 m., 102 w., darunter Todesfälle 24 m., 30 w. 620 Plätze. 3 Verpflegklassen. Ärzte: Direktor Dr.

Jakob Wyrsch, Dr. *Jakob Burtolf*, Dr. *Pio Cattaneo*, Dr. *Alice Gaule*. 35 Wärter, 40 Schwestern. Gründungsjahr 1873. St. Urban ist ein im 12. Jahrh. gegründetes Cisterzienserkloster, welches im Jahre 1848 aufgehoben und in den siebziger Jahren zu einer Anstalt umgebaut wurde. Geschlossene Anstalt.

Uster (Kanton Zürich, Schweiz)

Züricher Pfleganstalt für geistesschwache, bildungsunfähige Kinder. Ebst. Uster.

1400 Aren. Zahl der Kranken am 1. 1. 1928: 97 m., 51 w., Zugänge im Vorjahr 3 m. 5 w., Abgänge 3 m., 3 w., darunter Todesfälle 2 m., 2 w. 150 Plätze. 1 Verpflegklasse. Anstaltsarzt: Dr. *J. Moor*, Hausvater Joh. Barandun. 19 Schwestern. Gründungsjahr 1904. Geschlossene Anstalt mit offn. Abteilung.

Valduna bei **Rankweil** (Voralberg, Österreich)

Landesirrenanstalt von Vorarlberg in Valduna, Post Rankweil, Landschaftliche Anstalt für Geisteskranke u. Trunksüchtige.

Zahl der Kranken am 1. 1. 1928: 73 m., 83 w., Zugänge im Vorjahr 42 m., 56 w., Abgänge 41 m., 41 w., darunter Todesfälle 12 m., 9 w. 3 Verpflegklassen. (Überfüllt). Anstaltsleiter Max Beregger. Ärzte: Oberarzt Dr. *Albert Längle*, Dr. *Gebhard Ritter*. Gründungsjahr 1870. Geschlossene Anstalt.

Volmerdingsen bei **Oynhausen** (Provinz Westfalen)

Westf. ev. Pflege- und Erziehungsanstalt **Wittekindshof** für nicht epileptische Schwachsinnige. Ebst. Bad Oynhausen.

165 ha. Zahl der Kranken am 1. 1. 1928: 609 m., 407 w., Zugänge 1927: 108 m., 63 w. Abgänge: 48 m., 70 w., darunter Todesfälle 17 m., 11 w. 1100 Plätze. 1 Verpflegklasse. Anstaltsleiter: Pastor Theodor Brünger, Leit. Arzt: San.-Rat Dr. *Dieckmann*, Dr. *Schuhmacher*, San.-Rat Dr. *Augener*. 40 Pfleger, 40 Schwestern. Gründungsjahr 1887. Offene Privatanstalt. Zweiganstalt Ulenburg b. Löhne. Ausbildungsheim für entlassene Hilfsschüler.

Wahren, Kreis Wohlau (Provinz Schlesien)

Hedwigsruh, Irrenabteilung des Klosters und Krankenhauses St. Hedwigsruh. Nimmt nur noch geisteskranke Schwestern auf.

Bestand am 1. 10. 1928: 5. Ärzte: Dr. *Herda*, Dyhernfurth, Geh. Med.-Rat Kreisarzt Dr. *Freitag*-Wohlau. 3 Schwestern.

Waldbreitbach, Kreis Neuwied (Rheinprovinz)

1. **Marienhaus,** Heil- und Pfleganstalt für weibliche Gemütskranke. Eigentum der Franziskanerschwestern von Waldbreitbach.

Bestand am 1. 1. 1928: 331, Zugänge im Vorjahr 169 m., Abgänge 146, darunter Todesfälle 14. 345 Plätze. 3 Verpflegklassen. Leitender Arzt: Dr. *Paul Landwehr*, Facharzt für Nerven- und Gemütskrankheiten. 1 Assistent. 98 Schwestern. Geschlossene Anstalt mit offener Abteilung. Gegründet 1863.

2. **Antoniushaus** in Waldbreitbach für weibl. Geisteskranke.

3. **St. Josefhaus, Privat**anstalt für männliche Geistesschwache. Ebst. Neuwied.

144 Morgen. Zahl der Kranken am 1. 1. 1927: 509 m., Zugänge im Vorjahr 92, Abgänge 70, darunter Todesfälle 20. 540 Plätze. 1 Verpflegklasse. Bruder Amadeus Eilers, Vorsteher. Dr. *Arthur Kost*, leit. Arzt. 105 Brüder. Gründungsjahr 1873. Geschlossene Anstalt mit offener Abteilung.

Waldbröl, Reg.-Bez. Köln (Rheinprovinz)

Evang. Heil- und Pfleganstalt für Geisteskranke, Epileptiker, Psychopathen usw. Eigentum der G. m. b. H. Evang. Krankenhaus zu Waldbröl.

Zahl der Kranken am 1. 1. 1928: 182 m., 230 w., Zugänge im Vorjahr: 236 m., 230 w., Abgänge 76 m., 57 w., darunter Todesfälle 13 m., 19 w., 580 Plätze. 3 Verpflegklassen. Ärzte: *Paul Kupfernagel*, *Wilhelm Schmidt*, *Gerhard Kunert*. 30 Pfleger, 45 Schwestern. Geschlossene Anstalt. Gegründet 1920, ursprüngliche Anstalt 1895.

Waldhaus bei **Chur** (Kanton Graubünden, Schweiz)

Kantonale Irrenanstalt. Ebst. Chur.

30 ha. Zahl der Kranken am 1. 1. 1928: 119 m., 127 w., Zugänge 1927: 68 m., 67 w., Abgänge 67 m., 67 w., darunter Todesfälle 13 m., 15 w. 250 Plätze. 3 Verpflegklassen. Ärzte: Direktor Dr. *J. Jörger*, Dr. *J. B. Jörger*. 26 Wärter, 21 Wärterinnen. Gründungsjahr 1889. Beratungsstelle für Psychisch- und Nervenkranke. Geschlossene Anstalt mit offener Abteilung.

Waldheim (Sachsen)

Landes-Heil- und Pfleganstalt für kriminelle männliche Geisteskranke. Ebst. Waldheim.

3728 qm. Zahl der Kranken am 1. 1. 1928: 200. Zugänge im Vorjahr 81, Abgänge 86, darunter Todesfälle 4. 250 Plätze. 1 Verpflegklasse. Ärzte: Direktor Oberregierungs-Med.-Rat Dr. *Siegfried Maaß*, Reg.-Med.-Räte: Dr. *Martin Weicksel*, Dr. *Kurt Kieme*. 60 Pfleger. Waldheim ist die älteste staatliche öffentliche Irrenanstalt Sachsens, ihre Eröffnung erfolgte am 4. 4. 1716. Im Jahre 1833 aufgehoben, wurde sie 1876 wieder eröffnet als Irrenstation bei der Strafanstalt Waldheim. Im Jahre 1919 wurde die Anstalt unter selbständige ärztliche Direktion gestellt und von der Strafanstalt losgelöst.

Literatur: 1. Beschreibung des Chur-Sächsischen allgemeinen Zucht-, Waysen- und Armen-Hauses in Waldheim. Dresden und Leipzig bei Christian Robritz, 1721. 2. Die Irrenstation bei der Strafanstalt Waldheim von Dr. *Knecht*, Allg. Zeitschrift für Psychiatrie 37. Band, 1881.

Waldniel (Rheinprovinz)

St. Josephsheim. Bildungs- und Pflegeanstalt für männliche Geistesschwache.

Bestand am 1. 1. 1928: 581, Zugänge 1927: 223, Abgänge 209, darunter Todesfälle 11. 600 Plätze. Vorstand Agritius Denis. Leitender Arzt Dr. *Wilhelm Marke*. 80 Pfleger. Halboffene Anstalt. Gegründet 1910.

Waldruhe, Kreis Gummersbach (Rheinprovinz)

Gut **Waldruhe** b. Bielstein-Rhld. Anstalt für Erwerbsbeschränkte u. halbe Kräfte. Pflegeheim.

25 Plätze, 1 Verpflegklasse. Zugänge 1927: 3, Abgänge 3, Bestand 1928: 25. Eigentümer und verantwortl. Leitung Direktion d. Diakonenanstalt Duisburg. Pfarrer Giese. Hausvater Diakon Ewald Hensel, 2 Diakonen. Offene Anstalt. Gegründet 1907.

Warstein (Reg.-Bez. Arnsberg, Provinz Westfalen)

Provinzial-Heilanstalt. Ebst. Warstein.

124 ha. Zahl der Kranken am 1. 1. 1928: 439 m., 772 w., Zugänge im Vorjahr 218 m., 232 w., Abgänge 256 m., 251 w., darunter Todesfälle 32 m., 55 w. 1413 Plätze (einschl Erziehungsheim). 2 Verpflegklassen. Ärzte: Direktor Dr. *Ferdinand Hegemann*, Ober-Med.-Rat; Oberärzte: I. Dr. *Wolfgang Günther*, Prov. Med.-Rat, Dr. *Carl Wegener*, Assistenzärzte: Dr. *Franz Welle*, Dr. *Ernst Jost*, Dr. *Josef Wrede*, Dr. *Steggemann*. 82 Pfleger, 29 Pflegerinnen, 68 Ordensschwestern. Gründungsjahr 1905. In Familienpflege 30 Kranke. Geschlossene Anstalt mit offener Abteilung. Der Anstalt ist ein Heil-Erziehungsheim für Psychopathen angegliedert, das von einem psychiatrisch vorgebildeten Arzt, z. Zt. Dr. *Heinrich Petermann*, ärztlich versorgt wird und in dem die Pflege von kath. Ordensbrüdern ausgeübt wird. Das Heim hat 50 Plätze.

Wassenberg (Rheinprovinz)

Frauensanatorium und Erholungsheim **Marienhaus** für Alkohol- und Nervenkranke.

Zahl der Kranken am 1. 1. 1928: 11, Zugänge 1927: 10, Abgänge 17. 30 Plätze. 3 Verpflegklassen. Oberin Sch. Remacla. Arzt: San.-Rat Dr. *A. Buren*, Wassenberg. 4 Schwestern. Offene Anstalt. Gegründet 1908.

Wehnen bei **Bloh** (Oldenburg)

Oldenburgische Heil- und Pflegeanstalt für Geistes- und Nervenkranke. Ebst. Bloh, Post Ofen.

65 ha. Zahl der Kranken am 1. 1. 1928: 146 m., 149 w., Zugänge im Vorjahr 99 m., 84 w., Abgänge 98 m., 80 w., darunter Todesfälle 15 m., 24 w. 450 Plätze. 2 Verpflegklassen. Ärzte: Direktor Obermed.-Rat Dr. *Kurt Mönch*, Dr. *Paul Bals*, Dr. *Helmut Golde*, Dr. *Harry Michelsohn*. 1 Oberpfleger, 36 Pfleger, 1 Oberpflegerin, 32 Pflegerinnen. 1858 eröffnet. Geschlossene Anstalt mit offener Abteilung.

Weinheim a. d. Bergstraße (Baden)

Kreispfleganstalt. Ebst. Weinheim.

4 ha. Zahl der Kranken am 1. 1. 1928: 166 m., 141 w., Zugänge 1927: 41 m., 26 w., Abgänge 34 m., 25 w., darunter Todesfälle 15 m., 15 w. 307 Plätze. 1 Verpflegklasse. Wilhelm Wolf, Direktor, Anstaltsarzt Dr. *Emil Dunow*. 4 Pfleger, 4 Pflegerinnen. Gründungsjahr 1886. Allgemeine öffentliche Pflegeanstalt für Altersschwache, Gebrechliche, Gelähmte, Idioten, Kretinen, Epileptiker, ruhige Geisteskranke u. dergl. Offene Anstalt.

Weinsberg, Neckarkeis (Württemberg)

Staatliche Heilanstalt für Geisteskranke. Ebst. Weinsberg.

85 ha. Zahl der Kranken am 1. 1. 1928: 329 m., 324 w., Zugänge im Vorjahr 109 m., 126 w., Abgänge 104 m., 119 w., darunter Todesfälle 23 m., 20 w. 620 Plätze. 3 Verpflegklassen. Ärzte: Direktor Obermed.-Rat Dr. *Gustav Weinland*, Med.-Rat Oberarzt Dr. *Hugo Sayler*, Oberarzt Dr. *Carl Eugen Joos*; Anstaltsarzt: Dr. *Heinrich Fehr*; Assistenzarzt: Dr. *Hans Wildermuth*. 64 Pfleger, 60 Pflegerinnen. Gründungsjahr 1903. Geschlossene Anstalt mit offener Abteilung. Beratungsstelle für Psychisch- und Nervenkranke.

Weinfelden (Kanton Thurgau, Schweiz)

Privat-Erziehungsinstitut **Friedheim** für geistig und körperlich zurückgebliebene Kinder.

Bestand am 1. 1. 1928: 14 Knaben, 12 Mädchen, Zugänge 2 Kn., 1 M., Abgang 1 Kn., 2 M. 26 Plätze. Leiter und Besitzer E. Hotz, Hausarzt: Dr. *G. Schildknecht*. 2 Lehrerinnen, 1 Lehrer, 2 Pflegerinnen. Offene Anstalt. Gegründet 1892.

Weißenau, Donaukreis (Württemberg)

Heilanstalt für alle Formen von Geisteskrankheit.

400 Morgen. Zahl der Kranken am 1. 1. 1928: 389 m., 366 w., Zugänge im Vorjahr 103 m., 97 w., Abgänge 85 m., 90 w., darunter Todesfälle 16 m., 17 w. 730 Plätze. 3 Verpflegklassen. Ärzte: Direktor Obermed.-Rat Dr. *Emil Krimmel*; Oberärzte: Dr. *Otto Gutekunst*, Dr. *Max Sorg*; Anstaltsärzte: Dr. *Hugo Götz*, Dr. *Wilhelm Weskott*. 121 Pflegepers. Grün-

dungsjahr 1892 (altes Prämonstratenserkloster). Geschlossene Anstalt mit 2 offenen landwirtschaftl. Kolonien. Familienpflege.

Weißenheim bei **Bern** (Schweiz)

Erziehungsanstalt für bildungsfähige schwachs. Mädchen. **Vereinseigentum.**

Am 1. 1. 1928: 35 Zöglinge. 35 Plätze. Vorsteher H. Würgler. Anstaltsarzt: Dr. *W. Kürsteiner*, 3 Wärterinnen, 3 Lehrkräfte. Eröffnet 1868.

Weißensee bei **Berlin** (Provinz Brandenburg)

St. Josefs Heilanstalt für männliche Nerven- und Gemütskranke.

15 ha. Gartenstraße 1—5. Zahl der Kranken am 1. 1. 1928: 106 m., Zugänge im Vorjahr 329, Abgänge 324, darunter Todesfälle 27. 125 Plätze. 4 Verpflegklassen. Direktor San.-Rat Dr. *Rudolf Topp*; Anstaltsarzt: Dr. *Anton Weninger*. 30 Pfleger. Gründungsjahr 1891 (als Zweiganstalt der Alexianeranstalt in Neuß a. Rh. gegründet). Geschlossene Anstalt mit offener Abteilung.

Werneck, Kreis Unterfanken (Bayern)

Heil- und Pfleganstalt Werneck. Ebst. Waigolshausen.

93 ha. Zahl der Kranken am 1. 1. 1928: 331 m., 336 w., Zugänge im Vorjahr 80 m., 104 w., Abgänge 71 m., 98 w., darunter Todesfälle 15 m., 28 w. 700 Plätze. 3 Verpflegklassen. Ärzte: Direktor Dr. *Josef Entres*; Oberarzt: Dr. *Alfred Röll*; Anst.-Ärzte: Dr. *Ludwig Friedrich*, Dr. *Kilian Hofmann*, Dr. *Ernst Ottmann*. 67 Pfleger, 22 Pflegerinnen, 41 Ordensschwestern. Gründungsjahr 1855. Kern der Anstalt das von Balthasar Neumann, dem Erbauer der Würzburger Residenz, im Auftrag des Fürstbischofs Friedrich v. Schönborn erbaute Schloß Werneck; berühmter Barock-Bau. Teilweise geschlossene Bauweise, überall offener Betrieb. Außenfürsorge. Beratungsstelle für Psychisch- und Nervenkranke.

Wien, Österreich

1. **Universitätsklinik** für Psychiatrie und Nervenkrankheiten, Wien, IX., Lazarettgasse 14. Die Klinik ist ein Teil des Allgemeinen Krankenhauses.

Zahl der Kranken am 1. 1. 1927: 127 m., 86 w., davon neurologische Kranke 36 m., 36 w., Zugänge im Vorjahr 3284 m., 2526 w., davon neurol. 305 m., 212 w., Abgänge 3157 m., 2450 w., davon neurol. 269 m., 176 w., darunter Todesfälle 93 m., 55 w., davon neurol. 5 m., 4 w. 265 Plätze, davon 72 neurologische. 3 Verpflegklassen. Ärzte: Direktor Prof. Dr. *Otto Pötzl*; Klinische Assistenten: Dozent Dr. *Josef Gerstmann*, Dozent Dr. *Heinr. Herschmann*, Dozent Dr. *Heinrich Kogerer*, Dr. *Bernhard Dattner*,

Dr. *Otto Kauders*, Dr. *Max Weißmann*, Dr. *Heinz Hartmann*; Abteilungsassistent: Dr. *Hans Hoff*; Sekundarärzte: Dr. *Stern*; Dr. *Halpern*, Dr. *Friedmann*. 30 Pfleger (für 3 psychiatrische Abteilungen), 45 Schwestern (für 3 psychiatrische und 2 neurologische Abteilungen), inbegriffen Oberschwester und 2 Schwestern im Ambulatorium. Gründungsjahr 1875. Beratungsstelle im Ambulatorium der Klinik. Geschlossene Anstalt mit offener Abteilung.

2. Wiener Landes-Heil- und Pflegeanstalt für Geistes- und Nervenkranke **„Am Steinhof“** in Wien, XIII/12.

820 000 qm. Zahl der Kranken am 1. 1. 1928: 1708 m., 1724 w., zusammen 3432, Zugänge im Jahre 1927: 2346 m., 1721 w., zusammen 4067, Abgänge im Jahre 1927: 2249 m., 1668 w., zusammen 3917, darunter Todesfälle 363 m., 337 w., zusammen 700. 3300 Plätze. 1 Verpflegklasse. Ärzte: Direktor *Alfred Mauczka*, U. M. Dr. Landessanitätsrat; Direktionssekretär: unbesetzt. Heilanstalt für Frauen: *Leopold Pawlicki*, U. M. Dr. Primararzt, Abteilungsvorstand; U. M. Dr. *Oskar Sterns*, Primararzt, U. M. Dr. *Hermann Autengruber*, Primararzt, U. M. Dr. *Josef Klügler*, Anstaltsarzt, U. M. Dr. *Franz Bruha*, Anstaltsarzt, U. M. Dr. *Leo Lewitin*, Anstaltsarzt. Heilanstalt für Männer: *August Sammern-Frankenegg*, U. M. Dr. Primararzt, Abteilungsvorstand, U. M. Dr. *Fridolin Jörg*, Primararzt, U. M. Dr. *Alfons Huber*, Primararzt, U. M. Dr. *Edmund Segall*, Anstaltsarzt, U. M. Dr. *Karl Friedmann*, Anstaltsarzt, U. M. Dr. *Paul Adler*, Anstaltsarzt, U. M. Dr. *Ernst Teller*, Anstaltsarzt. Pflegeanstalt für Frauen: *Konrad Bayer*, U. M. Dr. Primararzt, Abteilungsvorstand; U. M. Dr. *Ferdinand Bauer*, Primararzt, U. M. Dr. *Maria Burian*, Anstaltsärztin, U. M. Dr. *Edmund Seyk*, Anstaltsarzt. Pflegeanstalt für Männer: *Franz Pattis*, U. M. Dr. Primararzt, Abteilungsvorstand; U. M. Dr. Ph. Dr. *Friedrich Schulhof*, Primararzt, U. M. Dr. *Margit Herz*, Anstaltsärztin. Trinkerheilstätte: *Rudolf Wlassak*, U. M. Dr. Primararzt, Abteilungsvorstand; U. M. Dr. *Josef Scherz*, Anstaltsarzt. Zahnärztliches Ambulatorium: *Leopold Olesker*, U. M. Dr. Schulzahnarzt. Röntgeninstitut: *Friedrich Kraft*, U. M. Dr. Facharzt. Prosektur: *Ernst Löffler*, U. M. Dr. Primararzt, Prosektor. 273 Pfleger, 265 Pflegerinnen. Gründungsjahr 1907. Außenfürsorge, Beratungsstelle für Nerven- und Gemütskranke (beim Magistrat Wien, städtisches Gesundheitsamt). Geschlossene Anstalt mit einer offenen Abteilung: Trinkerheilstätte.

3. **Neurologisches Institut der Wiener Universität** (Österreichisches Centralinstitut für Hirnforschung) Wien IX, Schwarzspanierstraße 17.

Vorstand des Institutes: Prof. Dr. *Otto Marburg*, ordentlicher Assistent: Prof. Dr. *Alexander Spitzer*, außerordentliche Assistenten: Dozent Dr. *Eugen Pollak*, Dozent Dr. *E. A. Spiegel*, Dr. *Philipp Rezek*.

Das Institut wurde von *H. Obersteiner* im Jahre 1882 gegründet (der jeweilige Vorstand ist Mitglied des Professorenkollegiums der Medizinischen Fakultät). Es hat die Aufgae, die Anatomie sowohl die normale als die vergleichende, die pathologische Anatomie, ferner die Physiologie des Zentralnervensystems zu studieren. Das neurologische Institut ist als Lehr-

und als Forschungsinstitut gedacht, unterrichtet demzufolge Anfänger, sowie Vorgeschrittene in Vorlesungen und Laboratoriumsarbeit. Auch pflegen Forscher hier selbständig zu arbeiten, da ihnen eine Spezialbibliothek von zirka 65 000 Nummern zur Verfügung steht. Ein Großteil der Arbeiten erscheint in den „Arbeiten aus dem Wiener Neurologischen Institut", von denen bereits 30 Bände erschienen sind.

4. **Privat**-Heilanstalt für Nerven-, Gemüts- und Geisteskranke in **Inzersdorf** bei Wien. Ebst. Inzersdorf.

2,9 ha. Zahl der Kranken am 1. 1. 1928: 21 m., 37 w., Zugänge im Vorjahr 50 m., 71 w., Abgänge 47 m., 67 w., darunter Todesfälle 7 m., 3 w. 60 Plätze. 1 Verpflegklasse. Direktor und Mitbesitzer: Dr. *Edgar Fries*, Primararzt Dr. *Alfred Kohn* und Dr. *Carl Noe-Nordberg*. Gegründet 1872 in der früher fürstlich Lebkowitzschen Sommerwohnung. Geschlossene Anstalt mit offener Abteilung.

5. Nathaniel Freiherr von Rothschildsche **Stiftung** für Nervenkranke, Heilanstalt **Maria Theresien-Schlössel**, Wien XIX, Hofzeile 20.

10 500 qm. Zahl der Kranken am 1. 1. 1928: 34 m., 46 w., Zugänge im Vorjahr 381 m., 489 w., Abgänge 376 m., 469 w., darunter Todesfälle 4 m., 9 w. 115 Plätze. 3 Verpflegklassen. Ärzte: Prof. Dr. *Emil Redlich*, Direktor; Ass. Dr. *Josef Wilder*; Sekundarärzte: Dr. *Isidor Silbermann*, Dr. *Gustav Steiner*, Dr. *Therese Bettelheim*. 18 Schwestern. Gründungsjahr 1914. Offene Anstalt, ausschließlich Nervenkranke.

6. Heilpädagogische Anstalt Wien-**Grinzing**, Langackergasse 12.

3,5 ha. Zahl der Kranken am 1. 1. 1928: 30 m., 10 w., Zugänge im Vorjahr 4 m., 2 w., Abgänge 3 m., 1 w. 40 Plätze. Direktor: Dr. phil. Theodor Heller; Hausarzt: Dr. *Julius Rieger*. 6 Pflegepersonen. Gegründet 1895 vom derzeitigen Direktor. (Erste Anstalt für jugendliche Psychopathen in Österreich.) Offene Anstalt. Beratungsstelle für schwere Erziehungsfälle.

Wiesbaden, Prov. Hessen-Nassau

Sanatorium **Nerotal** für (innere und) Nervenkranke.

2 Morgen. 48 Plätze. 1 Verpflegklasse. Ärzte: Dr. med. *E. W. Piking*, 1 Assistenzarzt. Gründungsjahr 1860. Offene Anstalt.

Wiesloch bei Heidelberg, Baden

Badische **staatliche** Heil- und Pflegeanstalt für Geisteskranke. Ebst. Wiesloch-Stadt.

98 ha., dazu ein Pachtgut von ca. 60 ha. Zahl der Kranken am 1. 1. 1928: 634 m., 622 w., Zugänge im Vorjahr 488 m., 358 w., Abgänge 466 m., 366 w., darunter Todesfälle 24 m., 52 w. Normale Belegziffer 1041. 2 Verpflegklassen. Ärzte: Direktor Dr. *Adolf Groß*; stellvertr Direktor:

Med.-Rat Dr. *Johannes Klewe-Nebenius*; Med.-Rat Dr. *Walter Fuchs*, Oberarzt und II. Stellvertreter d. Dir.; Oberärzte: Med.-Rat Dr. *Wilhelm Möckel*, Med.-Rat Dr. *Paul Walther*, Med.-Rat Dr. *Ernst Herzog*, Fürsorgearzt; Anstaltsärzte: Med.-Rat Dr. *Hans Braun*, Med.-Rat Dr. *Hans Schürlein*; Assistenzärzte: Dr. *Rudolf Fuchs*, Dr. *Franz Fischer*, Dr. *Vera Lemke*; Prosektor: Dr. *Benoit*. 161 Pfleger, 151 Pflegerinnen, 4 Pflegeinspektoren, 3 Oberinnen. Gründungsjahr 1905. Geschlossene Anstalt mit offener Abteilung. Die Anstalt besteht aus 69 größeren und kleineren Gebäuden, sie besitzt ein gesichertes Haus und eine Prosektur mit path.-anatomischen Laboratorien unter Leitung eines spezialistisch ausgebildeten Anstaltsarztes. Fürsorgestelle für Nerven- und Gemütskranke in Mannheim durch einen Fürsorgearzt und 2 Fürsorgeschwestern; z. Zt. 878 Außenpfleglinge, Außenfürsorge in den Städten Pforzheim, Weinheim, Schwetzingen und in den Amtsbezirken Wiesloch und Sinsheim geschieht durch den Fürsorgearzt und 1 Fürsorgepfleger, z. Zt. 186 Außenpfleglinge. Beratungsstelle für Nerven- und Gemütskranke seit 1919.

Wil, Kanton St. Gallen (Schweiz)

Kantonales Asyl für alle Formen von Geisteskrankheiten sowie chron. körperlich Kranke und Altersschwache. Ebst. Wil.

172 ha. Zahl der Kranken am 1. 1. 1927: 407 m., 485 w., Zugänge im Vorjahr 193 m., 224 w., Abgänge im Vorjahr 199 m., 184 w., darunter Todesfälle 60 m., 60 w. 895 Plätze. 2 Verpflegklassen. Ärzte: Direktor Dr. *H. Schiller*; I. Sekundararzt Dr. *Aug. Müller*; II. Sekundararzt Dr. *Ed. Näf* und 2 Assistenzärzte. 47 Pfleger, 72 Pflegerinnen. Eröffnet 1892. Besondere Ausbildung der Arbeitstherapie für alle Arbeitsfähigen. Geschlossene Anstalt mit offener Abteilung.

Winnental bei **Winnenden,** Württemberg

Staatliche Heilanstalt für Geisteskranke. Ebst. Winnenden.

22 ha. Zahl der Kranken am 1. 1. 1928: 296 m., 295 w., Zugänge im Vorjahr 57 m., 78 w., Abgänge 59 m., 66 w., darunter Todesfälle 14 m., 14 w. 600 Plätze. 3 Verpflegklassen. Ärzte: Direktor Ober-Med.-Rat Dr. *Rudolf Camerer*; Oberärzte: Med.-Rat Dr. *Theodor Buder*, Dr. *Ernst Wittermann*, Dr. *Ernst Werner*; Assistenzärztin: Dr. *Hella Blankertz*. 61 Pfleger und 59 Pflegerinnen. Gründungsjahr 1834. Früher Ordenshaus der Komturei Winnenden des Deutschherren-Ordens, später herzogliches Schloß, Geschlossene Anstalt mit offener Abteilung. Familienpflege. Beratungsstelle für psychisch und Nervenkranke.

Woltorf b. Peine, Braunschweig

Privat-Kuranstalt für Nerven- und Gemütskranke. Ebst. Woltorf.

20 Morgen, hiervon 15 Park. Zahl der Kranken am 1. 1. 1928: 17 m., 11 w., Zugänge im Vorjahr 82 m., 28 w., Abgänge 72 m., 28 w., darunter Todesfälle 2 m., 4 w. 40 Plätze. 2 Verpflegklassen. Ärzte: Leit.

Arzt Dr. med. *Paul Kruse*; Hausarzt: Dr. med. *Helmut Winter*. 1 Oberin, 2 Pfleger, 6 Schwestern. Gründungsjahr 1897. Geschlossene Anstalt mit offener Abteilung.

Wormditt, Prov. Ostpreußen

Heilstätte **St. Andreasberg** für Epileptische, Schwachsinnige und ruhige Geisteskranke. Selbständige Stiftung.

Zahl der Kranken am 1. 1. 1928: 198 m., 185 w., Zugänge im Vorjahr 50 m., 45 w., Abgänge 20 m., 40 w., darunter Todesfälle 8 m., 11 w. 450 Plätze. 2 Verpflegklassen. Anstaltsleiter Erzpriester Hohmann; Anstaltsarzt: San.-Rat Dr. *Rudolf Ganter*. 9 Pfleger, 25 Schwestern. Gründungsjahr 1902. (Siehe Psych. neurol. Wochenschrift 1928 Nr. 4.) Geschlossene Anstalt mit offener Abteilung.

Würzburg, Unterfranken, Bayern

Psychiatrische und Nervenklinik der **Universität.**

3 ha. Zahl der Kranken am 1. 1. 1928: 29 m., 39 w., Zugänge im Jahre 1927: 864 m., 219 w., Abgänge 835 m., 180 w., darunter Todesfälle 12 m., 6 w. 60 Plätze (wesentliche Erweiterungsbauten bevorstehend). 3 Verpflegklassen. Ärzte: Direktor Univ.-Prof. Dr. *Martin Reichardt*, Oberarzt Dr. *Otto Kroiss*, Dr. *Ernst Grünthal*, Dr. *Werner Heyde*, Dr. *Hans Dielmann*, Dr. *Hans Scheele*, einige Volontärärzte. 4 Pfleger, 17 Schwestern. Gründungsjahr 1893. Früher bestand eine psychiatrische Abteilung Juliusspital. Näheres bei Rieger: V. Bericht aus der Klinik, Leipzig, Kabitzsch 1916. Poliklinik. Geschlossene Anstalt mit offener Abteilung.

Wunstorf, Prov. Hannover

Provinzial-Pflegeanstalt, Abteilung für chron. geisteskranke Männer und Behandlungsmöglichkeit für entmündigte Trunksüchtige (beiderlei Geschlechts). Ebst. Wunstorf.

76 ha. Zahl der geisteskranken Männer am 1. 1. 1928: 164, Zugänge im Vorjahr 30, Abgänge 8, darunter Todesfälle 3; Zahl der entmündigten Alkoholkranken am 1. 1. 1928: 44 Männer, Zugang im Vorjahr 46, Abgänge 54, 4 Frauen, Zugang 2, Abgang 5 Frauen. 160 Plätze für geisteskranke Männer, 1 Verpflegklasse. Z. Zt. 80 Plätze für Alkoholkranke. Ärzte: Direktor Ober-Med.-Rat Dr. *Werner Gerstenberg*; 1. Oberarzt: Med.-Rat Dr. *Walter Frensdorf*; Oberarzt: Dr. *Friedrich Stapel*. Gründungsjahr 1880, seit 1896 Abt. f. Geisteskranke. Außenfürsorge. Geschlossene Anstalt. Neben den Pflegeabteilungen für chronisch geisteskranke Männer (160 Plätze), bestehen allgemeine Pflegeabteilungen für Frauen (160 Plätze) und Männer (280 Plätze), darunter die oben angegebenen Plätze für entmündigte Alkoholkranke.

Ybbs a. d. Donau, Niederösterreich

Heil- und Pfleganstalt des **Landes** Wien für Geisteskranke und Geistessieche. Ebst. Ybbs-Kemmelbach.

138 173 qm. Zahl der Kranken am 1. 1. 1928: 641 m., 834 w., Zugänge im Vorjahr 111 m., 198 w., Abgänge 110 m., 143 w., darunter Todesfälle 48 m., 67 w. 1500 Plätze. 1 Verpflegklasse. Ärzte: Direktor Dr. *Franz Sickinger*, Dr. *Oskar Kaltenbrunner*, Primararzt und Abt.-Vorstand; Dr. *Max Belf*, Dr. *Gustav Plenk*, Dr. *Ernst Fischer*, Primarärzte; Dr. *Wichard Kryspin-Exner*, Abt. Arzt. 92 Pfleger, 98 Schwestern. Erbaut 1723, 1778 zu einem Versorgungshaus der Stadt Wien adaptiert, 1817 ein Teil davon mit Geisteskranken belegt. Seit 1858 niederösterreichische Landesirrenanstalt. 1922 in den Besitz des Landes Wien übergegangen. Geschlossene Anstalt. Familienpflege.

Zepernick, Brandenburg

Privat-Irrenanstalt von Dr. Schauss.

Zihlschlacht, Kanton Thurgau (Schweiz)

Staatlich konzessionierte **Privat**-Nervenheilanstalt **„Friedheim“** für Nerven- und Gemütskranke und Entziehungskuren (Alkohol, Morphium, Kokain). Ebst. Amriswil b. Romanshorn.

5 ha. Zahl der Kranken am 1. 1. 1927: 39 m., 25 w., Zugänge im Vorjahr 66 m., 49 w., Abgänge 80 m., 38 w. 70 Plätze. 1 Verpflegklasse. Ärzte: Chefarzt und Besitzer: Dr. *F. Krayenbühl*; Hausärzte: Dr. *A. Wannier*, Dr. *Erismann*. 7 Pfleger, 8—9 Pflegerinnen. Gründungsjahr 1891. Familienpflege. Geschlossene Anstalt mit offner Abteilung.

Zschadraß bei **Colditz,** Sachsen

Landes-Heil- und Pfleganstalt für Geisteskranke. Ebst. Colditz.

115 ha. Zahl der Kranken am 1. 1. 1928: 501 m., 544 w., Zugänge im Vorjahr 121 m., 134 w., Abgänge 113 m., 121 w., darunter Todesfälle 37 m., 38 w. 950 Plätze. 2 Verpflegklassen. Ärzte: Direktor Geh. Med.-Rat Dr. *Hermann Brackmann*; stellvertretender Direktor Reg.-Med.-Rat Dr. *Thilo Volkmann*; Reg.-Med.-Räte: Dr. *Emil Eichler*, Dr. *Friedrich Schäfer*, Dr. *Martin Butter*, Dr. *Werner Seyferth*, Dr. *Heinz Leichsenring*; Hilfsarzt: Dr. *Rudolf Klaubert*. 92 Pfleger, 53 Schwestern (daneben 36 Wärterinnen). 1868 als koloniale Außenabteilung der Landespfleganstalt Colditz gegründet und am 1. Juli 1894 als selbständige Heil- und Pfleganstalt eröffnet. Familienpflege. Geschlossene Anstalt.

Zürich, Schweiz

Kantonale Heilanstalt **Burghölzli,** zugleich psychiatrische Klinik der **Universität** Zürich.

Zahl der Kranken am 1. 1. 1928: 216 m., 158 w., Zugänge im Vorjahre 496 m., 240 w., Abgänge 508 m., 265 w., darunter Todesfälle 37 m.,

21 w. 400 Plätze. 3 Verpflegklassen. Ärzte: Direktor Prof. Dr. *Hans W. Maier*; Oberärzte: Privatdozent Dr. *John Staehelin*, Dr. *Hans Bänziger*; Ass.-Ärzte: Dr. *Hans Binder*, Dr. *Hermann Brenk*, Dr. *Paul Hoch*, Dr. *Jakob Lutz*, Dr. *Irene Moszkowicz*, Dr. *Arnold Weber*, dazu 4 Volontärärzte. 58 Pfleger, 67 Pflegerinnen. Gründungsjahr 1870. 1866—70 gebaut unter Beratung von Griesinger, I. Direktor Huguenin, dann Gudden, Hitzig, August Forel, Bleuler. Psychiatrische Universitätspoliklinik in eigenem Gebäude Zürich I, Untere Zäune 2, ca. 1500 Patienten jährlich. Leitender Arzt: Privatdozent Dr. *Staehelin*, 2 Ass.-Ärzte, 1 Vol.-Arzt. Kant. Irreninspektorat mit staatlicher Familienpflege überwacht jetzt ca. 330 Kranke, Leit. Arzt: Dr. *Hans Bänziger*. Kinderhaus Stephansburg, Zürich 8, Kartausstr. Leitender Arzt: Dr. *Arthur Grossmann*. Station zur Beobachtung und Behandlung psychopathischer Kinder bis zum 15. Jahr, 22 Betten, ca. 80 Aufnahmen.

Zwiefalten, Donaukreis, Württemberg

Württembergische **Staats**-Irrenanstalt. Ebst. Zwiefaltendorf.

39 ha. Zahl der Kranken am 1. 1. 1928: 312 m., 260 w., Zugänge im Vorjahr 44 m., 43 w., Abgänge 47 m., 39 w., darunter Todesfälle 16 m., 12 w. 576 Plätze. 3 Verpflegklassen. Ärzte: Direktor Ober-Med.-Rat Dr. *J. Daiber*; Oberärzte: Med.-Rat Dr. *R. Hoffmann*, Dr. *J. Mögelin*; Ass.-Arzt: Dr. *J. Jutz*. 45 Pfleger, 41 Pflegerinnen. Gründungsjahr 1812 (frühere reichsunmittelbare Benediktinerabtei). Geschlossene Anstalt. Außenfürsorge. Poliklinik.

B. Verzeichnis der Anstalten nach Ländern und Provinzen

Preußen

Stadt **Berlin** (4 024 165 Einwohner)

Universitätsklinik an der Charité. Neurobiologisches Institut (Kaiser Wilhelm-Stiftung). 4 Städtische Anstalten Buch, Herzberge, Wuhlgarten (Epil.), Wittenauer Heilstätten mit Nervenheilanstalt Wiesengrund und Abstinenzsanatorium.

Provinz **Brandenburg** (2 592 419 Einwohner)

9 Provinzialanstalten in Eberswalde, Görden, Landsberg, Lübben, Neuruppin, Sorau, Teupitz, Potsdam, Wittstock (Sieche). 15 Privatanstalten Bernau (2), Fr.-Buchholz (1), Charlottenburg (2), Joachimstal, Berlin-Lichterfelde, Berlin-Lankwitz, Neubabelsberg, Tegel, Weißensee, Freienwalde, Zepernick, f. Schwachs. u. Epil.: Guben, Ketschendorf. 1 Anstalt für Alkoholkranke in Fürstenwalde. 2 Anstalten für Heilerziehung in Buschgarten bei Fürstenwalde und Neubabelsberg.

Provinz **Pommern** (1 915 086 Einwohner)

Universitätsklinik Greifswald. 4 Provinzialanstalten zu Lauenburg, Stralsund, Treptow a. R., Ückermünde. 4 Privatanstalten Bergquell, Kolberg, Stettin-Eckerberg, Stettin-Kückenmühle.

Provinz **Ostpreußen** (2 258 324 Einwohner)

Universitätsklinik in Königsberg. 4 Provinzialanstalten Allenberg, Kortau, Rastenburg, Tapiau; dazu 1929: Riesenburg. 2 Privatanstalten Rastenburg (Carlshof f. Schwachs.), Wormditt (Epil. u. Schwachs.) 1 Anstalt für Alkoholkranke in Stenken.

Provinz **Grenzmark,** Posen-Westpreußen (332 485 Einwohner)

1 Landes-Heil- und Pflegeanstalt Obrawalde.

Provinz **Niederschlesien** (3 132 328 Einwohner)

Universitätsklinik zu Breslau. Irrenabteilung an der Strafanstalt Breslau. 6 Provinzialanstalten Brieg, Bunzlau, Freiburg, Leubus, Lüben, Plagwitz. 3 städtische Anstalten Breslau, Herrnprotsch, Görlitz. 10 Privatanstalten in Görlitz, Laubnitz, Löwenberg, Obernigk (2), Scheibe, Wahren, f. Schwachs.: Kraschnitz, Schreiberhau, Oels (Epil.). Trinkerheilstätten in Jauer und Leipe.

Provinz **Oberschlesien** (1 379 278 Einwohner)

3 Provinzialanstalten in Kreuzburg, Leschnitz, Tost. 6 Privatanstalten in Beuthen, Branitz, Kreuzburg, Carlsruhe (Schwachs.), Katscher. Sanatorium der Reichsversicherung Greiffenberg.

Provinz **Sachsen** (3 277 476 Einwohner)

Universitätsklinik Halle. 5 Provinzialanstalten Alt-Scherbitz, Nietleben, Pfafferode, Uchtspringe, Jerichow, dazu 1929 Neuhaldensleben. 7 Privatanstalten Ershausen, Hasserode, Bad Kösen, Magdeburg, Neinstedt (Schwachs., Epil.), Nordhausen (Jugendsanat.), Treffurt. 1 Nervenheilanstalt d. Knappschafts-Berufsgenossenschaft Schkeuditz. 1 Anstalt für Alkoholkranke Uchtspringe-Wilhelmshof.

Provinz **Schleswig-Holstein** (1 534 640 Einwohner)

Universitätsklinik zu Kiel. 3 Provinzialanstalten in Neustadt, Schleswig (1 f. Gkr., 1 f. Jugendl.). 1 Kreisanstalt zu Pinneberg. 2 städtische Anstalten in Altona. 5 Privatanstalten in Friedrichsfeld, Kropp, Malente-Gremsmühlen, Preetz, Ülsby, außerdem 6 Privatpflegeanstalten in und um Schleswig, die von Ärzten der dortigen Prov.-Anstalt geleitet werden. 1 Anstalt für Alkoholkranke in Rickling.

Provinz **Hannover** (3 190 619 Einwohner)

6 Provinzialanstalten Göttingen (zugleich Klinik), Hildesheim, Lüneburg, Osnabrück, Langenhagen, Wunstorf (G. Schw.). 8 Privatanstalten Goslar, Hedemünden, Ilten, Liebenburg, Rotenburg (Epil. u. Gschw.), Neusandhorst (3). 2 Anstalten für Alkoholkranke Gifhorn, Himmelstür. 2 offene Anstalten in Rasemühle (Provinzialsanat.), Hedemünden.

Provinz **Hessen-Nassau** (2 396 871 Einwohner)

Hier liegt die Fürsorge für das Irrenwesen nicht der Provinz, sondern den Regierungsbezirken ob. I. Reg.-Bez. Kassel: 1 Universitätsklinik zu Marburg. 1 neurologisches Institut der Universität Frankfurt a. M. 3 Landesanstalten Marburg, Haina, Merxhausen. 5 Privatanstalten Aue, Fulda, Niederzwehren, Rinteln, Treysa. II. Reg.-Bez. Wiesbaden: 3 Landesanstalten Eichberg, Hadamar, Herborn. 2 städtische Anstalten Frankfurt a. M. und Köppern i. T. 11 Privatanstalten Cassel, Hohe Mark, Katzenelnbogen f. Schwachs. u. Epil., Aulhausen, Idstein, Kiedrich, Montabaur (2), Scheuern, Sanatorien Hofheim und Wiesbaden.

Provinz **Westfalen** (4 819 061 Einwohner)

Universitätsklinik Münster. 8 Provinzialanstalten Aplerbeck, Gütersloh, Lengerich, Marsberg (1 f. Gkr. 1 f. Schwachs.), Münster, Warstein, Eickelborn. 6 Privatanstalten Amelsbüren, Drolshagen,

Bethel, Dorsten (Epil.), Volmerdingsen (Schwachs.), Telgte. Anstalten für Alkoholkranke in Bethel, Dinker, Herford, Maria-Veen.

Rheinprovinz (7 240 000 Einwohner)

Universitätsklinik zu Bonn. 9 Provinzialanstalten Andernach, Bedburg-Hau, Bonn (1 f. G., 1 f. Kinder), Düren, Düsseldorf-Grafenberg, Galkhausen, Merzig, Süchteln. 1 Irrenabt. an der Prov.-Arbeitsanstalt Brauweiler. 1 Kreispflegeanstalt in Eschweiler. 3 städtische Anstalten in Aachen, Köln (zugleich Klinik), Essen. Privatanstalten Aachen, Ahrweiler, Bonn (4), Elberfeld, Euskirchen, Ebernach, Ensen, Endenich, Eupen, Kaiserswerth, Krefeld (2), Lüttringhausen, München-Gladbach (2, 1 f. Schwachs.), Neuß (2), Klosterhoven, Rhens, Sayn, Trier, Waldbreitbach (3, 1 f. Gschw.), Waldbröl, für Geistesschwache: Capellen, Essen (3, 1 f. Schwachs.), Hofrechtenbach, Waldniel, Gangelt, Hardt, Immerath, Kerpen, Kreuznach, Linz, Kühr-Niederfell, Morsbach, Schönecken, Unterrath (Epil.), Waldruhe. 7 Anstalten für Alkoholkranke in Bonn, Heidhausen, Leutesdorf, Lintorf (2), Mündt, Wassenberg. 1 heilpädagogische Anstalt in Bonn (Provinzial). Sanat. Ruppichteroth. 2 Nervenheilstätten: Knappschaftskrankenhaus Essen, Roderbirken (Landesversicherungsanstalt).

Hohenzollern (71 840 Einwohner)

1 Landesanstalt in Sigmaringen (dem Landeskrankenhause angegliedert).

Bayern (7 379 594 Einwohner)

3 Universitätskliniken zu München, Würzburg, Erlangen. Deutsche Forschungsanstalt für Psychiatrie in München. Heckscher Nervenheil- u. Forschungsanstalt u. Hirnverletztenheim in München. Kreisanstalten Eglfing, Gabersee, Haar (Oberbayern), Mainkofen, Deggendorf (Niederbayern), Kaufbeuren, Günzburg (Schwaben), Regensburg (Oberpfalz), Bayreuth, Kutzenberg (Oberfranken), Erlangen, Ansbach (Mittelfranken), Lohr, Werneck (Unterfranken), Frankenthal, Klingenmünster (Pfalz). 3 städtische Anstalten Augsburg, Bamberg, Nürnberg. 1 Irrenabt. an der Gefangenenanstalt St. Georgen Bayreuth. 24 Privatanstalten: Adlerhütte (Jugendl.), Bayreuth, Obersendling, München (3 Kuranstalten), Schweinspoint, Herxheim. Für Epil. u. Schwachs.: Attl, Burkunstadt, Deybach, Ecksberg, Gremsdorf, Reichenbach, Schönbrunn; für Schwachs. Absberg, Gemünden, Holzhausen, Neuötting. Sanatorien: Bad Gleisweiler, Heilbrunn, Lindau, Streitberg, Traunstein. 2 Heilstätten für Alkoholkranke in Egmating und Hutschdorf.

Sachsen (4 992 320 Einwohner)

Universitätsklinik in Leipzig. 11 Landesanstalten Arnsdorf, Leipzig-Dösen, Großschweidnitz, Hubertusburg, Sonnenstein, Untergöltzsch, Zschadraß, Chemnitz (bildungsfähige Schwachs. und Blinde), Hochweitzschen (Epileptiker), Großhennersdorf (f. bildungsunfähige Schwachs.), Waldheim (f. Kriminelle). 3 städtische Anstalten in Chemnitz, Dresden, Plauen. 5 Privatanstalten in Erdmannshain,

Hartheck-Gaschwitz, Dresden, Klein-Wachau (Epil.), Moritzburg (Heilerziehung). 2 Heilstätten für Alkoholkranke Borsdorf, Seefrieden.

Württemberg (2 580 000 Einwohner)

1 Universitätsklinik in Tübingen. 5 Landesanstalten Schussenried, Weinsberg, Weißenau, Winnental, Zwiefalten. 1 Irrenabt. f. Strafgefangene auf Hohenasperg. 4 Landesfürsorgeanstalten Markgröningen, Rabenhof, Riedhof, Reutlingen. Privatanstalten Göppingen, Kennenburg, Ludwigsburg, Grunbach, Rottenmünster; Wohltätigkeitsanstalten für Schwachs. u. Epil.: Heudorf, Ingerkingen, Schwäb. Hall, Heggbach, Liebenau, Mariaberg, Pfingstweide, Rommelshausen, Stetten. Sanatorien für Nervenkranke Freudenstadt, Hochberg in Urach, Hirsau, Hornegg. 1 Heilstätte für Alkoholkranke in Ravensburg (Zieglerstift Haslachmühle).

Baden (2 312 000 Einwohner)

2 Universitätskliniken zu Freiburg und Heidelberg. 4 Landesanstalten Emmendingen, Illenau, Konstanz, Wiesloch. 1 Irrenabt. am Gefängnis zu Bruchsal. 1 Abt. f. Geisteskranke der städtischen Krankenanstalt Ludwigshafen. Kreispflegeanstalten Geisingen, Jestetten, Freiburg, Mosbach, Wiechs, Fußbach, Hub, Weinheim, Sinsheim. (In A nur die letzten vier aufgeführt.) Privatanstalten f. Schwachs. u. Epil. Herten, Kork, Mosbach; Sanatorien: Lindau, Baden-Baden, Eberbach (auch Entziehungskuren). 1 Heilstätte für Alkoholkranke Renchen.

Hessen (1 347 000 Einwohner)

Universitätsklinik Gießen. 5 Landesanstalten zu Alzey, Goddelau, Heppenheim, Darmstadt, Gießen, (Heilstätte für Nervenkranke). 3 Provinzialanstalten Eberstadt (Starkenburg), Gießen (Oberhessen), Heidesheim (Rheinhessen). 2 psychiatr. Abt. der städtischen Krankenanstalt Darmstadt, Mainz. Privatanstalten Nieder-Ramstadt (Epil.), 2 offene Sanatorien Alsbach, Lindenfels. 1 Heilstätte für Alkoholkranke Eberstadt.

Mecklenburg-Schwerin (674 000 Einwohner)

3 Landesanstalten Rostock-Gehlsheim (zugleich Univ.-Klinik), Schwerin-Sachsenberg, Schwerin-Lewenberg. 1 städtische Anstalt zu Rostock. Privatanstalten zu Rostock, Schwerin, Neustadt-Clewe, Kleinen.

Mecklenburg-Strelitz (110 000 Einwohner)

1 Landesanstalt Domjüch.

Oldenburg (545 0 00 Einwohner)

3 Landesanstalten in Wehnen, Blankenburg, Oldenburg. 3 Privatanstalten Holzkamp, Cloppenburg, Bad Zwischenahn.

Thüringen (1 609 000 Einwohner)

Universitätsklinik in Jena. 4 Landesanstalten Blankenhain, Hildburghausen, Stadtroda, Pfafferode. 4 Privatanstalten Blankenburg, Blankenhain, Jena, Nöbdenitz. 1 Kreiskrankenhaus u. Sanatorium in Gera. 2 Heilerziehungsanstalten in Jena. 1 Anstalt für Alkoholkranke in Sulza. 3 offene Anstalten zu Blankenburg, Friedrichroda, Liebenstein.

Anhalt (351 000 Einwohner)

2 Landesanstalten Bernburg, Hoym. 1 Erholungsheim in Bernburg angegliedert. 2 offene Sanatorien in Ballenstedt, Gernrode.

Braunschweig (501 000 Einwohner)

1 Landesanstalt Königslutter. 1 städtische Anstalt Braunschweig. 3 Privatanstalten Gandersheim, Woltorf, Neuerkerode (Epil. u. Schwachs.). 2 offene Sanatorien in Blankenburg a. H.

Lippe (163 000 Einwohner)

1 Landesanstalt Lindenhaus bei Brake. 3 Privatanstalten Lemgo (Schwachs. u. Epil.), Grotenburg, Detmold.

Freie Stadt **Hamburg** (1 152 000 Einwohner)

2 staatliche Anstalten Hamburg-Friedrichsberg (zugleich Universitätsklinik), Langenhorn und 1 psychiatrische Beobachtungsabteilung im Hafenkrankenhaus. 2 Privatanstalten Eichenhain, Alsterdorf (Ep. u. Schwachs.).

Freie Stadt **Bremen** (338 000 Einwohner)

1 staatliche Anstalt St. Jürgenasyl Bremen. 1 Beobachtungsstation der städt. Krankenanstalt. 2 Privatanstalten Rockwinkel, Bremen-Horn.

Freie Stadt **Lübeck** (127 000 Einwohner)

1 staatliche Anstalt Lübeck-Strecknitz. 1 Privatanstalt Vorwerk, Erziehungsanstalt.

Freie Stadt **Danzig** (384 000 Einwohner)

Staatliche Fürsorgeanstalt Silberhammer. Psychiatrische Abt. des städt. Krankenhauses.

Österreich (6 534 481 Einwohner)

Land **Wien** (1 865 780 Einwohner).

1 Universitätsklinik in Wien. Neurologisches Institut der Wiener Universität. 2 Landesanstalten Am Steinhof-Wien, Ybbs. 3 Privatanstalten Inzersdorf, Grinzing, Maria-Theresien-Schlössel.

Niederösterreich (1 480 449 Einwohner)

3 Landesanstalten Gugging, Mauer-Öhling, Oberhollabrunn. 3 Privatanstalten Rekawinkel, Biedermannsdorf; Tulln (nicht aufgeführt).

Oberösterreich (876 000 Einwohner)

2 Landesanstalten Niedernhart, Gschwendt. 2 Privatanstalten Gallneukirchen, Hartheim.

Salzburg (223 000 Einwohner)

1 Landesanstalt in Salzburg: Maxglan. Privatanstalt Schwarzach.

Steiermark (978 000 Einwohner)

1 Universitätsklinik in Graz. 1 Landesanstalt Feldhof-Graz (und Schwanberg (?) keine Nachricht). 2 Privatanstalten Laßnitzhöhe, Bruck.

Kärnten (371 000 Einwohner)

1 Landesanstalt zu Klagenfurt. 1 Privatanstalt St. Martin.

Tirol (314 000 Einwohner)

1 Universitätsklinik in Innsbruck. 1 Landesanstalt Hall.

Vorarlberg (140 000 Einwohner)

1 Landesanstalt Valduna.

Burgenland (285 000 Einwohner)

Keine eigene Anstalt.

Tschechoslowakei

(Nur Anstalten aufgeführt, die schon früher im Lähr standen und den Fragebogen beantwortet haben.)

Ober-Berkowitz (Böhmen), Brünn, Sternberg (Mähren), Ljubljana [früher Laibach] (Krain).

Polen (früher Galizien)

Kobierzyn, Krakow.

Schweiz (3 880 300 Einwohner)

Kanton **Zürich** (538 600 Einwohner)

2 kantonale Anstalten Rheinau, Zürich-Burghölzli. 12 Privatanstalten Hinteregg, Hombrechtikon, Kilchberg, Meilen, Oberstammheim, Ötwil, Uster, Erlenbach, Goldbach, Pfäffikon, Regensberg, Steg. 1 Anstalt für Alkoholkranke Ellikon. 1 Sanatorium Küsnacht.

Kanton **Bern** (674 400 Einwohner)

3 kantonale Anstalten Bellelay, Waldau, Münsingen. Städt. Irrenstation Bern-Holligen. 6 Privatanstalten Bienne, Meiringen, Münchenbuchsee, Spiez, Tschugg (Epil.), Weißenheim (Schwachs.). 2 Anstalten für Alkoholkranke Kirchlindach, Herzogenbuchsee (Weißhölzli).

Kanton **Luzern** (177 100 Einwohner)

2 kantonale Anstalten St. Urban, Hohenrain (Schwachs.).

Kanton **Obwalden** (17 560 Einwohner)

1 Anstalt für Alkoholkranke Sarnen.

Kanton **Zug** (31 570 Einwohner)

1 Privatanstalt in Zug: Oberwil.

Kanton **Freiburg** (143 000 Einwohner)

1 kantonale Anstalt Marsens.

Kanton **Solothurn** (130 600 Einwohner)

1 kantonale Anstalt Rosegg mit Pflegeheim Fridau. 1 Privatanstalt (Schwachs.) Kriegstetten.

Kanton **Basel-Stadt** (140 700 Einwohner)

1 kantonale Anstalt Basel-Friedmatt (zugleich Universitätsklinik). 2 Privatanstalten Riehen. 1 Anstalt für Alkoholkranke Chrischona.

Kanton **Basel-Land** (83 400 Einwohner)

1 psychiatr. Abt. des Kantonspitals Liestal.

Kanton **Schaffhausen** (50 400 Einwohner)

1 kantonale Anstalt Breitenau. 1 Privatanstalt Neuhausen.

Kanton **Appenzell-Außer-Rhoden** (55 300 Einwohner)

1 kantonale Anstalt Herisau.

Kanton **St. Gallen** (295 500 Einwohner)

2 kantonale Anstalten St. Pirminsberg, Wil. 1 Anstalt für Alkoholkranke in Rosenheim-Altstätten. 1 offene Anstalt Haus Meienberg.

Kanton **Graubünden** (119 800 Einwohner)

2 kantonale Anstalten Waldhaus, Realta (hier auch Trinkerheilstätte, Arbeiterkolonie). 1 Privatanstalt Masans.

Kanton **Aargau** (240 800 Einwohner)

2 kantonale Anstalten Königsfelden und Muri (Pflege). 2 Privat-

anstalten Biberstein und Bremgarten (beide für Schwachs.). 1 Anstalt für Alkoholkranke Effingerhof bei Holderbank.

Kanton **Thurgau** (136 000 Einwohner)

1 kantonale Anstalt Münsterlingen. 6 Privatanstalten Altnau, Kreuzlingen, Littenheid, Zihlschlacht; Mauren und Weinfelden für Schwachs.

Kanton **Tessin** (152 200 Einwohner)

1 kantonale Anstalt Casvegno.

Kanton **Waadt** (317 500 Einwohner)

1 kantonale Anstalt (zugleich Universitätsklinik) Bois de Cery, mit Dependance Gimel. 9 Privatanstalten Crissier, Eclagnens, La Métairie, Prilly, Renens (3), Lavigny (Epil.), Etoy (Schwachs.). 2 Anstalten für Alkoholkranke Bellevaux, Etagnières.

Kanton **Wallis** (128 200 Einwohner)

1 kantonale Anstalt Monthey.

Kanton **Neuenburg** (131 400 Einwohner)

1 kantonale Anstalt Perreux. 4 Privatanstalten Prefargier, Corcelles (2), Landeron. 1 Anstalt für Alkoholkranke in Pontareux.

Kanton **Genf** (171 000 Einwohner)

1 kantonale Anstalt Genf-Bel-Air (zugleich Universitätsklinik). 1 Privatanstalt Chêne-Bougeries, 1 Anstalt für Epileptische Petit-Lancy.

Die Kantone Uri, Schwyz, Nidwalden, Glarus, Appenzell-Inner-Rhoden haben keine Anstalten.

Baltische Länder

Estland (Eesti) (1 115 000 Einwohner)

1 Universitätsklinik in Dorpat (Tartu). 2 staatliche Anstalten Jämejala b. Fellin, Reval-Seewald. 1 Privatanstalt Fellin (Marienhof).

Lettland (Latwija) (1 844 800 Einwohner)

3 staatl. Anstalten: Stackeln, Mitau-Günthershof, Riga-Alexanderhöhe. 2 städtische Anstalten Libau, Riga-Rothenberg. 1 Privatanstalt Riga-Thorensberg, Atgasensche Str.

Alphabetisches Verzeichnis der Anstaltsärzte.

(Die mit Stern Versehenen sind Mitglieder des Deutschen Vereins für Psychiatrie.)

*Abraham, A., Schleswig 104.
*Ackermann, C., Großschweidnitz 43.
*Adam, A., Regensburg 97 (versetzt nach Eglfing).
Adam, G., Berlin-Buch 8.
*Adams, F., Andernach 4.
Adler, P., Wien 120.
*Ahrens, W., Sorau 107.
Albrecht, C., Berlin 8.
—, Margarete, Marburg 77.
Allunans, J., Riga 100.
Altups, H., Riga 100.
*Altvater, W., Herborn 51.
Ament, F., Lindenhaus 73.
Ammann, A. Muri 86.
*Amrhein, L., Alzey 3.
Anders, C., Breslau 18.
—, O., Branitz 16.
Anthes, E., Scheuern 103.
Apitz, Hubertusburg 55.
*Aschaffenburg, G., Köln 62.
*Ast, Eglfing 28.
Augener, Volmerdingsen 115.
Autengruber, H., Wien 120.
—, M., Mauer-Öhling 79.
Ayrer, Fr., Guben 44.

Bach, K., Riehen 99.
—, Ph., Bedburg 7.
Baege, E., Leubus 71.
Bänziger, H., Zürich 125.
Bäumlin, Altnau 2.
Balluff, F., Berlin-Witt. 9.
Bals, P., Wehnen 118.
Balthasar, C., Hamburg-Friedrichsberg 47.
Baltruweit, Frieda, Landsberg 68.
Bandelow, M., Leubus 71.
*Banse, J. Lauenburg 69.
Barbezat, Ch., Prefargier 95.
Bartscher, J., Eickelborn 28.
Barchewitz, O., Liebenstein 72.
*Bastin, K., Düsseldorf 25.
Bauer, F., Wien 120.
Bauer, Attl, 5.
—, Jo., Freudenstadt 35.
*—, Jul., Altscherbitz 3.
*Baumann, Fr., Landsberg 68.
—, E. Littenheid 74.
*—, W., Essen 31.
Baumeyer, F., Leipzig 70.
Baumüller, Hilde, München 84.
—, Leo, München 84.
Bausch, W., Gießen 39.
Bayer, K., Wien 120.
Beck, E., Frankfurt 34.
—, K., Roderbirken 100.
Becker, H., Kennenburg 59.
—, K., Süchteln 110.
—, W., Herborn 51.
Beelitz, O., Lüttringhausen 76.
*Behr, H., Lüneburg 76.
Belf, M., Ybbs 124.
Bender, W., Berlin-Witt. 9.
*Benning, W., Bremen 17.
Benoit, Wiesloch 122.
Bensheim, H., Tübingen 113.
Benson, Maria-Veen 78.
Berendes, H., Potsdam 95.
Berg, J., Allenberg 2.
* Berge, O., Merxhausen.
*Berger, H., Jena 57/58.

*Buder, Th., Winnental 122.
Buduls, H., Riga 100.
Bücher, Guben 44.
*Büchner, A., Hildburghausen 52.
Bürger, H., Heidelberg 50.
Büsching, E., Rastenburg 96.
Büttner, Ch., Erlangen 30.
Bufe, E., Uchtspringe 113.
Bullinger, J., Burkunstadt 20.
Bultmann, R., Allenberg 2.
*Bumke, O., München 82.
Bunnemann, Ballenstedt 5.
Burkhardt-Matzinger, Riehen 99.
Burdach, A., Kortau 64.
Buren, A., Wassenberg 117.
Burian, Maria, Wien 120.
Burkarth, Mariaberg 78.
Burtolf, J., St. Urban 115.
Businger, O., Münsterlingen 86.
Butter, M., Zschadrass 124.

*Camerer, R., Winnental 122.
*Campbell, D., Dresden 24.
Capell, C., Düren 25.
*Carrière, R., Arnsdorf 4.
Cart, J. S., Genf 37.
*Caselmann, W., Kaufbeuren 59.
Cattaneo, Pio, St. Urban 115.
Celnin, F., Stackeln 107.
Chlopicki, W., Krakow 65.
*Chotzen, F., Breslau 18.
Christ, Eugenie, Lüttringhausen 76.
*Cimbal, W., Altona 3.
*Clemens, H., Eickelborn 28.
—, P., Hamburg-A. 48.
Cohn, H., Frankfurt 34.
Cohnen, Carl, Gießen 38.
Coester, Kreuznach 67.
Colmant, E., Rhens 99.
Colpe, C., Hamburg-L. 48.
Conrad, Frieda, Bayreuth 7.
Cordes, H., Münster 85.
Coulon, L., Eichberg 28.
Cramer, Bonn 16.
*Creutz, W., Düsseldorf 25.
*Creutzfeld, G., Berlin 8.
*de Crinis, M., Graz 42.
Czarniecki, F., Kobierzyn 62.

Dabelstein, P., Schleswig 104.
Dachau, R., Danzig 23.
*Daiber, J., Zwiefalten 125.
*Dannenberger, A., Goddelau 40. (†)
*Dannehl, H., Bedburg-Hau 7.
*Dangl, R., Salzburg 102.
Dannemann, A., Heppenheim 51.
Daseking, J., Sorau 107.
*Dattner, Wien 119.
Debski, F., Kobierzyn 62.
Deffge, F., Eberswalde 27.
Demohn, G., Jerichow 58.
*Deutsch, G., Treptow 112.
Dickel, A., Bethel 12.
*Dieckhoff, Streitberg 110.
Dieckmann, Volmerdingsen 115.
Diehl, Greiffenberg 42.
Diehlmann, H., Würzburg 123.
Diener, E., Bonn 15.
Dietrich, B., Andernach 4.
*Dietz, H., Alzey 3.
*Dinter, J., Brieg 19.
Dockhorn, W., Lübeck 75.
Dodel, W., Nürnberg 90.
*Dodillet, K., Freiburg Schl. 35.
Dolega, H., Jerichow 58.
*v. Domarus, O., Sorau 107.
*Dost, M., Hubertusburg 55.
Dousa, O., Sternberg 109.
Draeck, L., Berlin-Buch 8.
Dreibholz, W., Neuruppin 87.
Drews, P., Galkhausen 36.
*Dubbers, W., Allenberg 2.
Dübel, H., Lüttringhausen 76.
Dürr, Streitberg 110.
*Dugge, W., Neuruppin 87.
Dunow, E., Weinheim 118.

Ebner, O., Heidesheim 50.
Edenhofer, G. ,Günzburg 45.
Eglauer, H., Gugging 44.
Egner, R., Obrawalde 91.
*Eha, L. und K., Rottenmünster 102.
*Ehlers, H., Potsdam 95.
Ehmann, Heggbach 50.
—, Ingerkingen 57.
*v. Ehrenwall, Ahrweiler 2.
Eich, B., Jena 57.
Eichbaum, R., Schlewig 104.
Eichinger, Schweinspoint 105.
*Eichelberg, F., Hedemünden 49.

*Langen, A., Merzig 80.
*Langer, G., Großschweidnitz 45.
—, K., Marsberg 78.
—, P., Nietleben 89.
La Roche, W., Stettin 109.
Lauber, P., Marsens 79.
*Lauschner, E., Stralsund 109.
Lauterbach, Öls 91.
Lazar, E., Biedermannsdorf 13.
Lazarus, M., Branitz 16.
*Lehmann, F., Kösen 64.
—, Helene, Leipzig-Dösen 70.
—, F., Fr.-Buchholz 20.
—, Fr., Erdmannshain 30.
*—, R., Brieg 19.
Lehne, H., Rinteln 100.
Leichsenring, H., Zschadraß 124.
Leins, F., Mauren 79.
Lemberg, K., Eglfing 28.
Lemke, Vera, Wiesloch 122.
*Lemmer, L., Nöbdenitz 89.
Lenhart, W., Kaufbeuren 59.
Leonhardt, E., Arnsdorf 4.
*Leppmann, F., Berlin-Moabit 9.
Leu, A., Hamburg-Fr. 47.
*v. Leupoldt, C., Neuruppin 87.
Leusser, M., Erlangen 30.
Lewitin, R., Wien 120.
Lewing, A., Münster 85.
Lichtenstein, Frl., Altona 3.
Lieb, H., Sigmaringen 106.
Liebendörfer, Th., Ravensburg 96.
—, W., Göppingen 40.
*Liebers, M., Hochweitzschen 53.
Liebert, H., Libau 72.
—, Rostock 101.
—, G., Lübben 75.
*Lienau, A., Hamburg-Eimsb. 48.
Liguori-Hohenauer, Johanna, Konstanz 64.
Lindemann, P., Himmelsthür 53.
Lindenborn, A., Goddelau 40.
*Linzbach, J., Düren 25.
Lippmann, W., Tübingen 113.
Lisch, H., Goddelau 40.
Lisco, G., Görlitz 41.
*Loder, L., Potsdam 95.
Löffler, E., Wien 120.
—, H., Hamburg-Fr. 47.
Löffler, J., Ershausen 31.
Loer, F., Münster 85.
*Lößl, H., Gabersee 36.
Löw, H., Andernach 4.
*Löwenstein, O., Bonn 15.
Lokay, A., Tost 112.
Lohwasser, H., Landsberg 68.
Loofs, O., Köln 62.
*Lua, M., Hamburg-L. 48.
Luczny, Katscher 59.
Ludewig, P., Graz 42.
*Lückerath, M., Euskirchen 33.
Lüddecke, F., Stralsund 109.
*Lüdemann, E., Hamburg-L. 48.
Lühr, Josephine, Breslau 18.
Lütgerath, F., Neustadt 88.
*Lullies, F., Kortau 64.
Luthe, F., Essen 31.
Lutz, Jak., Zürich 125.
—, Jos., Mauer-Öhling 79.
Luxenburger, H.; (Basel 6).
—, München 82.
*Luz, R., Berlin 8.

Maas, J., Pinneberg 93.
*—, S., Waldheim 116.
Machan, H., Graz 42.
Mack, P., Lüttringhausen 76.
—, W., Kreuzburg 66.
Mäder, J., Obernigk 90.
*Magunna, K., Königslutter 63.
*Maier, H. W., Zürich 125.
*— M, ., Irsee 59.
Malicky, F., Oberberkowitz 90.
*Malcus, Th., Haina 46.
Mandel, H., Eglfing 28.
Mann, F., München 82.
Manser, J. B., Oberwil 91.
Manstetten, Cordula, Tübingen 113.
Manthey, P., Berlin-Lankwitz 10.
Mappes, H., Düsseldorf 25.
Marcinowsky, J., Heilbronn 50.
*Marburg, O., Wien 120.
*Marcuse, H., Berlin-Herzb. 8.
Maresch, L., Graz 42.
*Margerie, E., Adlerhütte 1.
Margulies, M., Berlin-Witt. 9.
Marienfeld, A., Greifswald 43.
Marke, W., Waldniel 117.
Marsch, Friedrichsfeld 35.
*Marthen, G., Landsberg 68.

Müller, G., Leipzig-Dösen 70.
—, G., Lindenhaus 73.
*—, H., Leipzig-Dösen 70.
*—, H., Klingenmünster 62.
*—, J., Lohr 74.
—, Margarete, Hohenegg 54.
*—, M., Münsingen 85.
—, R., Braunschweig 16.
Mützenberg, E., Spiez 107.
Murdfield, P., Schkeuditz 103.
Mysliwiec, H., Freiburg Br. 34.

Naef, Ed., Wil 122.
Nahme, H., Küsnacht 67.
Neber, E., Bonn 15.
*Neisser, Cl., Bunzlau 20.
Nemitz, Fr., Klagenfurt 61.
*Neu, P., Düren 25.
Neuberg, Leonie, Mitau 81.
Neuberg, Kr., Mitau 81.
Neubert, H., Lindenfels 73.
Neugebauer, B., Lüneburg 76.
*Neuhaus, W., Roderbirken 100.
Neukirchen, G., Klosterhoven 62.
Neumann, E., Greifswald 43.
*Neustadt, Düsseldorf 25.
Nicolauer, M., Breslau 18.
Niedermoser, F., Innsbruck 57.
Nieper, F., Ilten 56.
—, Margarete, Ilten 56.
Nikolajew, W., Mitau 81.
Nippert, E., Hamburg-L. 48.
Nissim, B., Monthey 81.
*Nitsche, P., Sonnenstein, Pirna 93. 106.
*Noack, E., Neuruppin 87.
Nobbe, H., Allenberg 2.
*Noebel, Leipzig-Dösen 70.
*v. Noe-Nordberg, C., Wien-Inzersdorf 121.
Nolting, W., Lemgo 70.
*Nothaaß, Xaver, Hubertusburg 55.
Notzke, E., Sorau 107.
Nunberg, H., Monthey 81.

*Oehmig, O., Dresden 24.
Oestreicher, Berlin-Lichterf. 10.
*Offermann, A., Bonn 15.
*Ohl, G., Obrawalde 91.
Olesker, L., Wien 120.
Opel, H., Kutzenberg 68.
*Oppermann, W., Erlangen 30.
Oppler, W., Brieg, Breslau 18. 19.
Orland, F., Uchtspringe 113.
*Orthmann, K., Süchteln 110.
Ortleb, W., Tapiau 111.
*Ossenkopp, G., Hamburg-Fr. 47.
*Ostertag, B., Berlin-Buch 8.
Ostmann, Schleswig 104.
*Oßwald, K., Gießen 38.
Ottmann, E., Werneck 119.
Overhamm, G., Emmendingen 29.

Paasche, K., Aplerbeck 4.
Panse, F., Berlin-Witt. 9.
Papirnik, A., Brünn 19.
Papst, P., Eglfing 28.
v. Parish, J., Arnsdorf 4.
Paszkowski, St., Krakow 65.
Pattis, F., Wien 120.
Paul, J., Königsberg 63.
Pawel, Herrnprotsch 51.
Pawelke, Katscher 59.
*Pawlicki, L., Wien 120.
*Peipers, A., Bonn 115.
Peltzer, Bremen 18.
Perl, Martha, Berlin-Wuhlg. 9.
Perls, H., Schkeuditz 103.
Persch, R., Dresden 25.
Pestalozzi, M., Oetwil 92.
*Petermann, H., Warstein 117.
Peters, J., Goddelau 40.
—, L., Klosterhoven 62.
—, L., Alzey 3.
—, H., Berlin-Buch 8.
Petran, G., Königsberg 63.
Petzsch, B., Neuruppin 87.
Pfalz, W., Roderbirken 100.
Pfannmüller, H., Ansbach 4.
—, F., Nietleben 89.
*Pfeifer, B., Nietleben 89.
*Pfeiffer, F., Bernburg 11.
Pfisterer, Hombrechtikon 54.
Pförtner, O., Rasemühle 96.
Phleps, E., Graz 42.
Philipps, W., Bethel 12.
Piking, E. W., Wiesbaden 121.
*Pietsch, E., Tapiau 111.
Piltz, Jan, Krakow 65.
Plattner, W., Rheinau 98.

Plattner-Heberlin, Frau, Rheinau 98.
*Plaut, F., München 82.
Pleger, W., Berlin-Wuhlg. 9.
Plempel, Köln 63.
Plenk, G., Ybbs 124.
*Pohlisch, K., Berlin 8.
*Pohlmann, P., Aplerbeck 4.
Pöllmann, E., Hadamar 45.
*Pönitz, K., Halle 47.
*Pötzl, O., Wien 119.
Pokorny, W., Gallneukirchen 37.
*Pollak, E., Wien 120.
Pollmann, Hutschdorf 55.
Polstorff, F., Süchteln 110.
*Powels, A., Kortau 64.
Praetorius, H. L., Allenberg 2.
Preiser, R. A., Sorau 107.
Preisig, Bois de Cery u. Gimel 14. 39.
Priemer, Kreuznach 67.
Prießmann, H., Erlangen 30.
*Prinzing, A., Kaufbeuren 59.
Pust, A., Sternberg 109.

Quademechels, Angela, Hadamar 45.
*Quensel, Fr., Leipzig und Schkeuditz 103.
*Quickert, W., Hamburg-L. 48.

v. Rabenau, Hubertusburg 55.
Rachfahl, H., Leschnitz 71.
*v. Rad, C., Nürnberg 90.
Radecke, H., Nürnberg 90.
*Raecke, Frankfurt a. M. 34.
*Raether, M., Bedburg-Hau 7.
Rahnenführer, E., Sonnenstein 107.
Rakutz, R., Kortau 64.
Raoul, E., Bois de Cery 14.
*Ranke, K., München-Obersendling 84.
Rapmund, K., Hildesheim 53.
*Rauschke, M., Essen 31.
v. Raven, O., Plagwitz 94.
Reck, S., Emmendingen 29.
Reckmann, K., Capellen 20.
*Recktenwald, J., Bonn 15.
Redalié, L., Chêne Bougeries 22.
Redepenning, R., Göttingen 41.
*Redlich, E., Wien 121.
Reetz, J., Essen 31.
*Rehm, E., München 84.
*Rehm, O., Bremen 17.
*Reich, Berlin-Witt. 9.
*Reichardt, M., Würzburg 123.
Reichner, Rostock 101.
Reid, G., Lübeck, 75.
Reimann, O., Uchtspringe 113.
Rein, G. V., Greiffenberg 42.
*Rein, O., Landsberg 68.
*Reinelt, E., Osnabrück 92.
Reinhardt, G., Klingenmünster 62.
*Reis, J., Görlitz 41.
Reisch, O., Innsbruck 57.
*Reiß, E., Dresden 24.
—, P., Mainkofen 76.
Reith, H., Hildesheim 53.
Rembert, R., Göttingen 41.
Renner, P., Sternberg 109.
*Rentsch, P., Sonnenstein 107.
Renz, W., Königslutter 63.
*Repkewitz, O., Schleswig 104.
Repond, A. u. Myriam, Monthey 81.
Resch, H., Frankenthal 33.
Ressel, Rotenburg 101.
Rest, Bernau 11.
Rezek, P., Wien 120.
Revelke, J., Danzig 22.
*Richard, R., Göttingen 41.
Richtzenhain, W., Tapiau 111.
Riebeling, C., Hamburg-Fr. 47.
*Riebeth, Görden 40.
Rieger, J., Wien 121.
Riesbergs, H., Riga 100.
Riesel, M., Bergquell 7.
Riggenbach, O., Basel 6.
*Rinne, E., Langenhagen 68.
Ris, Fr., Rheinau 98.
Risch, B., Herborn 51.
Ritter, G., Valduna 115.
*Rittershaus, E., Hamburg-Fr. 47.
Rittmeister, J., Lindau 73.
Robida, I., Ljubljana 74.
Röhrs, E., Halle 47.
*Röll, A., Werneck 119.
*Roemer, H., Illenau 56.
*Römer, K., Hirsau 53.
—, Elsterberg 29.
Roemer, H., München 82.
Roemheld, L., Hornegg 55.
Römmelt, J., Marsberg 78.
Rösch, A., Haar 45.

*Willige, H., Ilten 56.
*Wilmanns, C., Heidelberg 50.
*Wilmers, Fr., Nürnberg 90.
Winkel, L., Bedburg-Hau 7.
Winkler, E., Bethel 11.
*—, H., Stadtroda 108.
Winnik, Chemnitz 21.
*Winter, F., Lengerich 71.
—, F., Klagenfurt 61.
—, H., Woltorf 123.
Wirth, O., Münsterlingen 86.
Wirz, E., Meiringen 79.
*Witte, F., Bedburg-Hau 7.
Wittenberg, H., Neinstedt 86.
Wittermann, E., Winnental 122.
Witetzki, H., Stettin, 109. Tapiau 111.
Wittneben, W., Treysa 112.
v. Witzleben, H. D., Köppern-Frankfurt 34.
Wlassak, R., Wien 120.
*Woernlein, H., Teupitz 111.
Woitas, E., Trier 113.
Wolf, H., Hochweitzschen 53.
Wolfer, L., Salzburg 102.
Wolfers, J., Krefeld 65.
*Wolff, O., Katzenelnbogen 59.
—, W., Katzenelnbogen 59.
*Wollenberg, R., Breslau 18.
Wollny, A., München 83.
Wolter, Hildegard, Halle 47.
Wosnik, F., Branitz 16.
Wrede, J., Warstein 117.
Wucher, J., Deggendorf 23.
Wülfingen, F., Berlin-Lankwitz 10
Würfler, B., Eberswalde 27.
Würth, W., Pirminsberg 93.
Würz, P., Basel 6.
**Würzburger, A., und O., Bayreuth 7.
Wuth, O., Kreuzlingen 66.
Wyrsch, J., St. Urban 115.

Zádor, J., Greifswald 43.
*Zappe, W., Schleswig 104.
Zarapkin, S., Berlin 10.
Zech, J., München 82.
Zeil, E., Hubertusburg 55.
Zeiler, R., Altscherbitz 3.
*Zeiß, E., Merxhausen 80.
Zenker, E., Freienwalde 35.
Zerweck, Markgröningen 78.
*Ziegelroth, L., Nietleben 89.
Ziegler, G., Deybach 23.
Ziegner, W., Eberswalde 27.
—, W., Lauenburg 69.
Zierl, F., Regensburg 97.
*Ziertmann, W., Plagwitz 94.
Zils, W., Eickelborn 28.
*Zimmermann, R., Hamburg-L. 48.
*Zinn, K., Eberswalde 27.
*Zucker, K., Greifswald 43.
Zutt, G., Berlin 8.
v. Zwehl, Frl. A., Hornegg 55.
Zwilling, H., Konstanz 64.
Zwirner, E., Münster 85.

Außer den im alphabetischen Verzeichnis der Anstaltsärzte mit einem Stern versehenen sind noch folgende Herren u. Damen Mitglieder des Deutschen Vereins für Psychiatrie:

Albrecht, Dr., Facharzt, Wien VIII, Josefstädterstr. 43.
Allers, Dr., Privatdozent, Wien IX, Schwarzspanierstr. 17.
Alter, Dr., Geh. Reg.-Med.-Rat, Direktor, Düsseldorf.
Anhalt, Dr., Nervenarzt, Leipzig, Floßplatz 1.
Anton, Dr., Geh. Med.-Rat, Professor, Halle a. d. S.
Arndt, Dr., Nervenarzt, München, Königinstr 2, I.
Arndt, Dr., San.-Rat, Nicolassee b. Berlin, Priv.-Anstalt „Waldhaus“.
Ascher, Dr., San.-Rat, Berlin W. 50, Rankestr. 27 a.
Auer, Dr., Oberreg.-Med.-Rat, Hamburg a. d. E., Sierichstr. 58.

Bach, Dr., Assistenzarzt d. Heil- u. Pflegeanstalt, Bonn a. Rh.
Baumm, Dr., Reg.-Med.-Rat, Königsberg i. Pr., Bergplatz 8/9.

Benda, Dr. Geh. Sanitätsrat, Berlin W 10, Dörnbergstr. 1.
Bendixsohn, Dr., Reg.-Med.-Rat, Berlin W, Kurfürstenstr. 144.
Bennecke, Dr., Generaloberarzt a. D., Dresden-N., Bautzner Str. 18.
Benthaus, Dr. Paderborn, Fürstenstraße.
Berliner, Dr., Chefarzt, Hütteldorf-Heckig, Wien VIII, Vinzenz-Faßgasse 29.
Berze, Dr., Reg.-Rat, Professor, Wien XIII, am Steinhof 12.
Bianchi, Dr., Professor, Direktor, Neapel.
Bieberbach, Dr., Geh. Med.-Rat, Heppenheim a. d. B. (Hessen), Buscherstr. 19.
Binswanger, Dr., Geh. Med.-Rat, Kreuzlingen-Bellevue (Thurgau).
Bleuler, Dr., Professor, Zürich 8, Zollikerstr. 98, Zollikon. E. M.
Blumenthal, Dr., Nervenarzt, Dessau i. Anh., Antoinettenstr. 24.
Boedecker, Dr., San.-Rat, Professor, Zehlendorf W b. Berlin.
Böss, Dr., Stuttgart, Hermannstr. 11.
Bolte, Dr., Bremen, Schwachhauser-Heerstr. 27.
Bonvicini, Dr., Priv.-Dozent, Tulln b. Wien, Sanatorium.
Bouman, Dr., Professor, Utrecht, Catharynesyrel.
Bräuner, Dr., Oberarzt, Lüneburg.
Brennecke, Dr., Facharzt f. Nervenkrankh., Halle a. d. S., Gr. Ulrichstr. 2.
Brügelmann, Dr., San.-Rat, Köln, Hohenzollernring 75.
Brunst, Dr., Reg.-Med.-Rat, Chemnitz, Schillerstr. 24 a.
Bry, Dr., Nervenärztin, Breslau, Zwingerplatz 2.
Bucura, Dr., Professor, Wien I, Museumstr. 8.
Bürger, Hedwig, Arzt am Untersuchungsgefängnis, Berlin-Schöneberg.
Busch, Dr., Professor, Köln a. Rh.
Buttenberg, Dr., San.-Rat, Tharandt i. Sa.
Bychowski, Dr., Warschau, Ciepta 9.
Casten, Reg.-Med.-Rat, Stettin.
Claus, Dr., Professor, Hamburg, Jordanstr. 9.
Cohen, Dr., Hamburg 22, Friedrichsberg. (†)
Colla, Dr., Sanitätsrat, Bielefeld.

Decsi, Dr., Nervenarzt, Budapest, Visegradi 9.
Delbrück, D., Professor, Bremen, Hollerallee 5.
Deiters, Dr., Elisabeth, Anstaltsärztin, Düsseldorf-Unterrath.
Dietrich, Dr., Generaloberarzt, Königsberg i. Pr., Vogtstr. 1, I.
Dluhosch, Dr., Geh. San.-Rat, Landeck (Schles.).
Dörenberg, Dr., Geh. Med.-Rat, Soest i. W.
Donalies, Dr., Berlin, Charité.
Dreikurs, Dr., Nervenarzt, Wien XIX, Chimanistr. 27.
Dreyfus, Dr., Professor, Frankfurt a. M.-Süd, Weidmannstr. 18.

v. Economo, Dr., Professor, Wien I, Rathausstr. 13.
Edel, Dr., San.-Rat, Charlottenburg, Berliner Str. 17.
Edzard, Dr., Nervenarzt, Bremen-Dobben 30.
Ehrenwald, Dr., Prag, Deutsche Psychiatrische Klinik.
Ehrhard, Dr., Königsberg i. Pr.
Emanuel, Dr., Oberarzt, Charlottenburg, Berliner Str. 17.
Erckenprecht, Dr., Stettin, Dohrnstr. 3.

Fabinyi, Dr., Direktor u. Priv.-Dozent, Budapest I, Hidegkutenstr. 72.
Fabricius, Dr., Geh. San.-Rat, Mörs Rhld., Nordring 3.
Fehsenfeld, Dr., Med.-Rat, Schneidemühl.
Fischer, Dr., Geh. Med.-Rat, Berlin-Dahlem, Werderstr. 26.

Fischer, Dr., Priv.-Dozent, Bremen.
Fleck, Dr., Göttingen, Rosdorfer Weg 6.
Förster, Dr., Professor, Breslau 16, Tiergartenstr. 83.
Fränkel, Dr., Berlin W 62, Schillstr. 8.
Fränkel, Dr., San.-Rat, Lankwitz b. Berlin, Privat-Anstalt.
Friedländer, Dr., Hofrat, Prof., Littenweiler b. Freiburg i. Br.
Fuchs, Dr., San.-Rat, Köln a. Rh., Lindenthal, Lorzingplatz 15.

Galant, Dr., Moskau 68, Wostotschnaja Korb. I Q. 30.
Ganser, Dr., Geh. Med.-Rat, Dresden, Lüttichaustr. 25.
v. Gebsattel, Dr., Schloß Fürstenberg, Mecklbg.-Strelitz.
Gericke, Dr., Geh. San.-Rat, Eberswalde, Düppelstr. 13.
Gerlach, Dr., Geh. Med.-Rat, Braunschweig, Am Augusttor 1.
Gerlach, Dr., Geh. Med.-Rat, Münster i. W., Heerdastr. 13.
Gerstenberg, Dr., Geh. San.-Rat, Hildesheim.
Geyer, Dr., Gerichtsarzt, Zwickau i. Sa.
Gierlich, Dr., Professor, Wiesbaden, Gartenstr. 15.
Göring, Dr., jur. et med., Prof., Elberfeld.
Goldstein, Dr., Nervenarzt, Berlin W 30, Motzstr. 29.
Groß, Dr., Nervenarzt, Stuttgart, Charlottenstr.
Groß, Dr., Priv.-Dozent, Wien VIII Albertg. 10.
Grünthal, Dr., Berlin, W 62, Lutherstr. 21.
Gudden, Dr., Professor, München 2, Wiedemeyerstr. 48.
Gückel, Dr., prakt. Arzt, Neustadt a. Aisch.

Haardt, Geh. Med.-Rat, Frankfurt a. M., Schreyerstr. 11.
Haedicke, Dr., Oberschreiberhau, Sanatorium Kurpark.
Haensel, Dr., Nervenarzt, Chemnitz, Kronenstr. 26.
Hagemeister, Dr., Oberarzt, Treuenbrietzen.
v. Halban, Dr., Professor, Lemberg (Polen), Mocknakigasse 38.
Hampe, Dr., Nervenarzt, Braunschweig.
v. Hattingberg, Dr. jur. et med., Nervenarzt, München.
Hayaski, Dr., Okayama (Japan), Universität.
Haymann, Dr., Nervenarzt, Badenweiler.
Hendriksen, Dr., Oberarzt, Roskilde, Dänemark, St. Hans-Hospital.
Hermel, Dr., Direktor, Rinteln (Grafschaft Schaumburg), Kuranstalt Parkhof.
Herrmann, Priv.-Dozent, Dr., Prag II, 460, u. Karlova 13.
Herse, Dr., prakt. Arzt, Pielburg, Kreis Neustettin.
Hinrichs, Dr., San.-Rat, Direktor, Neustadt i. Holst.
Hirsch, Dr., Prag II, 460.
Hirsch, Dr., Dozent, Wien VIII, Josephstädterstr. 21.
Hirschfeld, Dr. Magnus, San.-Rat, Berlin NW, In den Zelten 19.
Hirschfeldt, Dr., Berlin W 9, Linkstr. 23/24.
Höllwarth, Dr., Nervenarzt, Wien II Röcklinstr. 110.
Hofmann, Dr., Stabsarzt, Braunschweig, Humboldtplatz 26.
v. Holst, Dr., Nervenarzt, Danzig.
Holzmann, Dr., Hamburg, An der Alster 63.
Hoppe, Dr. Adolf, Rinteln (Grafschaft Schaumburg).
Hoppe, Dr. Joseph, Nervenarzt, San.-Rat, Allenstein i. Ostpr., Bahnhofstr. 5.
Hudovernig, Dr., Priv.-Dozent, Budapest IV, Piarista utcza 2.
Huth, Dr., Nervenarzt, Bonn a. Rh., Lennéstr. 2.

Ilberg, Dr., Prof. Geh. Med.-Rat, Dresden-Bl., Schubertstr. 41.
Immisch, Dr., Gera, Albertstr. 6.
Infeld, Dr., Primär-Arzt, Wien.

Jirzik, Dr., Waldenburg (Schlesien).
Joannovics, Dr., Professor, Belgrad, Sumadiska 18.
Jolly, Dr., Reg.-Med.-Rat, Priv.-Dozent, Düsseldorf.
Jolowicz, Nervenarzt, Leipzig, Harkortstr. 1.

Kahle, Dr., Nervenarzt, Weimar, Frauenplan 6.
Kalischer, Dr., San.-Rat, Schlachtensee.
Kanabich, Professor, Moskau, Rjewsky 8.
Kastan, Dr., Professor, Hamburg, Tornquistr. 4.
Kattinger, Dr., Chefarzt, Gräfenberg (Tschechoslowakei).
Kauders, Dr., Wien IX, Lazarettg. 14.
Kauffmann, Dr., Berlin-Weißensee, Tassostr. 21.
Kayser, Dr., Geh. San.-Rat, Dir. i. R., Heidelberg, Untere Neckarstr. 88.
Kersten, Dr., Anstaltsarzt, Wittenberge (Bez. Potsdam).
Ketz, Dr., San.-Rat, Bremerhaven, Grünestr. 76.
Kirchberg, Dr., Frankfurt a. M., Hochstr. 2 c.
Kleefisch, Dr., Bad Godesberg, Haus Miramonti, Deutschherrenstr. 14.
Klieneberger, Dr., Professor, Königsberg i. Pr.
Kluge, Dr., Priv.-Dozent, Budapest I, Horánszky utca 8.
Koebisch, Dr., Obernigk b. Breslau, Sanatorium Friedrichshöhe.
Krause, Dr., Dresden, Bergstr. 31.
Krol, Dr., Dir. a. d. Psychiatr. Anstalt, Rostow am Don, U. S. S. R.
Kroll, Dr., Professor, Minsk (U. S. S. R.), Univers.-Nervenklinik.
Kronfeld, Dr., Nervenarzt, Berlin W 10, Hohenzollernstr. 3.
von Kunowski, Dr., San.-Rat, Potsdam-S., Marienstr. 10.
Kutzinski, Dr., Professor, Königsberg i. Pr, Tragheimer Kirchenstr. 27.

Laehr, Dr., San.-Rat, Berchtesgaden, Unterweinfeld.
Landerer, Dr., Hamburg 39, Marie Luisestr. 108.
Lantzius-Beninga, Dr., San.-Rat, Landesmed.-Rat, Wiesbaden, Rüdesheimer-Str. 14.
Laskowski, Dr., Andernach a. Rh.
Laudenheimer, Dr., Nervenarzt, München, Scheckstr. 2, II.
Legewie, Dr., Freiburg i. Br., Werderstr. 9.
Leidler, Dr., Facharzt, Wien VIII, Linke Wienzeile 4.
Levinstein, Dr., Oberstabsarzt, Berlin-Dahlem, Altensteinstr. 33.
Lewy, Dr., Professor, Berlin W. 10, Matthäikirchstr. 8.
Lewy-Suhl, Dr. Max, Nervenarzt, Berlin-Wilmersdorf, Kaiserallee 56.
Lippmann, Dr., Professor, Charlottenburg, Grohmannstr. 6.
Lismann, Dr., München.
Loeb, Dr., Nervenarzt, München-Gladbach, Kaiserstr. 109.
Loewenstein, Dr., Nervenarzt, Hannover, Hindenburgstr. 27.
Loewenthal, Dr., Braunschweig, Bruchterpromenade 12.
Löwy, Dr., Professor, Prag.
Lotmar, Dr., Privatdozent, Bern, Schweiz, Feldegweg 3, Universität.
Ludwig, Dr., Werneck, Bez. Schweinfurth.

Mann, Dr., Professor, Nervenarzt, Breslau, Wagnerstr. 5.
Martin, Dr., Nervenarzt, Potsdam, Sedanstr. 7.

Matzdorff, Dr., Hamburg 24, Barca-Str. 2, ptr.
Mayer-Schwarzburg, Nervenarzt, Kronstadt, Purzengasse 2, I, Siebenbürgen, Rumänien.
Mendel, Dr., Nervenarzt, Berlin W. 50, Augsburger Str. 43.
Metz, Dr., Direktor in Neuhaldensleben.
Möller, Dr., San.-Rat, Brieg (Schl.), Georgstr. 1. (†)
Mörchen, Dr., Wiesbaden, Schillerstr. 2.
Moser, Dr., Oberarzt, Königsberg i. Pr.
Morgenthaler, Dr., Bern (Schweiz), Kollerweg 11.
Moritz, Dr., Professor, Geh. Med.-Rat, Cöln-Lindenthal, Fürst-Pücklerstr. 4.
Meyer-Keyser, Dr., Facharzt, Bielefeld, Luerstr. 11.
Michels, Dr., Nervenarzt, Düsseldorf, Bismarckstraße .
Münzer, Dr., Prag II, Karlova 460.

Neuberger, Dr., Prof., Direktor, Hamburg, Andreasbrunnen, Staatsanstalt,
Niesel, San.-Rat, Nervenarzt, Stettin.
Niessl von Mayendorf, Professor, Leipzig, Kurprinzstr. 4, II.
Nawratzki, Dr., San.-Rat, Nicolassee b. Berlin, Prinz-Friedrich-Leopoldstr. 5.

Oetter, Dr., Med.-Rat, Bamberg, Marienstr. 9.
Ollendorf, Dr., Nervenarzt, Berlin-Schöneberg, Innsbrucker Str.42.
Osthenner, Dr., Innsbruck.
Orban (Sandor) Dr., Psychiater, Budapest IV, Vilmos czaszar ut. 22 II 10.
Otten, Dr., Assistenzarzt, Düsseldorf-Grafenberg, Prov.-Anstalt.

Pappenheim, Dr., Priv.-Dozent, Wien VIII, Lederergasse 22, Am Hof.
Partenheimer, Dr., Reg.-Med.-Rat, Köln, Sternwarthstr. 23.
Peust, Dr. med. et rer. pol., Nervenarzt, Magdeburg, Lündeberger Str. 31.
Peritz, Dr., Professor, Nervenarzt, Berlin-Charlottenburg, Joachimsthalerstr. 6.
Peterssen-Borstel, Dr., Geh. San.-Rat, Direktor, Breslau, Menzelstr. 63.
Pfeifer, Dr., Professor, Leipzig, Psychiatr. Klinik.
Pfister, Dr., Professor, Nervenarzt, Berlin-Lichtenrade, Mozartstr. 33.
Pickworth, Dr., Hollymoor Mental Hospital Northfield, Birmingham (Engl.).
Pilcz, Dr., Professor, Wien VIII, Alserstr. 43.
Pilzecker, Dr. med. et phil., Hänner, Amt Säckingen.
Pincles, Dr., Professor, Wien I, Liebiggasse 4.
Poensgen, Dr., leitender Arzt am Kurhaus Bad Nassau (Lahn).
Popper, Dr., Prag I, Kraprova 13.
Prinzhorn, Dr., Frankfurt a. M., Paul Ehrlichstr. 8.
Prochazka, Dr., Prag 460/II.

Ranniger, Dr., Med.-Rat i. R., Colditz i. Sa.
Rautenberg, Dr., leitender Oberarzt, Hamburg 22, Staatsirrenanstalt Friedrichsberg.
Redlich, Dr., August, Wien VIII, Tulpengasse 6.
Reichmann, Dr., Heidelberg-Nauenheim, Mönchhofstr. 15.
Reis, Dr., Nervenarzt, Nürnberg, Pilotystr. 15.
Rhode, Dr., Nervenarzt, Erfurt, Wilhelmstr. 36.
Richter, Dr., Med.-Rat, Chefarzt, Wien, XIII, Vinzenz Hessgasse 29.
Richter, Dr., Primarius, Wien, Purkersdorf.

Richstein, Dr., San.-Rat, Waldfrieden b. Fürstenwalde a. d. Spree, Heilstätte.
Riese, Dr., Privatdozent, Frankfurt a. M., Cronberger Str. 6.
Rixen, Dr., Nervenarzt, Brieg, Bez. Breslau, Feldstr. 25.
Rizor, Dr., Landes-Med.-Rat, Hannover, Am Schiffgraben 7.
Röper, Dr., Nervenarzt, Hamburg 36, Alsterterrasse 9.
Rose sen., Dr., Cincinnati, U. S. Amerika.
Rosenstein, Dr., Moskau, Donskaja 55.
Rückert, Dr., Kreis-Med.-Rat, Cochem a. d. Mosel.
Rühle, Dr., Nervenarzt, Halle a. d. S
Sandner, Dr., Ober-Reg.-Med.-Rat, Facharzt, Nürnberg, Bayreuther Str. 12, I.
Schad, Dr., Heppenheim a. d. Bergstr. (Hessen).
Scharnke, Dr. Prof., Oberarzt, Rostock.
Schenk, Dr., Nervenarzt, Dresden-N., Glacisstr. 12.
Scherrer, Dr., Direktor, Valduna (Österreich).
Schilder, Dr., med. et phil., Universitätsprofessor, Wien II, Taborstr. 11.
Schlomer, Dr., Charlottenburg, Westend, Nußbaumallee 38.
Schlüter, Dr., Kiel, Schloßgartenstr. 15.
Schmidt, Dr., San.-Rat, Nervenarzt, Dresden-A., Josefstr. 12.
Frau Schmidt-Kraepelin, Dr., Prof., Nervenärztin, Ludwigshafen (Rh.), Bleichstr. 97.
Schoen, Dr., Konstanz, Bahnhofplatz 8.
Scholl, Dr., Kassel, Spohrgasse 7.
Schott, Dr., Oberamtsarzt, Eßlingen a. Neckar.
Schroeder, Dr., Arzt, Montevideo, Uruguay.
Schroeder, Dr. ,San.-Rat, Oberarzt i. R., Lauenburg i. P., Prov.-Anstalt.
Schubert, Dr., San.-Rat, Ansbach (Bayern).
Schüller, Dr., Professor, Wien IX, Garnisong. 7.
Schütz, Dr., Gerichtsmedizinalrat, Leipzig, Kaiser-Wilhelmstr. 14.
Schultheis, Dr., Frankfurt a. M., Roßmarkt 14a.
Schultz, Dr., Professor, Berlin W 62, Ahornstr. 4.
Schuster, Dr., Professor, Budapest, Psychiatr. Klinik, Univers.
Scripture, Dr., Professor, Wien IX, Strudelhofgasse 4.
Siemens, Dr., Geh. Med.-Rat, Stolp. E. M.
Siemerling, Dr., Geh. Med.-Rat, Professor, Charlottenburg, Rüsterallee 8.
Snell, Dr., Geh. San.-Rat, Direktor i. R., Lüneburg.
Stamm, Dr., Leiter des städt. Pflegeheims, Hannover, Stephanusstr. 29.
Stanojevic, Dr., Direktor, Belgrad, Mediz. Fakult.
Steckelmacher, Dr., Nürnberg, Spittelerstorgraben 7.
Stein, Dr., Nervenarzt, Teplitz-Schönau.
Steinert, Dr., San.-Rat, Speichersdorf b. Königsberg i. Pr.
Stenvers, Dr., Utrecht i. Holland, Malrebon 43.
Stern, Dr., Professor, Cassel.
Stiefler, Dr., Nervenarzt, Professor, Linz, Promenade 31.
Stier, Dr., Professor, Charlottenburg 4, Schlütterstr. 52.
Sträußler, Dr., Professor, Wien VIII, Kochgasse 27.
Straus, Dr., Nervenarzt, Priv.-Dozent, Berlin-Charlottenburg, Mommsenstr. 96.
Straßmann, Dr., Nervenarzt, Düsseldorf, Bismarckstr. 29.
Strecker, Dr., Priv.-Dozent, Bad Brückenau (Unterfranken).

Teglbjörg, Dr., Assistenzarzt, Roskilde (Dänemark), St. Hans Hospital.
Teuscher, Dr., San.-Rat, Oberloschwitz b. Dresden, Sanatorium.
Thannheimer, Dr., Facharzt für Psychiatrie, Werneck b. Schweinfurth, Bayern.
Tille, Dr., Oberarzt, Wittstock a. d. Dosse, Landesanstalt.
Tilze, Dr. med., Elisabeth, Meissen, Elbstr. 15.
Többen, Dr., Professor, Münster i. W.
Trömner, Dr., Professor, Nervenarzt, Hamburg, An der Alster 49.

Ubenauf, Dr., Hamburg Jugendamt.
Ungemacht, Dr., Direktor, Lohr (Unterfranken), Kreisanstalt.

Vertes, Dr., Chefarzt, Budapest VIII, Arena ut 82.
Villinger, Dr., leit. Oberarzt, Hamburg 21, Aderhoffstr. 7.
Vorkastner, Dr., Professor, Frankfurt a. M., Gerichts-Institut.
Voß, Dr., Professor, Nervenarzt, Düsseldorf, Wagnerstr. 42.

Wagner, Dr., Med.-Rat, Gießen, Lieferstr. 106.
von Wagner-Jauregg, Dr., Professor, Hofrat, Wien I, Landgerichtstr. 18.
Wallenberg, Dr., Professor, Danzig, Hundegasse 56/57.
Warnecke, Dr., Marine-Oberstabsarzt, Nervenarzt, Kiel.
Wattenberg, Dr., Professor, München, Franz Josephstr. 32.
Weichbrodt, Dr., Professor, Frankfurt a. M., Savignystr. 6.
Weiler, Dr., Professor, Spezialarzt, München, Luisenstr. 13.
Weinmann, Dr., München, Leopoldstr. 5.
Werner, Dr., Geh. San.-Rat, Direktor i. R., Görlitz, Viktoriastr. 8.
Wichura, Dr., Nervenarzt, Bad Oynhausen.
Wiehl, Dr., Landes-Med.-Rat, Düsseldorf-Grafenb., Bergische Landstr. 1.
Wilson, Dr., Foxboro State Hospital, Foxboro, Mass. (U. S. A.).
Winkler, Dr., San.-Rat, Nervenarzt, Berlin-Friedrichshagen, Seestr, 95.
Wittenburg, Dr., San.-Rat, Bonn.
Wolfskehl, Dr., Reg.-Med.-Rat, Facharzt, Frankfurt a. M., Gaußstr. 32, I.
Wolpert, Dr., leitender Arzt, Berlin-Schlachtensee, Sanatorium, Viktoriastr. 46.

Zöllner, Dr., Reg.-Med.-Rat, Magdeburg, Kaiserstr. 91.

BIBLIOGRAPHIE

Die aktivere Krankenbehandlung in der Heilanstalt. Von Dr. HERMANN SIMON. Direktor der Provinzialheilanstalt in Gütersloh. (Sonderabdruck aus der Allgemeinen Zeitschrift für Psychiatrie Band 87 und 90.)
Im Druck. Preis etwa M. 10 —

Das Erscheinen dieser seit langem erwarteten Schrift werden nicht nur die Ärzte, insbesondere die Nervenärzte, sondern auch die an der Geisteskrankenfürsorge interessierten Verwaltungsbeamten und die auf dem Gebiet der Inneren Mission Tätigen gern zur Kenntnis nehmen.

Kurzer Leitfaden der Psychiatrie für Studierende und Ärzte. Von Dr. PH. JOLLY. Privatdozent f. Psychiatrie und Neurologie a. d. Univers. Halle a. d. S. Reg.-Med.-Rat. Zweite, verm. Aufl. Oktav. VII, 264 Seiten. 1922.
M. 5.—, geb. M. 6.50

»Im Vordergrund dieses Leitfadens, der in gedrängter Fülle den gesamten Stoff der Psychiatrie darbietet, steht die Hervorhebung der praktischen, den Studierenden und Arzt leitenden Gesichtspunkte, aus welchem Grunde besonders die Diagnostik ausführlich behandelt wurde. Die einzelnen Psychosen sind in ihren spezifischen Symptomen kurz geschildert und zum Teil auch differentialdiagnostisch bearbeitet«.
Neurologisches Zentralblatt.

Lehrbuch der forensischen Psychiatrie. Von Dr. A. H. HÜBNER, a. o. Prof. a. d. Univers. Bonn. Groß-Oktav. IX, 1066 Seiten. 1914.
M. 30.—, geb. M. 33.—

»Das Hübnersche Buch bringt trotz seiner Stärke nur Notwendiges und Wissenwertes, und dies in klarer und verständlicher Form. Die illustrierenden Beispiele aus der Praxis sind knapp, kurz und treffend, die Gesetzesparagraphen und ihre Erläuterungen recht vollständig«. Zeitschrift für Psychiatrie.

Forensische Psychiatrie. Von Dr. W. WEYGANDT, Prof., Direktor d. Irrenanstalt Friedrichsberg in Hamburg. I. Teil: Straf- und zivilrechtlicher Abschnitt. 145 Seiten. 1908. (Sammlung Göschen Bd. 140.) II. Teil: Sachverständigentätigkeit. 166 Seiten. 1921. (Sammlung Göschen Bd. 411.)
Jeder Band geb. M. 1.50

Die gegenwärtigen Strömungen in der Psychiatrie. Von KARL KLEIST. Prof. d. Psychiatrie und Neurologie a. d. Univ. Frankfurt a. M. Oktav. III, 41 Seiten. 1925. M. 1.50

Geisteskrankheiten im klassischen Altertum. Von Dr. J. L. HEIBERG, Prof. in Kopenhagen. Oktav 44 S. 1927. (Sonderabdruck aus Bd. 86 d. Allgemeinen Zeitschrift für Psychiatrie.) M. 1.50

Die für den Mediziner wie für den Kulturhistoriker und jeden Kenner der Antike gleich interessante Frage nach der Rolle der Geisteskrankheiten im Altertum, ihren Erscheinungsformen, ihren Behandlungsweisen in der antiken Medizin findet in der vorliegenden Arbeit eine auf umfassender Kenntnis der klassischen Literatur, vor allem der medizinischen Schriften, begründete Darstellung und Untersuchung.

Das Eherecht der Geisteskranken und Nervösen. Von Dr. A. HÜBNER, a. o. Prof. a. d. Univers. Bonn. Oktav. 37 Seiten. 1921. M. 1.50

»Die Hübnersche Broschüre gibt einen zwar kurzen, aber zuverlässigen und alle wichtigen Fragen auf dem noch viel zu wenig bearbeiteten Gebiete des Eherechts der Nervösen und Geisteskranken berührenden Mentor, von dem aus übrigens mit Leichtigkeit der Zugang der Spezialliteratur gewonnen werden kann«.
Zeitschrift für Sexualwissenschaft.

Die nasalen Reflexneurosen und ihre Behandlung. Eine kurze kritische Studie. Von Dr. ALBERT BLAU. Privatdozent. Groß-Oktav. 32 Seiten. 1915. M. 1.—

Die Sicherung der Gesellschaft gegen gemeingefährliche Geisteskranke. Von Dr. GUSTAV ASCHAFFENBURG, Prof. d. Psychiatrie. Groß-Oktav. 288 Seiten. 1912. M. 6.—

Gehirn und Veranlagung des Verbrechers. Beiträge z. Aufhebung der Todesstrafe und zur Einführung eines Verwahrungsgesetzes. Im Anschluß an die Besprechung interessanter Rechtsfälle. Von Dr. med. MAX FLESCH, Prof. Groß-Oktav. 151 Seiten. 1929. M. 8.—

Das Buch des erfahrenen Arztes bietet einen wertvollen Beitrag zu der im Mittelpunkt der Strafrechtsreform stehenden Frage der Beibehaltung oder Beseitigung der Todesstrafe. Es ist hervorragend geeignet, bei der Einführung des Verwahrungsgesetzes, das an die Stelle der Todesstrafe treten soll, mitzuwirken, und will außerdem zur Ausgestaltung des Gerichtsverfahrens durch Berücksichtigung der biologischen und psychologischen Erforschung des Verbrechertums beitragen. Das von dem Verfasser beigebrachte Material, insbesondere die analytisch-kritische Besprechung einer Reihe aufsehenerregender Kriminalfälle, ist von höchstem Interesse für die Beurteilung dieser Fragen.

Allgemeine Zeitschrift für Psychiatrie und psychisch-gerichtliche Medizin. Herausgegeben von Deutschlands Irrenärzten unter der Mitredaktion von Berze-Wien, Bleuler-Zürich, Bonhoeffer-Berlin, Fischer-Wiesloch, Kleist-Frankfurt a. M., Laehr-Wernigerode, Mercklin-Treptow a d R., Peretti-Grafenberg durch GEORG ILBERG-Sonnenstein b. Pirna a. d E. Mit Beilage »Zeitschrift für psychische Hygiene«.

Bis Ende 1927 87 Bände erschienen. Band 87. 1927/28. Rm. 30.—

Jedes Jahr erscheinen zwei Bände zu je 7 Heften (6 Hefte Originalien und 1 Heft Literaturberichte). Die Abnahme des ersten Heftes verpflichtet zur Abnahme des ganzen Bandes.

Zeitschrift für psychische Hygiene. Offizielles Organ des Deutschen Verbandes für psychische Hygiene. Herausgegeben von den Mitgliedern des erweiterten Vorstandes R. SOMMER-Gießen, W. WEYGANDT-Hamburg, H. ROEMER-Karlsruhe, G. KOLB-Erlangen, H. SIMON-Gütersloh und unter Mitwirkung des Herausgebers der »Allgemeinen Zeitschrift für Psychiatrie« G. ILBERG-Sonnenstein.

Jährlich 6 Hefte zu je 2 Bogen. Erster Band. 1928. Rm. 6.—

Die Abonnenten der »Allgemeinen Zeitschrift für Psychiatrie« erhalten die »Zeitschrift für psychische Hygiene« kostenlos als Beilage.

Das Gebiet dieser Zeitschrift umfaßt die Anwendung der Grundsätze der psychischen Hygiene auf den einzelnen, die Familie, die Schule, die Berufsausbildung und das öffentliche Leben sowie die Geltendmachung der psychisch-hygienischen Gesichtspunkte bei der zeitgemäßen Gestaltung der geschlossenen und offenen Geisteskrankenfürsorge. Neben Originalarbeiten werden zusammenfassende Berichte über die einheimische und ausländische Literatur den Stand der internationalen Bewegung für geistige Hygiene schildern.

Prospekte kostenlos.

Walter de Gruyter & Co., Berlin W 10, Genthinerstr. 38

A. Marcus & E. Weber's Verlag Berlin W 10

FSC
www.fsc.org
MIX
Papier | Fördert
gute Waldnutzung
FSC® C083411

Zeitfracht Medien GmbH
Ferdinand-Jühlke-Straße 7
99095 Erfurt, Deutschland
produktsicherheit@kolibri360.de